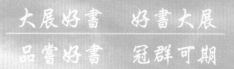

大展好書　好書大展
品嘗好書　冠群可期

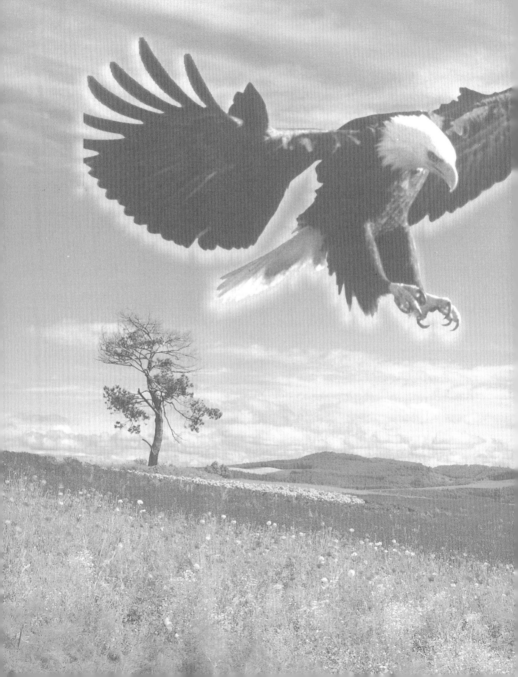

大展好書　好書大展

品嘗好書　冠群可期

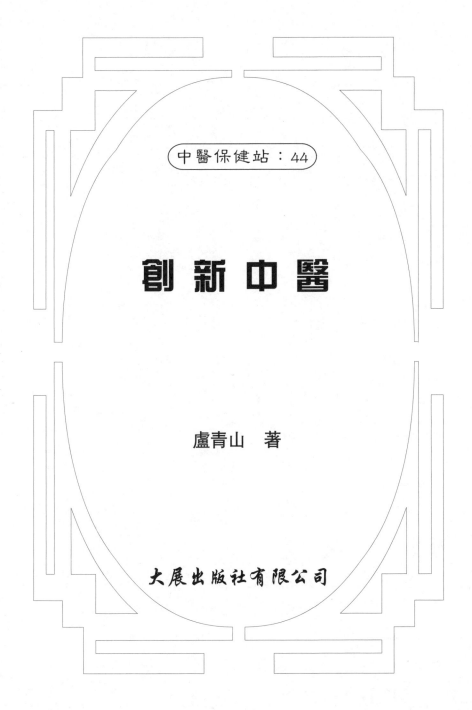

中醫保健站：44

創新中醫

盧青山　著

大展出版社有限公司

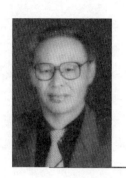

作者簡介

盧青山，字悟一，自號品藥山翁。原吉林省梅河口市《盧青山中醫脈管炎專科》診所中醫師。1947年8月出生於吉林省朝陽鎮一個工人家庭。1967年畢業於海龍師範。曾當過農中教師、公社幹部、鄉長、縣政協委員。

上世紀80年代，因患血栓閉塞性脈管炎久治不癒，辭職返鄉。在家傳驗方基礎上，以身試藥，自病自醫。歷時3年，治癒潰爛的患足；改進並定型了脈管炎系列中藥《盧氏消栓丸》，並申請了國家專利。曾在鎮醫院、縣中醫院開設中醫脈管炎專科，後在梅河口市開辦《盧青山中醫脈管炎專科》。

2000年，診所正紅火時，國際生命科學領域發生了一件大事；人類基因測序工程取得了階段性成果。因此，一些西方科學家宣稱：十年之內，人類的一切疾病，都可以透過基因療法得到解決。與之相呼應的是，國內一些歧視中醫、反對中醫的新老「方舟子」們又活躍起來。說中醫「不科學」是「偽科學」，主張「廢除中醫」「廢醫存藥」。在這樣的大氣候下，作者與許多「土中醫」一起，被「政策性」「整頓」下崗了。為了向世人證明中醫學的科學

性，給「土中醫」們爭一口氣，更爲了給博大精深的中醫爭一口氣，發誓一定要寫一本證明中醫科學性的創新之作。

　　此後的十年裡，幾乎杜絕了一切社交活動。捨棄了和家人，朋友們「喝小酒、閑聊：搓麻將，打太極」的樂趣。全身心地投入到寫作之中。在潛心研讀《黃帝内經》、《周易》等文化典籍的同時，還涉獵了天文學，分子生物學、基因組學，系統生物學，相對論、量子力學，資訊科學、系統科學等相關知識。爲了探求《子平術》破譯個體人生命節律的奧秘，幾次南下參加一些民間預測大師的學習班。爲了體驗五運六氣五行場運行對個體人生命節律的影響，針對自己生命基礎資訊庫（生辰八字）特點，專門爲自己設計了觀測方案。同時，在五運六氣五行場中土氣場旺相之年，有針對性的服用家傳專治睥土藏象系統（脾、胃、胰、肌肉、血管等）的系列方藥《盧氏保胃安》、《盧氏心腦通》、《盧氏消栓丸》及專治功能性陽痿的方藥《乾坤和》（原補腎鴛鴦丸）。歷時數年，終於親身驗證了宇宙生物統一場——五行場運動對地球個體人生命節律（健康、疾病）的影響是客觀存在的事實：透過以身試藥，驗證了中醫藥對人體藏象系統的培補（共振）與疏泄（干擾）的眞實性。

　　在此基礎上，昇華了中醫學是以宇宙生物統一場爲核心的《天人全息系統生命科學》理念：提出了「治未病的第一步，運氣藏象子平術」及「藏病重、象病輕，四土爲害最危重」的中醫新歌訣：提出了地球人類存在「藏腦」和「象腦」兩個資訊處理中樞的新理念。這就是作者歷時十年的成果——《創新中醫》。

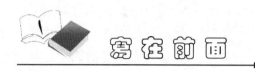

寫在前面

　　《創新中醫》這本小書，向人們傳遞這樣一種理念：地球人類（生物）生活在宇宙天地之中，人類（生物）的生存活動受宇宙天地能量場的影響。宇宙天地能量場除人們已知的引力場、電磁場（輻射場）之外，在地球大氣圈內還存在一種特殊的與地球人類（生物）生命節律息息相關的宇宙生物統一場——五行場。

　　五行場主宰調控地球一切生物（人類、動物、植物、微生物）的生命節律（生、長、壯、老、已）。是主宰地球一切生物命運的宇宙統一場。地球大氣圈中的任何生物都在五行場的主宰、調控之下，概莫能外。

　　兩千多年前《黃帝內經》的作者們，就已經發現了五行場的存在與運行規律。這就是《黃帝內經》的核心理論五行（場），以及論述天地五行場互動規律的模型理論——五運六氣學說。

　　1500年前的漢唐先哲，又發現並提出了地球個體人生命節律運行規律的模型理論——《子平術》。《子平術》又稱《八字推命術》，是長期被視為「封建迷信」的個體人生命節律（模型）。

　　五運六氣模型和《子平術》模型的互動，就可以破譯地球個體人生命節律的奧秘。

地球個體人生命節律模型《子平術》的全息密碼符號是《六十甲子》。六十甲子就是甲乙丙丁戊己庚辛壬癸十天干和子丑寅卯辰巳午未申酉戌亥十二地支共二十二個密碼符號，按一定的規則和順序排列的六十組干支組合。這就是破譯個體人生命節律奧秘的宇宙天地人全息密碼。

《子平術》破譯個體人生命節律奧秘的基礎資訊就是個體人出生那一瞬間宇宙四維時空坐標六十甲子干支組合。也就是個體人出生那一瞬間的年、月、日、時干支組合。俗稱為《生辰八字》。《生辰八字》就是個體人一生的生命節律資訊的基礎資料。任何人，只要掌握了《子平術》的破譯規律和破譯程序，準確輸入《生辰八字》資料，就可以破譯這個人一生中任何時空點或線形座標的系統資訊。如：何年可能發生何藏象系統的疾病（癌症、心腦血管病、糖尿病等）。

《子平術》模型的最大優勢是中醫師可以依據相應破譯資料，為個體人制定出個性化的醫療保健預案，也就是「治未病」預案。《子平術》破譯的個體人疾病或健康資料資訊，可以存儲、可以傳遞、可以重複驗證。

簡而言之，《創新中醫》作者認為：以《黃帝內經》為標誌的中醫學是宇宙視野的模型理論；是人類文明史中最龐大最超前的系統科學、資訊科學；是可以重複驗證的實證（預測）科學；是中國人首創的以宇宙生物統一場（五行場）為核心理念的天人全息系統生命科學。

可以說，對於全世界關愛生命的人們而言，《創新中醫》是一本有著獨特視角的人類防病養生保健參考書。它的內容觸及了人類一切生命科學領域。

　　本書的寫作，引用了田合祿先生大作《周易眞原》，《中醫運氣學解密》的觀點和資料，得到了山西出版集團、山西科學技術出版社趙志春先生的熱情鼓勵與支持，書中原文校對由劉峰先生一一完成，在此一併致謝。

吉林柳河

盧青山

　　通訊位址：吉林省柳河縣柳河鎮世紀花園一號社區36號信箱

　　郵　　編：135300

　　電　　話：（0435）7235778　4246600

　　電子信箱：574005893@qq.com

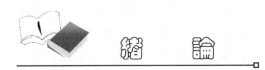

緒　　論

　　中醫學是地球文明史中唯一延續兩千餘年仍在指導臨床實踐的東方醫學。這是人類文化史上的一大奇蹟。但是，自上世紀初，中醫就一直處於「滑坡」的困境中，甚至幾次險遭「廢止」的厄運。對於中醫的「滑坡」，有很多不同版本的解釋，筆者認爲，中醫學「滑坡」的最主要的原因是：中醫核心理論的不完備和缺失。

　　2009年，一篇名爲《讓中醫藥成爲國家優勢》的人民日報評論，向全世界傳遞了這樣的資訊；中醫學迎來了繼承發展創新的最好歷史機遇。這爲破除陳舊觀念，以全新的視野全新的思維繼承發展創新中醫理論提供了不可估量的源動力。

　　《創新中醫》就是在這樣的時代背景下送交出版社的，或許它能爲中醫基礎理論的創新闖出一條新路。

　　《創新中醫》提出：中醫學是宇宙天人全息系統生命科學，是人類文化史上最龐大的模型理論，是以宇宙生物統一場——五行場爲核心理論的天人互動的生命科學。是可以重複驗證的實證（預測）醫學。

（一）中醫學是宇宙尺度的模型理論

　　中醫學是兩千多年前《黃帝內經》的作者們，在長期

「仰觀天文、俯察地理、中測人事」的實踐中構建的宇宙尺度的模型理論。構建這個尺度模型的基本依據是宇宙生物統一場——五行場。宇宙（天地）的模型是五運六氣五行場運行規律模型；地球人類的模型是人體與天地五行場互動的藏象模型；陰陽是標誌宇宙萬物場態與能量態（波粒）模型；氣是宇宙物質最小單位——基本粒子模型；個體人的生辰八字（命局）是個體人出生那一瞬間，宇宙四維時空座標生命節律資訊模型等。

中醫模型具有如下特性：整體性、時空統一性、高模擬性、天人能量互動性、天地人密碼符號的全息性、可實證（預測）性。

中醫模型的構建，爲中醫成爲宇宙天人全息系統生命科學奠定了理論基礎。

（二）中醫學核心基礎理論是：目前唯一的但尚不爲主流社會認知的宇宙生物統一場——五行場論

五行場是中國先哲兩千多年前在長期觀測實踐中發現並命名爲「五行」的宇宙生物統一場。五行場是地球環境與周圍多天體（太陽、月球、木星、火星、土星、金星、水星等）多週期多層次互動形成的只存在於地球大氣圈內的宇宙生物統一場。五行場是地球人類（生物）生命節律的主宰能量。

五行場分爲天地兩大層次，即天之五行場——五運五行場和地之五行場——六氣五行場。五運五行場是月球、五星（木火土金水五大行星）與地球環境（地球引力場、電磁場、大氣、水、溫度、地域等）互動形成的場能量運

行規律（模型）；六氣五行場是太陽與地球環境互動形成的場能量運行規律（模型）。

五運五行場首先與人體象系統（五官、孔竅、皮毛、穴位等）相通相應互動；六氣五行場首先與人體藏系統（五臟、六腑、胰、血管、骨、關節、筋、髓等）相通相應互動。五運五行場主導人類大腦（象腦）的顯思維、顯意識活動；六氣五行場主導人類腹腦（藏腦）的潛思維、潛意識活動。人類自主思維，如工作、娛樂、學習、運動等就是由象腦主導的；人類被動思維、潛思維、潛意識，如生病、消化吸收、胖瘦、心靈感應、預感、靈感、部分夢境等就是由藏腦主導的。藏象大腦之間時刻全息互動。象腦的資訊傳遞組織是神經系統；藏腦的資訊傳遞路徑是經絡系統。藏腦爲陰爲場態，象腦爲陽爲能量態。藏腦爲人類生命的主宰系統；象腦爲人類生命的作業系統。人體同樣也存在藏象五行場。

宇宙天地五行場是母系統，人體藏象五行場是子系統。天地五行場與人體藏象五行場全息互動。正是宇由天地五行場的多週期性與多層次性互動，才使地球人類（生物）的生命歷程千姿百態，豐富多彩。

五行場能量運行的眞實性，早在兩千多年前就已經被《黃帝内經》的作者們所認知。只是因爲當時中國人還沒有「場」的概念，所以先哲只能爲其命名爲「五行」。近代以來，西方文明滲入中國，清末民初，國内一些有識之士如胡適、魯迅、陳獨秀等新文化運動的宣導者們，爲了富國強兵、一邊倒地提倡「科學救國」。在反對腐朽、落後的封建糟粕的同時，也將中醫列入了「打倒」之列。建

國以後，更沒有人敢公開涉足《八字推命術》《子平術》這類「封建迷信」領域了。而一些民間探索者雖有創新，但由於種種原因，要嘛是「秘不示人」；要嘛是以「盈利」爲目的；處於半地下式活動。這就導致一些「半吊子」大師，故弄玄虛，騙人錢財，更加敗壞了《八字推命術》等術數的名聲。這樣的惡性循環，使得中國的術數研究多停留在哲理層面上，很少有大人物敢涉足預測領域。

五行場是中醫學核心基礎理論。兩千多年前的《黃帝內經》的作者們，正是在充分認知五行場的基礎上，構建了宇宙天地五行場之五運六氣模型。同時又構建了地球人體與五運六氣互動模型——藏象學說，精氣學說等。

五行場運動的基本能量流就是中醫學所說的「氣」。在這裡，氣是一個天地人全息概念。即相對於宇宙太空中的非生命體而言，氣是宇宙物質最小單位——基本粒子（流）；相對於地球大氣圈內的非生命體而言，氣是宇宙生物統一場——五行場之五行基本粒子（流）；相對於地球人類（生物）而言，氣是運行於人體（生物體）內的五行基本粒子（流），是個體人生命運動活力的物質基礎。以《黃帝內經》爲標誌的中醫學，就是一部以五行場爲核心理念的探索宇宙天地人全息互動的宇宙生物學，或稱宇宙天人全息系統生命科學。可以說，脫離了「五行場」理念的任何中醫體系，都是不完備的中醫知識，都不是眞正意義上的以《黃帝內經》爲宗的中醫學。只有承認「五行場」的存在，中醫體系中的五運六氣模型，藏象模型、精氣模型、陰陽模型、個體人基礎生命資訊庫——八字命局模型等才有了源動力。

（三）《子平術》是破譯宇宙天人互動的解碼學

《子平術》又稱《八字推命術》，是1500多年前先哲發現、發明的破譯宇宙天地五行場與地球個體人互動奧秘的解碼理論。由於它基本理念的不完備，長期以來，一直被視爲「封建迷信」而橫遭批判。近年來，經民間預測大師的整理完善，《子平術》基本上稱得起是東方版個體人生命節律奧秘解碼學。其實，《子平術》是對《黃帝內經》五行學說、五運六氣學說、藏象學說、陰陽學說、精氣學說的再創新。它將《黃帝內經》中所構建的所有模型統一在一個框架內。完成了《黃帝內經》的終極目標：天人合一、天人相應、天人全息。爲中醫學探索宇宙與人體互動對個體人生命節律影響搭建了一個堅實的理論平臺，使東方版DNA得以實現。

世界上任何人，只要他（她）掌握了《子平術》的解碼規則和解碼程式，只需幾本工具書（如萬年曆）就可以輕鬆破譯自己或他人的生命節律奧秘，就可以得到自己或他人健康或疾病的系統資訊，這種資訊可以重複驗證、存儲、傳遞，這對人類養生保健、疾病預防及診療絕對是福音。

在「封建迷信」這座大山壓榨下，中國五千年文明中的許多瑰寶被打入十八層地獄。這是民族的悲哀，文明的浩劫。在國家大力宣導自主創新，建立創新型國家的當代，到了應當重新審視有善幾千年歷史的「神秘文化」的時候了。中國人對自己的民族文化應該有自己的「話語權」的時代到來了。「外國的月亮比中國的圓」的時代必將一去不復返。

（四）中醫體系中，溝通、標誌宇宙天地人的全息密碼是六十甲子

六十甲子就是由十個天干（甲乙丙丁戊己庚辛壬癸）和十二個地支（子丑寅卯辰巳午未申酉戌亥）共22個文字符號按甲子爲首規律排列的六十組密碼組合。

六十甲子是中醫體系中溝通、標誌宇宙天地人的宇宙四維時空全息密碼。納入中醫系統中的每一個甲子密碼，都蘊藏著宇宙天地人的全息海量資訊。例如甲木即標誌著東方、春天、土運；又標誌人體肝木象系統之目、四肢、筋、關節；還標誌個體人的家族、社會關係等。

可以說，六十甲子就是整部《黃帝內經》的袖珍版，六十甲子就是中國人發明的宇宙天地人全息密碼，六十甲子就是地球個體人生命節律的全息縮影。不搞懂六十甲子，就無法深刻領會博大精深的中醫學，不搞懂六十甲子，就不能臨床爲個體人治未病制定完善的醫療保健方案。六十甲子的更多內容，將在有關章節中介紹。

（五）中醫藥治病的優勢是調節人體失衡的藏象五行場——治的是「人」

在中醫體系中，疾病是人體失衡的某些藏象系統五行場資訊在機體上的表現。例如，中醫體系中的消渴病之上消症，就是脾土藏系統之未戌燥土制肺金藏系統之庚辛申酉金。即肺胃燥熱症。病位在肺金藏系統之肺，而致病系統是脾土系統之胃與三焦；而中消症，是脾土藏系統之辰丑濕土與未戌燥土的互動；下消症則是腎水藏系統之亥子

水與脾土藏系統之辰戌丑未土互動，亥子水系統患病，辰戌丑未土系統致病。

　　人體藏象系統是人體臟腑精氣所在之所，是場態物質，中醫藥治療的終極目的就是調節人體失衡的藏象五行場的動態平衡。即克制（干擾）致病的藏象五行場，培補（共振）發病的藏象五行場。這樣就會使機體形成新的動態的藏象五行場平衡，人體隨之呈健康態。例如：治療由未戌系統爲害（克制）的庚辛申酉金系統，就是有目的選擇克制（干擾）爲害的未戌燥土系統的五行場能量的藥品，同時選擇能培補（共振）受害的庚辛申酉金系統的五行場能量的藥品，這樣就達到了治療的目的。就是說，中醫藥治病的優勢是直接調節人體失衡的藏象五行場，而西藥的優勢是「殺毒滅菌」即殺死病毒，消滅病菌。

　　「殺毒滅菌」只能間接的對人體失衡的藏象五行場系統起輕微的調節作用。這就是放化療的病人在治療的同時，身體都呈現出某種虛弱態的原因之所在。因此說，中醫藥治療疾病的優勢是調節人體失衡的藏象五行場──治的是「人」。

　　中醫學是中華民族數千年文明的結晶，西醫學是西方兩百年科技發展的成果。二者都是人類文明的寶貴遺產。科學無國界，中醫與西醫都應該不斷改革創新，共同爲人類健康服務。

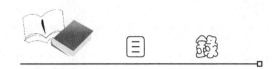

目　錄

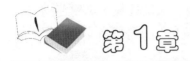

第1章

中醫思維特徵：象數思維

　　一般而言，思維是指理性認識，即思想；或指理性認識的過程，即思考。思維包括抽象思維和邏輯思維。

　　哲學上所講的思維通常是指抽象思維，即理性認識過程。它是人類意識活動的高級形式，是客觀事實和現象在人的頭腦中間接的、概括的反應；它借助於語言，運用概念、判斷、推理等抽象思維形式反映事物內部的本質聯繫及其規律性。

　　思維有時也相對於存在（物質）而言，即指意識、精神。恩格斯指出：我們的意識和思維，不論它看起來是多麼超感覺的，總是物質的，是肉體器官即人腦的產物。以上是《哲學辭典》（張延勃等主編，1983年版）對思維的定義。

第一節　思維理念的與時俱進

　　隨著時間的推移，人們對思維的探索也在不斷的深化和創新。如近年來，一些學者就指出，思維不僅僅是人類大腦的產物，思維存在於一切生物體中，即除了人類之外的動

物、植物、甚至微生物，它們的壓力反應就是思維。

即思維是一切生物體對外界刺激的運算、應對運動。思維因思維主體的思維體系發達程度不同而有高等思維與低等思維之分。

《創新中醫》對思維的詮釋是：思維的本質是宇宙天地五行場物質能量與地球生物體互動而形成的宇宙四維時空座標的點性或線性資訊流。

思維的主體是地球生物包括人類、動物、植物、微生物。思維的源動力是宇宙天地五行場（物質能量）。即思維就是宇宙天地五行場與地球生物（思維系統）互動而形成的宇宙資訊流。

思維的形式有很多種，如抽象思維、形象思維、定向思維、逆向思維、線性思維、象數思維等。其中抽象思維也就是邏輯思維。

一般而言，人們認為西醫學的思維方式為邏輯思維。而中醫學則有自己獨特的思維方式，即「象數思維」。下面我們將簡要介紹中醫思維方式——象數思維。

第二節 簡介象數思維

什麼是「象數思維」呢？簡單說，象數思維就是由觀測宇宙中日月星辰（天體）運行之「象」及地球生物（人類、動物、植物、微生物）生長壯老之「象」，歸納概括出二者互動之「數」（規律），就是所謂的「以物測象，以象運

數」。像是宇宙萬物運動之象，數是宇宙萬物運動規律之「數」，這種以象運數的思維方式就是「象數思維」。

象數思維是中華民族自古以來的傳統思維，傳說上古時期伏羲畫八卦、作甲曆，而八卦甲曆即是象數思維之大成。象數思維最大的特點是：天人合一理念。天人合一的本質是時空統一，天人全息。時空統一就是宇宙是空間與時間的統一體，二者密不可分。

宇宙中不存在脫離了空間的時間，更不存在脫離了時間的空間。這從宇宙的含義就可以看出，《淮南子，齊俗訓》說：「往古來今爲之宙，四方上下爲之宇」。

從古人「宇宙」的定義就可以看出，中國上古之人，就認爲空間（四方上下爲之宇）和時間（往古來今爲之宙）是密不可分的。世界就是物質（宏觀的恒星、行星、星系、微觀的電子、質子、中子）及其存在的方式即時間和空間的統一體。因此說，象數思維最大的特點就是「天人合一」的時空統一觀。

象數思維的第一大特點：整體思維

整體思維就是天人全息，有三層含義：

一是宇宙與人在物質構成的基本元素上是同構的，即宇宙中天體（恒星、行星、星系、原子、電子、質子）生物（人類、動植物、微生物）都是由爲數不多幾種基本粒子構成的；

二是宇宙與生物（人類、動植物、微生物）在能量上是時時刻刻互動的，即天人能量互動；

三是宇宙與生物在資訊上是同步的，生物（人、動植

物、微生物）爲子系統，宇宙爲母系統。生物（子系統）包含全部宇宙（母系統）的資訊。

這就是天人全息。天人合一，時空統一，天人全息是象數思維的最大特點。天人合一，時空統一，天人全息也可以稱爲整體思維。

象數思維的第二大特點是：分合思維

分合思維就是陰陽一分爲二或一分爲三。宇宙爲一，天爲陽、地爲陰，這就是一分爲二。加上宇宙自身，就是一分爲三。合天地二爲一就是宇宙。合三爲一也是宇宙。詳情見龐樸先生的《一分爲三論》（上海古籍出版社2003版），宇宙五行場爲一，分爲天之五行場（五運五行場）與地之五行場（六氣五行場）就是一分爲二；合天地五行場爲一，就是宇宙生物統一場——五行場。

象數思維的第三大特點是：比類思維

比類思維就是「取象比類」思維。地球生物（人類、動植物、微生物）按五行場之「象」類比而分，就形成了地球生物的五大五行場系統。

如人體之肝臟、膽腑、筋、目、爪甲、乳頭等因五行場屬性都屬木氣場，因此，肝、膽、筋、目、爪甲、乳頭就同屬肝木藏象系統。

而自然界之木星、東方、春天、風、雞、樹木、酸味等也因五行場相同都屬木氣場而歸屬於木氣場系統。比類思維本質是五行場屬性相同就歸屬爲同一類。在這裡，「象」是五行場之象。

象數思維的第四大特點是：衡動思維

衡動思維就是「天地之道恒久而不已也。利有攸往，終則有始也」《恒》。「反覆其道，七日來復，天行也。復，其見天地之心乎」《復》。宇宙天地（日、月、星辰）運動「恒久而不已」「終則有始」「反覆其道」。

楊力教授在《周易與中醫學》中說：「而整體衡動觀則囊括整體觀，運動觀及平衡觀三個方面，如此方能全面反映中醫學的指導思想。亦才能更具有實踐價值，永葆中醫生命力」。

衡動思維認為宇宙永恆處於「終則有始」「反覆其道」的「衡動」之中。日、月、星辰在「衡動」，地球生物也處於「生生不息」的「衡動」之中。地球生物的「衡動」是因宇宙「日、月、星辰」「衡動」形成的五行場能量而生而化。天地不息，五行場亦不息。地球生物的「生生不息」也就將永遠繼續。宇宙物質的無限性是天地五行場運動生生不息的源動力。

象數思維的第五大特點是：變易思維

變易思維即「《易》之為書也不可遠，為道也屢遷。變動不居，周流六虛。上下無常，剛柔相濟。不可為典要，唯變所適」《繫辭傳》。宇宙萬物，生生不息永遠處於「衡動」之中。有動就有變，運動不息，變化不止。只有變化才是永恆的。穩定是相對的，變易是絕對的。宇宙天地五行場共有六個層次。這六個層次的五行場隨著時空的推移而變化不息。因此，對地球氣候、生物的影響也是

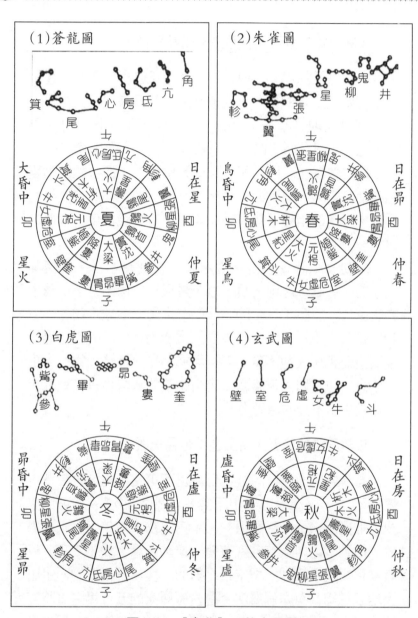

圖1-1　《堯典》四仲中星圖

(1)東方蒼龍（春）、角、亢、氐、房、心、尾、箕.

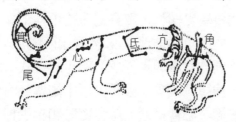

(2)南方朱雀（夏）、井、鬼、柳、星、張、翼、軫

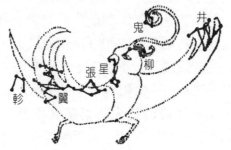

(3)西方白虎（秋）、奎、婁、胃、昴、畢、觜、參

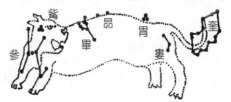

(4)北方玄武（冬）、斗、牛、女、虛、危、室、壁

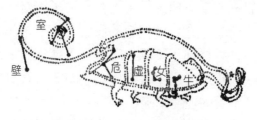

圖1-2　二十八宿四象圖
（引自《周易參同契通析》

時時刻刻在變化。

《中國古代科學史綱》（盧嘉錫、路甬祥主編）序言說：「世界上不同的自然地理環境孕育出了不同文明的源頭，也形成了不同的對客觀世界認識的思維方式。西方的科學注重歸納、演繹、抽象、分析，而中國傳統的學術思想則注重有機整體、融會貫通、綜合總體和相生相剋，以及依靠悟性產生的智慧，深入客觀認識世界的本質。這兩種學術思想體系的區別，一個最典型的例子有如西醫和中醫。西醫是建立在細胞學說和解剖知識之上，而中醫是建立在宇宙人生的陰陽五行學說之上，以調節人體的陰陽、表裡、虛實、寒熱的平衡和諧而達到健康。」

是的，象數思維的最大成果是《周易》和《黃帝內經》。《周易》是中國古代宇宙哲學體系的標誌；《黃帝內經》是中國傳統醫學、生命科學的標誌。

第三節　象數思維產生了陰陽、五行、運氣、藏象、甲子等中醫模型

象數思維的基本理念是天人合一。天人合一即是時空統一，天人全息。在這個理念的影響下，三千年前的中國先哲就創造性地構建了陰陽、五行、五運六氣、藏象、六十甲子等中醫模型。為中醫學成為宇宙天人全息系統生命科學奠定了堅實的理論基礎。

面對如此眾多的模型，怎麼將它們有機地統一運用起來呢。偉大睿智的中國先哲，執簡馭繁，只用一套六十甲

子模型就將宇宙天、地、人（社會、生物）全息地標示出來了。就是說，人們只要掌握了六十甲子模型的全息內涵，就可以破譯人類健康長壽與疾病的奧秘，這就是博大精深的中醫學的魅力。本書中百位中外名人的破譯案例可以證明此言不虛。

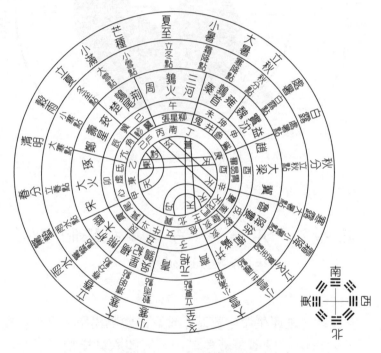

圖1-3　十二次對應地區圖

說明：最外圈爲地氣旋二十四節氣，外數第二圈爲天氣右旋二十四節氣，外數第三圈爲十二次及所對地區，內爲日月五星程運動天象圖。(引自《周易眞源》)

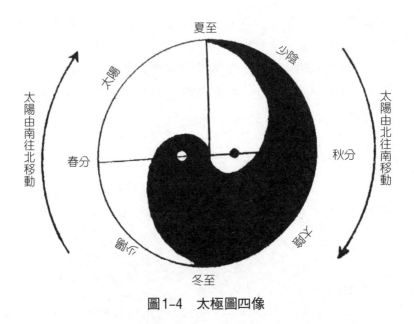

圖1-4　太極圖四像

第四節　用六十甲子模型破譯個體人
　　　　生命奧秘例證

　　象數思維產生了中醫基本理念的陰陽模型、五行場模型、六十甲子模型、藏象模型、五運六氣模型、子平術（八字預測術）等理論模型。這諸多的理論模型即自成體系，又融會貫通於一個宇宙天人全息的巨系統。這就是「宇宙天人全息系統生命科學」體系，也就是中醫體系。六十甲子模型就是中醫體系中統一、全息的密碼符號。任何人、只要掌握了六十甲子模型的全息內涵，就可以按一

定的規則、程式，破譯地球個體人的生命節律奧秘。

《創新中醫》各章之後，都相應附有用六十甲子模型破譯的中外名人生命節律的例證。有興趣的朋友不妨一試。

例證001　身殘志堅最受人民喜愛的美國總統羅斯福

美國第32任總統佛蘭克林D羅斯福。1882年1月30日，出生於美國紐約的海德公園。

其父詹姆斯‧羅斯福，是外交界和商業界的活躍人物，其母薩拉‧德拉諾是出身上層社會且受過國外教育的女性。經過母親實施的啓蒙教育之後，羅斯福隨家庭教師學習拉丁語、法語、德語、書法、算術、和歐洲歷史。他讀書多、見識廣、文質彬彬，酷愛體育、擅長網球、高爾夫球、愛好騎馬、駕駛中帆船等。

1910年，羅斯福以民主黨人身份開始涉足政界。1921年8月，羅斯福帶領全家在坎波貝洛島休假。一天，在撲滅一場林火後他跳進了冰冷的海水。因此，患上了脊髓灰質炎。高燒、疼痛、麻木以及終生殘疾的前景，並沒有使羅斯福放棄理想和信念。他一直堅持地鍛鍊。依靠堅韌和樂觀，羅斯福終於在1933年以絕對優勢擊敗胡佛，成爲美國第32屆總統。

第二次世界大戰初，美國採取不介入政策，但對希特勒採取強硬手段，以「租借法」支持同盟國。1941年底美國參戰。羅斯福代表美國兩次參加同盟國「三巨頭」會議。羅斯福提出了軸心國必須無條件投降，並得到實施。羅斯福政府提出了建立聯合國的構想，也得到了實施。

佛蘭克林D羅斯福，一直被視爲美國歷史上最偉大的

總統之一。是20世紀美國最受民眾期望和愛戴的總統，也是美國歷史上唯一連任四屆總統的人。它是身殘志堅的代表人物，也受到世界人民的尊敬。

1945年4月12日，羅斯福因突發腦溢血而辭世。資料來源；《美國名人詞典》（曹世文，華夏出版社）

命局編碼　辛巳年　辛丑月　己巳日　xx時（戌亥空）

大運編碼　庚子　己亥　戊戌　丁酉　丙申　乙未　甲午

起大運年　1889年起大運。

破譯密鑰　從弱格。用神：辛、丑、癸、辛。忌神：巳、己、戊。

發病資訊

1. 1921辛酉年8月，患脊髓灰質炎。下肢癱瘓。1921年行丁酉大運。

2. 1945年乙酉年4月12日，突發腦溢血而辭世。1945年行乙未大運。

破譯資訊　1921辛酉年，行丁酉大運，患脊髓灰質炎。下肢癱瘓。

發病時正五行場資訊　流年天干辛金爲用神，受大運天干丁火制，預示肺金象系統（鼻、咽、皮毛等）可能發生病變。事實是脊髓灰質炎早期多有呼吸系統（肺金象系統）症狀，如高燒。

流年地支酉金，大運地支酉金，都制命局用神月支丑土。預示脾土藏系統（脾、胃、肌肉、血管）可能發生病變。事實是因肺金藏象系統感染病毒出現上呼吸道症狀發燒。導致脾土藏系統之足太陰脾經（起於足大趾內側端，沿足背內側赤白肉際，上行經過內踝前緣的商丘穴，沿小

腿內側正中線上行，在內踝上八寸處交叉，上行沿大腿內側前緣至衝門穴進入腹部，屬脾、絡胃。再上穿過腸肌，沿食道兩旁上行，挾咽兩旁，連於舌根，散於舌下。）的病變，雙下肢癱瘓。

本例脊髓灰質炎，是心火象系統，肺金藏象系統與脾土藏系統互動發生的。是三個系統互動，其中病毒由脾土象系統侵入心火系統，肺金系統，脊髓系統，在足太陰（丑）脾經發生病變，導致下肢癱瘓。

簡介脊髓灰質炎

脊髓灰質炎是急性傳染病，病毒由糞便、咽部分泌物傳染。侵入血液循環系統引發，部分病毒可侵入神經系統。主要症狀是發熱、上呼吸道症狀，全身不適，嚴重時肢體疼痛，發生癱瘓。

脊髓灰質炎病毒是一種體積小單鏈RNA基因組，缺少外膜的腸道病毒，按免疫性可分為三種血清型。其中I型最容易導致癱瘓，也最容易引起流行。

脊髓灰質炎病人，由於脊髓前角運動神經元受損，與之有關的肌肉失去了神經的調節作用而發生萎縮，同時皮下脂肪，肌腱及骨骼也萎縮，使整個機體變細。

人是脊髓灰質炎病毒唯一的自然宿主，本病由直接接觸傳染，是一種很強的接觸性傳染病。

脊髓灰質炎的脊髓病變引起呼吸肌麻痹，或者病毒直接損害延髓的呼吸中樞引起顱神經所支配的肌肉麻痹，可

能導致呼吸衰竭。

環境衛生和個人衛生好的經濟發達國家，感染的年齡往往推遲，但許多年長兒和青少年仍然是易感者。

1945年乙酉年，行乙未大運，突發腦溢血辭世。

1. 發病時正五行場資訊　大運地支未土，制用神流年地支酉金。預示可能發生脾土藏系統（脾、胃、胰、血管、肌肉）病變。

大運地支未土，制用神命局月支丑土，預示可能發生脾土藏系統病變。是事實發生了腦血管（未、丑）系統病變——腦溢血。

2. 發病時運氣同化五行場資訊　1945年乙酉年為天符年。天符年五行場發病特點是發病快而危重。事實是突發腦溢血而辭世。

例證002　李小龍：英年早逝的偉大的中國武術技擊家

被媒體譽為：「當代中國武術及電影史上的奇才」，「發揚中國武術最有成就的人」的李小龍，原名李振藩，英文名字叫做布魯斯·李。1940年11月27日9點小龍出生於美國三藩市積塵街醫院。他的童年和少年時期在香港度過。李小龍小時候身體非常虛弱，他父親為了兒子的體魄強壯，在他七歲時便教其練習太極拳。李小龍13歲時跟隨名師葉問系統的學習了詠春拳。此外，他還練習過洪拳、白鶴拳、譚腿、少林拳、戳腳等拳種，為後來自創截拳道打下了堅實的基礎。

李小龍18歲時到美國西雅圖留學。他除了學習之外，把精力都放到了研習武術上，他在學校裡組織了一支「中

國功夫隊」，經常在校園進行訓練和表演，贏得了師生們的好評。

經過精益求精的潛修苦練，李小龍的功夫逐漸嫻熟乃至達到更高的境界，其中的「李三腳」、「長拳」、「勾漏手」更是他的絕招。除了精通各種拳術外，他還擅長長棍、短棍、雙節棍等，並研習氣功和硬功。

自從李小龍在佛羅里達州唐人街赤手空拳制服四個持刀歹徒，勇救華人少女的消息在報紙上刊登之後，李小龍的名字就傳遍了美國。世界上許多顯赫的武打明星如美國空手道冠軍羅禮士等都爭著拜他為師，好萊塢的著名電影明星如詹士賓、史提夫都是他的門徒。世界拳王阿里也曾登門拜訪、與他交流經驗。20世紀70年代，一股中國功夫影片的狂潮席捲世界，李小龍的名字震撼全球。

李小龍多才多藝，亦文亦武。他每當練功之餘，埋頭研究武術理論與訓練方法。他逝世前留下了七大本學武筆記和六本著作手稿，《截拳道》《截拳道研究》《功夫記錄》《二節棍法》《布魯斯，李拳術圖解》（英文版）《布魯斯，李武打技法》（英文版）。

李小龍主演的《唐山大兄》《精武門》《猛龍過江》《死亡遊戲》《龍爭虎鬥》等引起轟動。他先後在1972年和1973年兩度被國際雜誌《黑帶》評為世界七大武術家之一，1972年被香港評為十大明星之一。美國報刊把它譽為「功夫之王」，日本人稱他為「武之聖者」。在不少外國人心目中的功夫就是武術，李小龍也成了功夫的化身。許多外文字典和詞典裡都發現了一個新詞「功夫」。很少有一位東方武術家能像李小龍一樣突破國家、種族的領域，

並且在死後聲威不減。

1973年7月20日，李小龍在香港突然辭世，享年33歲。資料來源；（百度百科）。

命局編碼　庚辰年 丁亥月 甲戌日 戊辰時（申酉空）。

大運編碼　戊子 己丑 庚寅 辛卯 壬辰 癸巳。

起大運年　1944年起大運。

破譯密鑰　身旺格。用神：戌、辰、戊、丁、庚。忌神：亥。

發病資訊　1973年7月20日逝。爲癸丑年己未月丁巳日。行庚寅大運癸丑流年。

破譯資訊

1. 發病時正五行場資訊　發病時行庚寅大運，癸丑流年。大運地支寅木爲忌神，制流年地支丑土用神。丑土爲脾土藏系統密碼標誌，受制，預示可能發生脾土藏系統病變。

大運地支寅木，還制命局用神年支辰土，日支戌土，時支辰土，辰戌土都是脾土藏系統密碼標誌。預示可能發生脾土藏系統病變。

辰戌丑未四土都爲脾土藏系統密碼模型標誌。脾土藏系統包括脾、胃、胰、肌肉、血管等臟腑組織。在本例中，命主發生了血管系統的疾病。

2. 發病時沖合五行場資訊　發病爲1973癸丑年，丑年上半年沖合五行場爲太陰濕土（司天）旺，下半年沖合五行場爲太陽寒水（在泉）旺，命主發病時間爲1973年7月20日，爲己未月，爲上半年。上半年太陰濕土，土氣場

旺。受制的辰丑戌土，在土氣場旺季病情最易顯現。因此，命主在己未月因辰丑戌土用神受制而逝。

3. 資訊綜述　李小龍死因，在當時曾有多種猜測。今天我們用《創新中醫》預測法來破譯，就很直觀明確的得出是死於心腦血管疾病的結論。這是因爲，在《創新中醫》六十甲子密碼模型體系中，辰戌丑未四土爲脾土藏系統密碼模型。脾土藏系統之脾、胃、胰、肌肉系統疾病是不可能猝死的。只有心腦血管疾病才有可能猝死。因此，我們說，偉大的武術技擊家李小龍英年早逝的病因是心腦血管疾病突發。

例證003　田中角榮：實現中日邦交正常化的日本前首相

田中角榮，1918年5月14日生於日本新瀉縣。被稱爲「有膽識、有魄力、敢作敢爲」的日本政治家。1972年任日本首相和自由民主黨總裁期間，率團訪問中國，並簽署中日聯合聲明，實現邦交正常化，是中國人民的老朋友。

1985年患腦血管病發生語言障礙。

1993年12月16日，因甲狀腺亢進病發肺炎而辭世，享年75歲。《百度百科》。

命局編碼　戊午年　丁巳月　辛酉日　XX時（子丑空）。

大運編碼　戊午　己未　庚申　辛酉　壬戌　癸亥　甲子。

起大運年　1925年起大運。

破譯密鑰　從弱格。用神：巳、丁、午。忌神：戊、酉。

發病資訊　1985年乙丑年，行甲子大運。突發腦血管

病，語言障礙。1993癸酉年，12月16日，甲狀腺亢進併發肺炎而辭世。1993年行甲子大運。

破譯資訊

1. 提示：心腦血管病的六十甲子密碼模型是辰戌丑未四土。肺為肺金藏象系統所屬，六十甲子密碼模型是申酉金。

2. 1985年乙丑年患腦血管病時正五行場資訊

1985年為乙丑流年，行甲子大運。子水為用神，受流年地支丑土合伴。丑土為脾土藏系統密碼標誌，為害。病發心腦血管病。

3. 1993癸酉年，甲狀腺併發肺炎而辭世時正五行場資訊

1993為癸酉流年，行甲子大運。酉金、子水都制命局年支午火和月支巳火用神。巳午火為心火藏系統密碼標誌，子水為腎水藏系統密碼標誌，酉金為肺金藏系統密碼標誌。三個系統互動的結果是甲狀腺亢進併發肺炎而辭世。

例證004 　葉爾辛：俄羅斯前總統因心衰辭世

俄羅斯改革之父，被莫斯科市民稱為「好人總統」的俄羅斯前總統葉爾辛。1931年2月1日，出生在俄羅斯維爾德·洛夫斯克州，達里茨基區布特卡村的一個農民家庭，俄羅斯人。2007年當地時間4月23日15時45分，因心臟衰竭而辭世。《百度百科》。

命局編碼 　庚午年　己丑月　丁亥日　XX時（午未空）。

大運編碼 　庚寅　辛卯　壬辰　癸巳　甲午　乙未

丙申　丁酉。

起大運年　1937年起大運。

破譯密鑰　從弱格。用神：丑、亥、庚、己。忌神：午。

發病資訊　2007丁亥年4月29日，因心臟衰竭而辭世。2007年行丁酉大運。

1. 發病時正五行場資訊　流年天干丁火，大運天干丁火都為忌神。兩個丁火助日干丁火。預示心火象系統可能發生病變。流年地支亥水制大運地支酉金，酉金減力不能制命局忌神年支午火。預示心火藏系統可能發生病變。事實是午火主血脈功能衰竭而辭世。

2. 發病時合化五行場資訊　丁亥年合化五行場為木運不及年。木氣場生助日干丁火，預示心火象系統可能發生病變。

3. 發病時運氣同化五行場資訊　丁亥年運氣同化五行場為天符年，天符年發病特點為發病快而危重。因此，命主在本年逝。

　　例證005　夏隆：中風昏迷兩年多的以色列前總理

阿里埃勒・夏隆，1928年2月26日，出生於特拉維夫馬拉威村。夏隆的父母原籍俄羅斯，1922年定居巴勒斯坦。

2001年以色列總理直接選舉中，夏隆獲勝，並成功組建了以色列第29屆政府。2002年12月，夏隆首次提出一項巴勒斯坦建國方案，同意巴勒斯坦有條件建國。2005年12月18日，夏隆輕度中風，住進醫院，20日出院。

2006年1月4日晚，夏隆突發中風，被緊急送往醫院搶救。至今，夏隆已昏迷兩年多。《百度百科》。

命局編碼　戊辰年 甲寅月 丙申日 XX時（辰巳空）。

大運編碼　乙卯 丙辰 丁巳 戊午 己未 庚申 辛酉 壬戌 癸亥。

起大運年　1931年起大運。

破譯密鑰　身旺格。用神：辰、申、戌。忌神：寅、甲。

發病資訊　2005年12月18日，輕度中風，住進醫院。2006年1月4日晚，又突發中風，至今仍處昏迷狀態。2005年爲乙酉年、2006年1月4日仍爲乙酉年，行壬戌大運。

破譯資訊

1. 提示：中風爲腦血管疾病，在《創新中醫》體系中，中風屬脾土藏系統疾病。脾土藏系統六十甲子密碼模型爲辰戌丑未土。

2. 發病時正五行場資訊　2005年爲乙酉年，行壬戌大運。大運地支戌土制命局用神年支辰土。辰戌土都爲脾土藏系統密碼標誌，預示可能發生脾土藏系統病變。事實是中風（腦血管病變）。流年地支酉金制命局用神年支辰土，預示可能發生脾土藏系統病變或肺金藏系統（酉金）疾病。事實是中風（腦血管病變）屬脾土藏系統病變。

3. 發病時運氣同化五行場資訊　2005年爲乙酉年。乙酉年運氣同化五行場爲太乙天符年。太乙天符年發病特點是發病急劇。

例證006　蘇哈托：生命力頑強的前印尼總統

蘇哈托，1921年6月8日出生於印尼，是共和國第二任總統、軍事強人。1967年至於1998年間出任印尼總統。蘇哈托出任總統期間，為印尼帶來大幅經濟增長，國內貧窮人口得以減少，生活素質得以提高。1997年亞洲金融風暴之後，貧困人口再度上升。1998年蘇哈托在雅加達獨立宮，宣佈辭去印尼共和國總統的職位。

蘇哈托一生的興衰沉浮，充滿了傳奇色彩。1998年以後，蘇哈托曾多次中風。每次中風，蘇哈托都堅強地生存下來。蘇哈托是一位生命力堅強的人。《百度百科》。

命局編碼　辛酉年 甲午月 壬寅日 XX時（辰巳空）。

大運編碼　癸巳 壬辰 辛卯 庚寅 己丑 戊子 丁亥 丙戌 乙酉。

起大運年　1922年起大運。

破譯密鑰　從弱格。用神：午、寅、甲。忌神：酉。

發病資訊　1998年以後，多次中風。1998年為戊寅年，行丙戌大運。

破譯資訊

1. 提示：中風為腦血管病，中風病為脾土藏系統疾病之一。脾土藏系統六十甲子密碼模型為辰戌丑未土。辰戌丑未土藏系統標誌之一為心腦血管。

2. 1998年戊寅年後行丙戌大運。多次中風。

（1）1998年中風正五行場資訊

流年地支寅木為命局用神。受大運地支戌土制，預示可能發生脾土藏系統病變。事實是中風。即大運地支戌土所標示的系統之腦血管病。

（2）1999年爲己卯年，流年地支卯木合大運地支戌土。戌土增力，制命局用神月支午火，日支寅木。戌土爲血管，再次發生中風。

（3）2000年爲庚辰年，流年地支辰土沖大運地支戌土，戌辰土都爲用神，用神受制，病發用神所標誌系統病——中風。

3. 資訊綜述

命主數次中風，其主要發病原因都是戌土爲害或受制。戌土爲脾土藏系統密碼模型爲用神，其標示的臟腑組織之一是血管。因此，1998戊寅年以後，戌土或爲害，或受制都可能發生心腦血管病變。事實是多次發生中風。但命主都堅強地生存下來。這對於一位七十多歲的老人來說，簡直就是奇蹟。

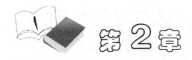

第 2 章

中醫學是宇宙天人全息系統生命科學

　　發祥於神州大地的中醫學，兩千餘年來，爲中華民族的繁衍生息做出了不可磨滅的巨大貢獻。是地球現存人類歷史上唯一歷經千載仍在延續的醫學體系。中醫學的典籍《黃帝內經》自成編以來雖歷經千年滄桑卻依然閃爍著科學的光輝而指導中醫臨床。遺憾的是，正是《黃帝內經》理念太超前及部分基礎理論的不完備而在近代屢遭詬病和冷遇。這是炎黃民族的不幸，更是某些「無知無畏」詆毀中醫的炎黃不孝子孫的悲哀。

　　相對於以「還原論」爲指導理念的西醫學而言，中醫學是「天人合一」整體觀念指導下的宇宙天人全息系統生命科學；是兩千多年前的模型理論；是宇宙視野的系統科學；是以五行場爲基礎的宇宙生命資訊科學；是世界上唯一的可以證實（預測）的宇宙四維生命預測學；是以人爲本的天人和諧的生命科學；是21世紀「治未病」理念的最具資格的醫學體系。

　　看完這本書的朋友就會知道這是客觀事實。

第一節　中醫滑坡的根本原因是基礎理論的缺失和被誤讀

中醫學是兩千年前的中國先哲創建的世界上獨一無二的東方宇宙天人全息系統生命科學，是人類文明的輝煌成果。中醫學是古代模型理論，其本質是天人全息系統預測生命科學。

中醫學認爲，宇宙與地球人類（生物）都存在於一個巨系統之中，宇宙爲母系統，人類（生物）爲子系統。宇宙母系統物質能量資訊與人類（生物）子系統之間，時刻互動，息息相關。宇宙母系統能量是人類（生物）子系統生命節律的主宰。由探索宇宙天體互動所產生的五行場運動規律，就可以預測（實證）地球個體人與生物的生命節律。這就是中國人常說的「天人合一」。

成編於兩千年前的中醫典籍《黃帝內經》是中醫理論之集大成者，兩千年來，爲中華民族的繁衍生息做出了不可磨滅的巨大貢獻。

但是，由於我們不得而知的原因，《黃帝內經》中關於宇宙天地五行場運行規律的模型理論已臻完美，而關於個體人生命運行節律的模型卻缺失。這爲中醫理論的詮釋和發展帶來諸多不利。致使現代中醫教科書對中醫基礎理論有了諸多「誤讀」。中醫基礎理論的「缺失」和「誤讀」成爲21世紀中醫繼承發展創新的「瓶頸」。筆者認爲，這就是中醫「滑坡」的根本原因。

一、被「誤讀」的中醫基礎理論

(一) 陰陽

陰陽的中醫學本質是先哲兩千年前構建的宇宙萬物「場」與能量（波粒態）模型；對於人而言，陰精爲「場」，陽氣爲能量（波粒態）。陰陽理念被誤讀爲單純的哲學概念或說理工具。

(二) 五行

五行是先哲發現的宇宙多天體多層次多週期與地球互動產生的能量場，即五行場模型。是宇宙中只存在於地球環境中的特殊生物場模型。也被誤讀爲單純的哲學概念或說理工具。

(三) 藏象

藏象是先哲以陰陽、五行、天地理念構建的人體表裡（內外）器官、孔竅、皮毛等與五臟六腑等組織模型。藏爲陰爲地爲人體在裡（內）的臟腑組織模型，象爲陽爲天爲人體在外（表）的五官、孔竅、皮毛等模型。

藏象模型的中醫學意義有：人體分爲藏象（內外）兩大系統後，可以與宇宙天地能量系統，即五運系統和六氣系統接軌、相通、相應、互動。爲「天人合一」「天人相應」搭建了一個理論模型平臺。人體藏象模型的構建，爲中醫學診斷疾病的系統及系統的病位提供了理論模型。使中醫學判斷病位有了系統規範的理論依據。

藏象在現代中醫教科書中被誤讀的表現是「斬首」。藏字被斬掉，換上了臟字，成爲「臟象」。一字之差，可謂謬以千里。模型理論退回到解剖學、還原論之中。

（四）五運六氣

五運六氣是先哲構建的宇宙天體日（太陽）月（月球）五星（木、火、土、金、水五大行星的簡稱）多天體多層次多週期與地球互動產生的天地五行場運動規律模型。五運六氣學說在現代中醫教科書中被誤讀的表現是「選讀」教材。

五運六氣學說原本為中醫核心的基礎理論，被「選讀」等於抽掉了中醫學的靈魂。

二、中醫基礎理論的缺失

中醫學是天人全息系統預測生命科學。天系統的模型是五運六氣學說，五運六氣模型對地球環境中氣候、五行場運行規律可謂高模擬模擬。

依照「天人合一」理念，應該還構建一套「人」系統的生命運動節律模型。但《黃帝內經》中只提出了人體的普適模型，即藏象系統。相對於五運六氣模型的系統而言，藏象模型太普適太簡單，不足以與五運六氣對應接軌，也就是說，藏象模型只能標誌群體而不能標誌個體。而醫學的基本特徵之一就是針對個體的醫療行為。

古人從萬物紛繁的宇宙中抽象出五運六氣規律，說明當時先哲的思維能力高度發達，為什麼沒有總結出個人的生命節律模型呢？

這是一個令人費解的千古之謎，個體人生命節律模型的缺失，使得龐大而系統的中醫預測體系鏈中斷。筆者認為，這是中醫滑坡的最根本原因之一。

第二節 《創新中醫》對中醫
基礎理論的創新

《創新中醫》是在對《黃帝內經》理念全面繼承基礎之上的創新，而創新的本質是向《周易》理念的回歸。就是說《創新中醫》是對《周易》「天人合一」理念在地球生命科學中的再創新，是中醫傳統文化的繼承和延伸。

《創新中醫》對《黃帝內經》理念的創新主要體現在：用現代語言詮釋中醫理念；明確提出中醫學是宇宙天人全息系統生命科學、是人類歷史上最早的模型理論；系統的揭示了「藏象」模型的科學內涵；系統的揭示了「六十甲子」模型的中醫學意義；系統地規範地引入了八字預測術爲中醫個體人生命資訊基礎理論；第一次提出了「五行」是地球生物統一場理念。

一、科學是相通的，用現代語言詮釋古老深奧的中醫理念是時代的需要，也是切實可行的

多年以來，許多學者、網友，都在用現代語言來詮釋古老深奧的中醫理念。筆者正是在此基礎上嘗試著系統的用現代語言來詮釋古老深奧的中醫理念。如用場和能量（波粒態）來詮釋中醫「陰陽」和「精氣」，陰爲場態、陽爲能量態（波粒態）；精爲場態爲陰，氣爲能量態（波粒態）爲陽；用場概念來詮釋中醫「五行」。

五行爲五種屬性的能量態即五行場；用系統科學來詮釋中醫五運六氣、藏象等理念；用系統科學來詮釋中醫

「六十甲子模型」等等。實踐證明用現代語言來詮釋古老深奧的中醫理念是可行的。

二、明確提出中醫學是宇宙天人全息系統生命科學，是模型理論

中醫學是宇宙天人全息系統生命科學的提法，也是筆者集中了諸多學者、網友的智慧成果。中醫是模型理論，早有專家、學者提出，只不過是散在的不夠系統而已。筆者認為，中醫是宇宙天人全息系統生命科學，似乎更能體現中醫「天人合一」「天人相應」的科學本質。

三、揭示了「藏象」模型的科學內涵

《創新中醫》汲取了《黃帝內經》、《八字預測術》、五運六氣模型的陰陽五行理念，系統的揭示了「藏象」模型的科學內涵，依據陰陽法則，將人體在表（外）和在裡（內）的器官、組織、臟腑分為「藏」和「象」兩大系統；又依據五行法則，將藏象兩大系統分為五行場屬性五大子系統。

筆者認為，這樣的劃分，才真正體現了《黃帝內經》天人合一、天人相應理念。才真正體現了《黃帝內經》作者的本意。實踐證明，這樣劃分、為宇宙天地能量五運六氣與人體互動搭建了一個切實可行的理論平臺。使藏象學說模型化實用化變成了現實。

四、為五運六氣模型與個體人生命資訊模型接軌奠定了基礎

《創新中醫》系統地規範地揭示了「六十甲子模型」的宇宙、天、地、人（社會）全系的科學內涵。為實現五運六氣理論與個體人生命資訊模型接軌奠定了理論基礎。

六十甲子模型在中國諸多預測術中以及諸多學術著作中都有論證。對筆者啓發最大的是《八字預測術》和田合祿先生的《中醫運氣學解密》、《周易真原》等著作。六十甲子是宇宙天地人（社會）的全息密碼模型，是破譯宇宙天地人（社會）奧秘的系統資訊模型。

將五運六氣模型、藏象模型與《八字預測術》納入一個系統中，破譯個體人的宇宙四維座標曲線資訊，就是順理成章的事。因此，在中醫體系中引入「六十甲子」模型是歷史的必然、是時代的需要。

五、系統規範地引入《八字預測術》為中醫基礎理論，是對中醫模型理論的再創新

《八字預測術》自問世以來，因其基礎理論的不完備而被古人視爲神奇之術，被今人視爲「封建迷信」。其實，《八字預測術》從本質上說，是對《黃帝內經》運氣學說、藏象學說、五行學說、陰陽學說的再創新。是《周易》文化的延伸和繼承。經當代民間預測學家們的完善，《八字預測術》基本上具備了宇宙天地人（社會）四維座標曲線資訊破譯術的功能。

筆者將預測學家的經驗和自己的臨床經驗融合後發現，《八字預測術》是中醫宇宙天人全息系統生命科學的天然組成部分。

六、系統地提出五行場是「地球生物統一場」

場與實物是宇宙物質存在的兩種形態，這是當代的主流認知理念。宇宙中非生命物質存在於宇宙引力場、電磁場、輻射場之中，而地球生物（人類、動物、植物、微生物）不僅僅存在於宇宙引力場、電磁場、輻射場之中，更

為重要的是存在於宇宙特殊生物場——地球五行場之中。由宇宙天體與地球環境互動而產生的地球五行場是主宰地球生物命運的生物統一場。地球生物生命節律就是地球五行場週期運動的結果。

我們要研究探索地球人類（生物）的生命活動，就離不開對地球生物統一場——五行場的研究和探索。

第三節　中醫學是模型理論

中醫學本質是模型理論，其中陰陽、五行等術語，如果用模型理論來理解就容易得多了。下面，我們就逐一用模型理念來詮釋它們。

一、氣

氣是宇宙物質最小單位——基本粒子流模型。宇宙中存在兩種氣，一種是地球大氣圈以外的宇宙自然之氣，這是構成宇宙非生命體的宇宙基本粒子流模型。宇宙天體大至恒星、行星、小至原子核、電子，都是由宇宙自然基本粒子流構成的。二是地球大氣圈之內的宇宙生物之氣，即五行場之氣。這是構成地球人類（生物）的宇宙生物基本粒子流模型。

二、陰陽

陰陽是中醫體系中宇宙萬物場態與能量（波粒）態模型。宇宙自然之場為陰，宇宙自然場之波粒態為陽；地球

人體之精爲場爲陰，人體之氣爲波粒爲陽。

三、五行

五行是只存在於地球大氣中的宇宙特殊能量即宇宙生物五行場模型。五行場就是中醫體系中木氣場、火氣場、土氣場、金氣場、水氣場五種屬性的能量場模型。

四、五運六氣

五運六氣是宇宙天地兩大系統五行場運行規律模型。五運是天系統五行場運行規律模型；六氣是地系統五行場運行規律模型。

五、藏象

藏象是中醫體系中人體表（外）、裡（內）兩大系統模型。藏爲人體在內的臟腑組織的模型，象爲人體在表的五官孔竅皮毛模型。

六、生辰八字

個體人出生那一瞬間，宇宙五行場能量的四維時空座標生命節律資訊模型。生辰八字模型就是人出生時的年、月、日、時四組干支編碼，共四個天干、四個地支，八個符號。因此叫生辰八字。

生辰八字是個體人一生命運歷程的基礎資訊模型。說其是基礎資訊，是因爲個體人一生的命運資訊是隨著時間的推移、空間的轉換而逐年逐月真實呈現出來的。

七、中醫模型理論有以下幾大特徵

1. 整體性

中醫模型理論的整體性就是地球人類與宇宙都存在於一個巨系統之中。宇宙為母系統，人為子系統，母系統的五行場能量任何一種微小的變化，都會即刻全息的反映傳遞到個體人身上。就是說，人與宇宙是一個有機的整體。宇宙是開放的母系統，人是開放的子系統。個體人是遠離平衡態的耗散結構。個體人與宇宙母系統之間時時刻刻在進行物質能量資訊交換。人與宇宙具有整體性。

2. 時空統一性

中醫模型理論的時空統一性體現在中醫體系任何學說中，如中醫核心理論之一的五運六氣學說，就是動態地類比宇宙天體日、月、五星、地球、28宿等的宇宙四維時空座標曲線中某一點或某一時段的宇宙五行場能量資訊變化規律模型。

3. 高模擬性

中醫模型理論是高模擬模型，例如中醫藏象學說，就是高模擬的模擬人體表（象）和裡（藏）兩大系統宇宙四維時空座標中，某一點或某一時段的人體五行場能量資訊變化的模型。

4. 天人能量互動性

中醫模型理論對宇宙五行場互動的模擬是最成功的。例如，春季是厥陰風木氣候，木氣場旺，個體人如果肝木藏象系統有疾病春季會充分顯現出來。本書中一百多位中外名人健康與疾病的六十甲子模型破譯例證就充分說明了

天人能量的互動性。

5. 天地人密碼模型符號的全息性

六十甲子就是中醫體系中的全息密碼。其中每一個密碼符號都是宇宙天地人的全息密碼。例如甲木是東方天空（空間）的標誌，是天之能量五運五行場中土氣場的標誌，是人體肝木象系統標誌，還是自然界森林樹木的標誌等。

6. 可實證（預測）性

中醫模型理論可以由一定的規則和程式進行實證（預測）。例如由一定的規則和程式，中醫師可以預測以後某時空段的氣候、五行場旺弱。可以預測個體人某時空段可能發生某一藏象系統的疾病等。

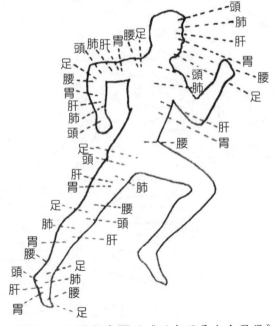

圖2-1　人體全息圖（《引自周易與中醫學》）

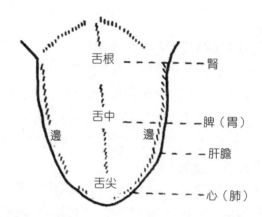

圖2-2　人體舌全息圖（《周易與中醫學》）

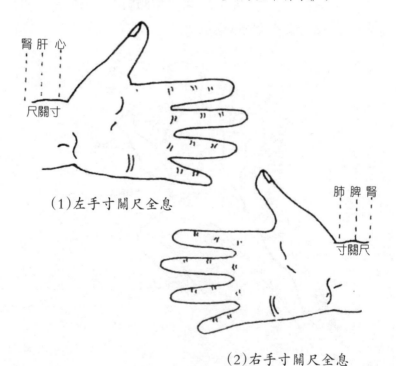

圖2-3　脈象全息圖

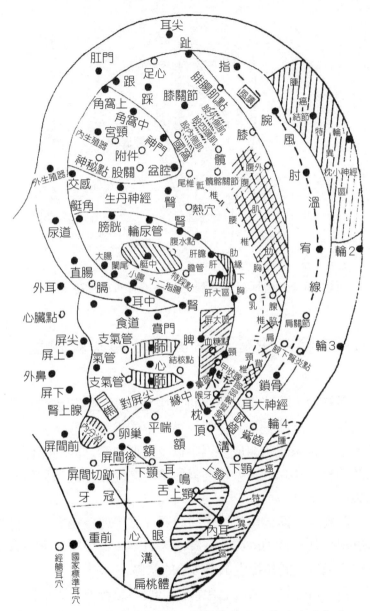

圖2-4　耳穴全息圖（引自《簡明耳穴診療方法》）

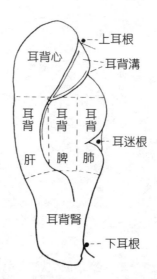

上耳根
耳背心
耳背溝
耳背肝
耳背脾
耳背肺
耳迷根
耳背腎
下耳根

圖2-5　人體耳背全息圖（引自《周易與中醫》）

第四節　中醫是宇宙視野的系統模型

　　系統論，系統科學是20世紀中葉開始發展起來的綜合性科學。系統論把世界上任何事物都看成是一個系統。從整體上分析系統的組成要素，以及各個要素之間的關係，系統的結構和功能，系統要素與環境之間相互關係和變動的規律性。

　　系統論不僅爲現代科學的發展提供了理論和方法，也爲解決現代社會中的政治、經濟、軍事、科學、文化等方面的各種複雜問題提供了方法論的基礎。

　　系統科學是以系統思想爲中心的一類新型科學集群。它包括：系統論、資訊理論、控制論、耗散結構、協同

論、運籌學、系統工程、資訊傳播技術、控制管理技術等許多學科在內，是當代發展最快的一類綜合性科學。

古老而神秘的中醫學有沒有系統科學思想呢，答案是肯定的。我們用才興起幾十年的系統思想去解讀中醫經典《黃帝內經》時，發現《黃帝內經》的作者們，早在兩千多年前，就已經用系統論的理念來認識宇宙萬物了。而且還是獨具特色的中醫系統科學。下面就簡要介紹一下：

一、中醫是宇宙視野的系統科學

中醫體系以地球人類為核心（以人為本），從浩瀚無垠、萬象紛繁的宇宙大千世界中執簡馭繁，將整個宇宙視為母系統，將地球人視為子系統。這樣，宇宙就分為母子兩大系統。

宇宙系統依據陰陽法則又分為天（陽）地（陰）兩大子系統。其中天系統又依五行規律分為木、火、土、金、水五大子系統，即五運系統；地系統又依五行規律分為厥陰風木、少陰君火、少陽相火、太陰濕土、陽明燥金、太陽寒水六大子系統，即六氣系統。六氣系統在氣候類型上為六種，在五行場屬性上仍為五大五行場。因為少陰君火、少陽相火在五行場屬性上都屬火。

人系統依據陰陽法則又分為象（陽、在表）系統與藏（陰、在裡）系統。其中象系統又依據五行規律分為肝木象系統、心火象系統、脾土象系統、肺金象系統、腎水象系統五大子系統；藏系統又依五行規律分為肝木藏系統、心火藏系統、脾土藏系統、肺金藏系統、腎水藏系統五大子系統。

宇宙天系統之天體為月球、五星（木星、火星、土

星、金星、水星）與地球。

宇宙地系統之天體爲太陽（日）與地球。

人體象系統之器官組織爲五官（目、舌、口、鼻、耳）孔竅（前後陰、乳、臍等）皮毛（皮膚、毫毛、髮）爪甲（四肢、爪甲）和頭腦、腦髓、咽喉等。

人體藏系統之臟腑組織爲五臟（心、肝、脾、肺、腎）。六腑（小腸、膽、胃、大腸、膀胱），胰、肌肉、血管等。

二、中醫系統劃分的原則是陰陽、五行

宇宙天地人（社會）萬象紛繁，極其複雜。中醫系統劃分卻簡單明晰。即依陰陽法則劃分母系統，依五行法則劃分子系統。

宇宙依陰陽法則分爲天（陽）地（陰）兩大子系統。天系統標誌爲五運，地系統標誌爲六氣。五運系統依五行法則分爲木運、火運、土運、金運、水運五大五行場子系統；六氣系統依五行法則分爲厥陰風木（木氣場）、少陰君火（火氣場）、少陽相火（火氣場）、太陰濕土（土氣場）、陽明燥金（金氣場）、太陽寒水（水氣場）六種氣候類型的五大五行場系統。

人體依陰陽法則分爲在外在表的人體象系統，即在表的五官、孔竅、皮毛等。象系統爲陽；人體在內在裡的臟腑組織爲藏系統，即五臟（心、肝、脾、肺、腎），六腑（小腸、膽、胃、大腸、膀胱等）和胰、肌肉、血管、骨髓等，藏系統在裡在內爲陰。

人體藏象系統又依五行法則各分爲五行五大子系統。

如人體象系統依五行法則分爲肝木象系統（目、乳頭、四肢、爪甲等）；心火象系統（舌、額、面等）；脾土象系統（口、唇、乳房、前後陰、咽喉等）；肺金象系統（鼻、呼吸道、後陰、皮毛等）；腎水象系統（耳、髮、前後陰等）共五大五行子系統。

人體藏系統依五行法則分爲肝木藏系統（肝、膽、筋、關節等）；心火藏系統（心、小腸、血脈等）；脾土藏系統（脾、胃、胰、肌肉、血管等）；肺金藏系統（肺、大腸、骨等）；腎水藏系統（腎、膀胱、骨髓、尿道、前列腺等）。共五大五行子系統。

第五節 中醫是以五行場爲天人全息紐帶的系統模型理論

中醫系統的最大特點是宇宙天地系統（五運六氣）與人體系統（藏象）之間以五行場能量爲紐帶來相應、相通、互動的。五行場就是土氣場、火氣場、木氣場、金氣場、水氣場的簡稱。

五行場是宇宙中特殊能量場。五行場是地球環境（地球磁場、引力場、地球自轉、公轉、地球大氣、地球水圈等）與日（太陽）月（月球）五星（木火土金水五星）等天體引力場、電磁場、光輻射場等互動形成的只存在於地球大氣圈之內以地球氣候爲載體的宇宙生物場。雖然我們不知道五行場的準確物理成分，但由間接的預測手段可以感知它的存在。本書的100位中外名人的例證就可以證實

五行場的客觀存在。有興趣的朋友不妨認眞讀一讀。

　　五行場是宇宙天體多層次多週期與地球互動形成的宇宙特殊自然場。並不是人爲設計的或人爲規定的。兩三千年前的中國先哲，在長期的觀測實踐中認識到它（五行場）的存在，並明確地感知到五行場具有五種屬性，即木氣場、火氣場、土氣場、金氣場、水氣場。同時，先哲還認識到，五行場的載體是地球六種氣候。即風爲木氣場的載體；熱、暑爲火氣場的載體；濕爲土氣場的載體；燥爲金氣場的載體；寒爲水氣場的載體。

　　因此，在本書中，五行場與風、熱、暑、濕、燥、寒六種氣候可以通用。即木氣場又是風性氣候的別稱，火氣場又是熱暑性氣候的別稱，土氣場又是濕性氣候的別稱，金氣場又是燥性氣候的別稱，水氣場又是寒性氣候的別稱。當然，有些時候，本書把氣候、五行場連在一起用。也說氣候、五行場。

　　五行場是中國人發現並命名的宇宙生物能量場。它只存在於有空氣和光照的地球環境中。五行場是地球人類（生物）命運的主宰能量。五行場是一種模型理論，它雖然不能從微觀的細胞、蛋白質、核酸、基因層面上精確地解釋生命是怎樣起源的，但它能從宏觀層面上（年、月、日、時）模擬個體人生命的生、長、壯、老、已的過程。讀者朋友看完本書可能會有一個比較明確的印象。

　　現代科學已經認識到宇宙中能量都是以場的形式出現。大到恒星、行星，小到原子、電子都是場的存在形式。人體也同樣存在電場和磁場。在人體新陳代謝過程中，物質的運輸（如：離子特跨膜運輸）能量轉換（呼吸

鏈中的電子轉移傳遞）和資訊傳遞（動作電位、鈣位）等都是電子轉移和離子電流。同樣，人體中心電、腦電、肌電等生物電在體內和變化又會產生磁場。就是說，人體生物場是指存在於人體組織內部的電磁場。人體生物場是個體人生命的指徵。人體中最小的生物場是細胞的電場。細胞與外界環境的物質大多是以帶電粒子的形式存在。

中醫體系中生物五行場比生物場包容更多的內涵，五行場在大自然中不僅包括電磁場，而且還包括引力場、輻射場和氣候場。五行場在地球人體中也存在。人體肝膽系統就是五行場中的木氣場；心、小腸系統就是火氣場；脾、胃系統就是土氣場；肺、大腸系統就是金氣場；腎、膀胱系統是水氣場。就是說，地球人類與地球大氣圈中的五行場是相同、相應、相通、互動的。宇宙與地球人類是由五行場能量聯繫的，五行場能量是地球人類與宇宙大自然聯繫的橋樑和紐帶。中醫學就是由探索宇宙大自然五行場能量的運動變化規律來診斷和治療人類疾病的宇宙天人全息系統生命科學，當然，是模型理論。

中醫學對宇宙大自然中五行場運動變化的系統模擬就是中醫學核心理論之五運六氣學說。中醫學對地球個體人體內五行場運動變化的系統模擬就是藏象學說。宇宙大自然中五行場運動變化是個體人藏象五行場運動變化的能量源，個體人藏象五行場運動變化的結果是個體人的生、長、壯、老、已。從這個意義上講，中醫學的本質就是宇宙生物五行場力學。宇宙五行場物資能量的任何微小變化，都會在個體人身上體現出來。即地球個體人或健康或疾病，其本質都是宇宙五行場與人體五行場互動的結果。個體人健康或疾病都包含

宇宙的全部資訊。因此說，中醫是以五行場爲天人全息紐帶的系統模型。

第六節 中醫是以六十甲子爲密碼的宇宙天人全息資訊科學

資訊就是物資能量互動過程的全息表述，是物資能量運動的總和。

全息就是宇宙萬物子系統中包含母系統的全部資訊。

六十甲子是三千年前中國先哲長期「仰望天文、俯察地理、中測人事」的結晶。六十甲子是由十個天干（甲乙丙丁戊己庚辛壬癸）和十二個地支（子丑寅卯辰巳午未申酉戌亥）按子甲爲首組合而成的高模擬的宇宙天、地、人（社會）全息密碼符號模型系統。是中國古律曆的全息符號，每個符號都蘊藏著宇宙天、地、人的海量資訊。

中醫學核心理論——五運六氣，就是在古律曆的基礎上創新而成的。對此田合祿先生在《周易真源》中，有詳細論證。六十甲子模型，是先哲對日、月、五星等天體運行規律天道的全息模擬。天道是人事的母系統，天道規律也影響著人事規律，因此，六十甲子模型也是對人事的類比，也蘊藏著海量的人事資訊。

中醫體系中六十甲子模型，是宇宙天人全息的密碼模型系統。從這個意義上說，中醫學是以六十甲子爲模型的宇宙天人全息資訊科學。下面將簡要介紹六十甲子中蘊藏的天人全息資訊。

一、天　干

（一）天干爲宇宙天（日、月、五星、28宿）天體運行的天象資訊模型。

（二）天干是天空（空間）季節等資訊模型。

（三）天干是五運五行場屬性和強度的資訊模型。

（四）天干是個體人外型、外貌、長相、頭面（五官）、孔竅、四肢、爪甲資訊模型。

（五）天干是個體人在表的象系統五行場資訊模型。

（六）天干是個體人家族，社會人際關係資訊模型。

二、地　支

（一）地支爲宇宙地（地球）象，即地球在宇宙空間時空位置（季節、月份等）資訊模型。

（二）地支爲宇宙地象（地表、地形、地域、地貌、地勢等）資訊模型。

（三）地支是六氣五行場屬性和旺弱的資訊模型。

（四）地支是個體人身材高矮胖瘦、體力強弱等資訊模型。

（五）地支是個體人在裡的藏系統五行場資訊模型。

（六）地支是個體人家族成員、社會關係好和差的資訊模型。

單獨的六十甲子是沒有實際意義的。六十甲子符號只有納入一定規則和一定的破譯程式中才具有宇宙天地人全息意義。《創新中醫》體系中六十甲子模型系統是宇宙天地人的全息密碼資訊模型。由一定的互動規則和規定的破譯程式

就可以預測個體人在某一時空階段的健康或疾病資訊。這是中醫學的一大特色，是當代任何醫學體系都無法比擬或超越的「東方版」宇宙全息資訊科學。見表2-1。

表2-1　十二地支模型與宇宙人體全息表

地支	臟腑	經脈	月建	節氣	屬相	星座
寅	膽	足少陽膽經	正月	立春	虎	人馬座
卯	肝	足厥陰肝經	二月	驚蟄	兔	天蝎座
辰	胃	足陽明胃經	三月	清明	龍	天秤座
巳	心	手少陰心經	四月	立夏	蛇	處女座
午	小腸	手太陽小腸經	五月	芒種	馬	獅子座
未	脾、心包	手厥陰心包絡經	六月	小暑	羊	巨蟹座
申	大腸	手陽明大腸經	七月	立秋	猴	雙子座
酉	肺	手太陰肺經	八月	白露	雞	金牛座
戌	胃、三焦	手少陽三焦經	九月	寒露	狗	白羊座
亥	腎	足少陰腎經	十月	立冬	豬	雙魚座
子	膀胱	足太陽膀胱經	十一月	大雪	鼠	水瓶座
丑	脾	足太陰脾經	十二月	小寒	牛	摩羯座

第七節　中醫學是宇宙天人全息生命科學

　　生命現象是宇宙中最神奇的現象，生命系統是宇宙中最複雜的系統。在今天，雖然人們已經可以乘太空船遨遊太空，乘潛水艇可以暢遊大海，甚至還登上了月球，似乎

科技發展到了無所不能的時代。但是，人類恰恰是對自身還瞭解得太少。DNA只是二維平面式的告訴我們一生中可能會發生什麼樣的疾病或生理缺陷，但卻不能告訴我們何時會發生。同樣，DNA也不能告訴我們宇宙能量是如何主宰調解個體人的生命節律的。正因爲這些問題不能得到合理解釋，於是才有了後基因組時代的西方系統生物學。

其實兩千多年前的中醫經典《黃帝內經》就已經告訴我們：「人以天地之氣生、……夫人生於地，懸命於天，天地合氣，命之曰人。」《素問・寶命全形論》。又說：「人與天地相參也，與日月相應也。」《靈樞・歲露》。這些理念經典概括就是「天人合一」或「天人相應」或「天人一體」。如果用現代人的理念來表述就是：天人全息。全息是指任何事物，從時間到空間，從宏觀到微觀，都存在局部縮影的整體資訊，這個客觀規律就叫全息。

《創新中醫》對天人全息的理解，主要是在物質、能量、資訊三個方面。即天人物質同構，天人能量互動，天人資訊同步。

第一、所說天人物質同構，就是指天（宇宙）與人（生物）在物質元素的本質上都是由基本粒子按不同的宇宙規則結合所化生的。在這個意義上講，天與人物質同構。

第二、所說天人能量互動，是指天（宇宙）的能量（引力場、電磁場、輻射場）時時刻刻在與地球人類進行物質能量交流。這裡，除了我們已知的人類飲食物和呼吸的空氣、氧氣。氣候、太陽黑子等都是宇宙物質能量的存在方式之外。更重要的是宇宙還是時刻以特殊的目前還不爲大多數人認知的五行場能量在與人（生物）進行物質能

量交流，互動。

在中醫學體系中，五行場能量是只存在於地球大氣圈內的宇宙生物能量場。五行場的產生是源於地球與日月五星等天體多層次多週期的互動而形成的宇宙特殊場。對五行場的物理成分我們目前還不得而知。但對五行場的運動規律的模擬和五行場能量對地球人（生物）的有益或有害規律的類比已經系統化和理論化了。這就是中醫的核心理論——五運六氣學說、藏象學說。

還有破譯宇宙五行場能量對個體人藏象系統影響的東方生命資訊解碼程式——八字預測術。天人之間能量以五行場方式交流、互動。由八字預測術的破譯，使我們可以比較直觀地感受到五行場能量的真實客觀存在。

五行場能量對我們來說很神奇但並不神秘，即不是「上帝」的推力也不是「佛祖」的法力。它只是目前人類還無法測定其物理成分的宇宙特殊「場」。但它卻主宰著地球人（生物）的命運。五行場能量在中醫體系中，被稱為「五行之氣」。在這裡「氣」是物質，是能量。五行之氣即包括宇宙自然場如引力場、電磁場、輻射場等，也包括地球大氣，水源。破壞了環境就等於為五行場增加了有害的物資能量。五行場能量調控著個體人的生長壯老已的生命規律。

我們每天的健康與疾病，甚至每天是快樂還是悲傷、抑鬱的情緒，也受五行場的影響。這絕不是天方夜譚，而是事實。相信隨著對中醫的研究探索的深入，人們會逐漸理解它，接受它並更加積極的探索它。

總之，天人之間時時刻刻在以五行場的方式進行物質

能量交流、互動。這是天人全息的第二個內容。

第三、天人資訊同步。資訊是什麼。在中國古代，人們把資訊稱為消息。在資訊學沒有發展成熟以前，人們認為親朋好友的遠方來信，不管是文字之「信」還是口信，就是資訊。今天，資訊已被人們昇華到哲學的高度，即資訊是物資能量運動的總和，資訊對於生命科學而言，生命系統就是一個資訊流的過程。對於中醫學而言，資訊就是宇宙天地五行場能量與人體藏象五行場能量互動的宇宙四維時空座標或連線的全息表述。

天（宇宙）資訊就是宇宙天體如日、月、五星、地球、28宿等互動過程中的物質能量流的全息。天（宇宙）資訊的載體是五運六氣五行場。

人體資訊就是藏象系統五行場互動的物質能量流的全息。

天人之間五行場能量互動是衡動的。天人之間五行場能量相對於個體人而言，是有吉有凶的。吉就是有益的，凶就是有害的。無論是吉還是凶，天人之間的能量互動是川流不息的，循環往復，永不休止的。也就是說，天人之間資訊是同步的。這種同步對個體人而言，是有吉有凶的，直到個體人生命的終結，否則，天人之間的資訊就永遠是同步互動的。

宇宙天之五行場能量是影響地球人之生命節律的主宰能量。天人之間五行場能量互動是永恆的。能量是物質的存在方式，物質能量的互動過程的總和就是資訊。中醫學就是從宇宙視野來探索宇宙資訊和生命資訊的科學。因此，我們說，中醫學是宇宙天人全息生命科學。是世界上

唯一的「天人全息」醫學模式和生命科學。

第八節　《黃帝內經》是對《周易》的再創新

《周易》是中國古代文明的標誌，是中華文化的源頭活水。被稱爲「群經之首」「大道之源」「宇宙代數學」。《黃帝內經》成書晚於《周易》，是《周易》天人合一理念在中醫領域的再創新。下面就簡述之。

一、《周易》是一部由曆法溝通天人關係的生生不息的生命科學巨著

從兩漢至今，兩千餘年，歷代學者對《周易》是什麼性質的書，見仁見智，爭論不休。有人說，《周易》就是一部算命的占筮參考書；有人說，《周易》是一部古代哲學著作；有人說，《周易》是古代科學著作，還有人說；《周易》是中國古代軍事著作等等。由此，形成了中國歷史上關於《周易》兩大流派，一是經學派，即「義理派」，一是術數派，即象數派。

《周易》究竟是一部什麼性質的巨著呢。一些專家考證後得出這樣一個比較令人信服的結論：《周易》是在天象曆法系統基礎上構築起來的用象數語言表述宇宙基本結構和根本規律的科學巨著；是以六十甲子曆系統爲樞紐的上貫天文、下通人事的生生不息的生命科學巨著。

如趙定理先生說：「我認爲《易》的源頭，本爲古曆

法所得到的自然規律」（《周易與現代科學》）。黎子耀先生說：「《周易》之作，摹仿曆法。」《周易》出於天文曆法家之手，曆法研究太陽、地球和月球三者關係。「《周易》的筮占，屬於月占法，故以日之易月所成四象爲占，反映曆法家以日之易月所成四象爲定時制曆」（《周易秘義》）。張漢先生認爲：「太陽、月亮、地球三個天體是組成《周易》的基數，中國古代天文學是中國古代人文學的外良，不懂古代天文學就不能高談古代哲學史，就不會明白《周易》·《易學啓門健》。」張今先生認爲，伏羲八卦主要是應用於曆法，是八月太陽曆，《易經》卦序是古陰陽曆法的規律（《東方辯證法》）。（以上內容出自《周易真源》）。

田合祿先生在《周易真源》中，將《周易》概括爲三個方面的內容：其一，是表達天道內容的卦爻，易圖系統；其二，是易數曆法系統；其三，是以陳述社會人事爲主的繫辭系統。這三個系統之間的關係是：天道爲本，人事爲用，而曆法是通天人之樞紐，曆法是天人合一的關鍵。

田先生進一步論證說：「《周易》就是透過立法的作用溝通天人之間的關係的，所以，我說《周易》是一部天體運動爲模型建構起來的科學的曆法學書，供聖王參政之用。從推算天道規律的辯證數理邏輯形式看，可以說《周易》是一部占筮書；從天道生成規律看，可以說《周易》是一部生生不息的生命科學巨著；從陳述人事的繫辭看，可以說《周易》是一部哲學書、歷史書。因爲曆學上通人天學，下貫人事，故能涵括占筮、哲學、歷史、生命科學。而哲學、占筮則無此作用」。這就明確告訴我們，

《周易》是一部由曆法溝通天人關係的生生不息的生命科學巨著，也就是說《周易》爲中醫學的產生發展奠定了理論基礎。

二、《黃帝內經》是《周易》的再創新

《黃帝內經》全面繼承了《周易》天人合一理念，並有了系統規範的發展和創新。因此，才有了中醫界的一句名言：「不知易便不足以言太醫。」《黃帝內經》對《周易》的再創新最重要的一點就是：從《周易》天人合一生命觀，發展創新爲在天人合一理念指導下的以人爲本的中醫龐大的天人全息系統生命科學。

（一）《黃帝內經》創新了《周易》陰陽學說，明確提出：「陰陽者，天地之道也，萬物之綱紀，變化之父母，生殺之本始，神明之府也。」「陰在內，陽之守也；陽在外，陰之使也」。突出了陰陽對立統一運動變化是事物發生、發展變化的根本法則。告訴後人陰陽法則存在於一切事物之中，天有陰陽，人有陰陽，季節有陰陽，五行有陰陽等。指出「陰」是「陽」之本（守），「陽」是「陰」之使（用）。並發展創新了陰陽一分爲二理念，創新提出了陰陽一分爲三，即陰從少陰、太陰發展爲少陰、厥陰、太陰；陽從少陽、太陽發展爲少陽、陽明、太陽。這一創新對中醫學發展影響很大。使宇宙萬物運動有了緩衝過渡階段，使五行場能量具有了層次性，使五運六氣模型更接近自然的真實。

（二）《黃帝內經》創新了《周易》八卦五行的內涵。使五行成爲中醫的基礎理論——五行學說。明確指出

宇宙萬物都是五行之氣所生亦因五行之氣而死。如《靈樞·二十五人》說：「天地之間，六合之內，不離於五、人亦應之。」《素問·臟氣法時》說：「五行者，金木水火土也。更貴更賤，以知生死，以決成敗，而定五臟之氣，間甚之時，死生之期也。」這為五行學說在中醫天、地、人（社會、生物）各系統中的應用，拓展了巨大的平臺和空間。是《黃帝內經》對《周易》的再創新。

（三）《黃帝內經》創新了《周易》「象」的理念。從卦象、爻象、天象、地象之中創新而成為人體「藏象」學說。人體在外在表的五官、孔竅、皮毛、神態法天為陽為象系統；人體在內的五臟六腑等組織器官法地為陰為藏系統。

（四）《黃帝內經》創新了《周易》卦氣、陰陽、五行、「往來不窮」園道等理念，構建了中醫五運六氣學說。使《周易》天人合一整體觀全息化系統化實用化；全息化是指天人之間在物理成分上同構；在能量上互動（五行場）；在資訊上同步。系統化是指宇宙五行場能量系統化，為五行系統和六氣系統。實用化是指五運六氣能量可以具體應用到對地球氣候、五行場能量的預測，奠定了中醫模型理論觀測物件的預測和實證的理論基礎。

（五）《黃帝內經》創新了《周易》六十甲子曆的內涵，拓展了六十甲子的應用空間。使六十甲子成為宇宙天地人（生物、社會）的全息密碼標誌。這為中醫模型理論構建了一整套天地人全息的密碼符號體系。是中醫天人全息系統生命科學的表述。

因此，我們說，《黃帝內經》是《周易》的再創新。是《周易》天人合一理念指導下的東方生命科學。

第九節 《八字預測術》是對《黃帝內經》理念的再創新

在中國五花八門的預測術中，《八字預測術》是理論基本成體系，操作程式比較易於掌握、與《黃帝內經》最容易接軌的一種。《八字預測術》約緣起於漢代，至唐代李虛中始告中興。《八字預測術》基本理論是以個體人出生時的年、月、日、時的四組干支組合來標誌個體人出生瞬間的年月日時四種節律的宇宙天地五行場能量的宇宙四維座標資訊。並由大運、流年五行場能量資訊的時空流轉來模擬個體人生命歷程。因其最基礎的資訊資料是標示個體人出生年、月、日、時四組干支編碼，每組爲兩個干支密碼，四組共八個干支密碼，這就是「八字」的由來。八字也稱八字命局、命局、四柱等。以「八字」爲基礎資訊的預測術就是《八字預測術》，也稱「子平術」。

唐人李虛中（762～813）官至殿中御史，喜研究陰陽五行，《八字預測術》在李虛中手中基本成形。後經過五代宋初的徐子平進一步發展完善，變得更加條理化和系統化。後又經宋人徐子升整理編輯成書，即至今廣爲流傳的《淵海子平》。至此，《八字預測術》才告正式面世。

中國五花八門的預測術，從古至今，基本上不被主流社會所認可。現代人更稱其「封建迷信」。窮其原委，不外三條：第一，這些預測術理論不完備，可重複驗證機率低。其二，中國人「傳子不傳女」「師傅教徒弟留一手」

等陋習所致。即有些人掌握了一些奧秘，即「秘而不宣」並利用其「搏名」、「專利」等。其三，中國預測術理論皆祖於《周易》。而《周易》理念、規律無論在兩三千年前的古代還是當代，都太超前太神奇，與現代科技理念相去甚遠，因此就更不易被接受。而一些只知道皮毛的「大師」們，更讓受害者深惡痛絕，使預測術研究備受干擾。

所幸的是，近年來，李涵辰、祝國英等民間大師的繼承創新使《八字預測術》理論體系更加完備，操作程式也更加系統化、規範化。

《八字預測術》基本理念祖於《周易》、理論系統源自《黃帝內經》。其主要根據如下：

一、《八字預測術》最基礎資訊——生辰八字，是《黃帝內經》陰陽、五行、藏象理念的再創新。天干為陽，地支為陰；天干為人體象系統密碼標誌，地支為人體藏系統密碼標誌；天干為天之五行場（五運）能量標誌，地支為地之五行場（六氣）能量標誌。是集《黃帝內經》陰陽、五行、藏象、運氣理論精華於四組干支、八個密碼於一體的再創新。是《黃帝內經》天人合一、天人相應、天人一體觀念的實用版。

二、《八字預測術》中第二層次宇宙氣候，五行場能量標誌——大運。是對《黃帝內經》五運六氣理論的再創新。是五運之主運、六氣之主氣中月週期五行場能量的延伸和創新。變月週期節律為十年一週期。這種創新為預測個體人生命節律的實踐性和準確性奠定了理論基礎。是《黃帝內經》陰陽一分為三思維的具體體現。

三、《八字預測術》中流年，是對《黃帝內經》中歲

氣，中運理論的繼承和再創新。這一創新，是個體人生命節律的預測準確至年週期。增加了預測的精確度。

四、《八字預測術》中旬空概念的提出，是對《黃帝內經》陰陽場與能量轉換，時空轉換的再創新。是對地球環境中五行場能量運行規律中的變化性的絕妙表述。

五、《八字預測術》中，八字命局、大運、流年三個層次宇宙五行場能量互動規律，是對《黃帝內經》天人合一、天人全息理念的繼承、創新和實踐。執簡馭繁，天衣無縫，堪稱一絕。

因此，我們說：《八字預測術》是《黃帝內經》的繼承和再創新。

第十節　中醫吸納《八字預測術》是中醫發展創新的歷史必然

21世紀醫學的最高境界是治未病。中國政府近幾年來一直在推動「治未病」工程。治未病是以預防為主的衛生工作方針，是中醫特色預防保健服務為主的健康工程。

醫療活動針對的是個體的人，這在中國是常識。兩千年前中國先哲就告訴人們：「天覆地載，萬物悉備，莫貴於人。」人以天地之氣生，四時之法成。「這就是以人為本。」以人為本就是以一個個獨立的個體人為本。也就是醫學要關注每個人的健康。個體人健康是群體、民族健康的前提。

中醫是宇宙天人全息系統生命科學，是模型理論，是

以五行場能量爲紐帶的系統模型。中醫模型理論的最大特徵是由探索天地五行場運行規律來驗證、預測個體人生存狀態。

《黃帝內經》中，關於宇宙五行場運行規律的模型理論是五運六氣學說。五運六氣學說對宇宙天（五運）地（六氣）五行場運行規律、變化特點，對人類可能的危害等研究的非常到位。缺點是五運六氣是普適性理論，沒有辦法直接系統、規範地接軌到個體人。

就是說，在宇宙天地能量與個體人之間，缺少一個系統、規範的理論平臺。這就使得五運六氣理論的臨床應用遇到了一個巨大的障礙。即便是古代的名醫大德，雖然精通五運六氣理論，在臨床中也很難與患者直接對號入座。這一點，我們從先哲留給我們的眾多醫典、醫案中就可以看出。或許這也是「五運六氣學說」被列入「選讀」的一個重要原因吧。

這樣，就爲我們提出了一個新課題，中醫核心理論五運六氣要真正在臨床實踐中發揮作用，就必須建構一座讓五運六氣與個體人相通相應互動的理論平臺。在博大精深的中醫體系中，創新一種可以溝通天人的理論平臺，這對我等平庸之輩，無異於上天攬月、下海擒龍一樣難。

那麼，在中國傳統文化中，有沒有適合的捷徑呢，答案是肯定的。那就是中國諸多算命術中的「八字算命術」或者稱《八字預測術》。在中國諸多預測術中，只有《八字預測術》與《黃帝內經》中的五運六氣、藏象理論相接近，最容易汲納於中醫體系。這就是《創新中醫》這本小書的主要理念之一。

中醫典籍《黃帝內經》的理念源自《周易》，《八字預測術》的理念源自《黃帝內經》。三者之間，一脈相承。《周易》天人合一理念，在《黃帝內經》中得到了創新，變得系統化、規範化。《黃帝內經》天人合一、天人相應理念在《八字預測術》中得到進一步創新，更加系統化、規範化、個性化。從中醫繼承發展創新意義上看，中醫體系吸納《八字預測術》是中醫發展的必然，是順理成章、水到渠成的事。

中醫吸納《八字預測術》的意義有：

第一，真正從理論上到實踐上實現了中醫「天人合一」的理想。

第二，中醫診法從望聞問切四診合參變爲「四診辨證，一測斷病」五診合參。由於《八字預測術》的操作性較強，可重複驗證，這爲中醫師在臨床診斷中提供了理論平臺和理論依據。使中醫診斷更加系統化、規範化。診斷的可信性、準確性大大增強。

第三，《八字預測術》對個體人生命資訊的預測可以「順推」，也可以「逆推」。資訊可以重複驗證、可以保存。

這就爲中醫治未病拓展了空間，使中醫治未病有了理論依據。可以提前幾年，甚至十幾年對未來個體人可能發生的疾病進行預測。這對養生、保健、防病是大有益處的。

我們說，中醫汲納《八字預測術》是中醫繼承發展的需要，是時代的召喚，是歷史的必然。

第十一節　用六十甲子模型破譯
個體人生命奧秘例證

在中醫體系中，六十甲子密碼是宇宙天地人（社會）全息模型。如果遵循一定的規則，按一定的程式，就可以破譯（預測）某個人的過去或未來某一宇宙四維時空點和線的全息資訊。這些資訊的特徵是系統資訊，是以五行場能量旺弱為標誌的系統資訊。例如，甲乙在五運系統中，甲為土運土氣場標誌，乙為金運金氣場標誌。在人體藏象系統之中，甲乙都是肝木象系統標誌，肝木象系統器官組織目系統、爪甲系統、乳頭系統、前陰系統等。在時空系統中，甲乙為東方標誌、為春天的標誌，為東方空間標誌等。再如，寅卯木密碼在六氣系統中，寅是少陽相火標誌，卯是陽明燥金標誌，少陽相火是暑熱氣候和火氣場標誌，陽明燥金是燥性氣候和金氣場標誌。在人體藏象系統中，寅卯都是肝木藏系統標誌。肝木藏系統臟腑組織包括肝、膽、筋、關節等系統。在時空系統中寅卯都是東方標誌，是東方地勢高低的標誌。寅卯也是春天的標誌等。這就是說，中醫六十甲子密碼模型預測體系中，預測的結果首先是系統資訊，還要進一步破譯才能得到下一級子系統的資訊。

中醫六十甲子密碼模型預測體系，是可以重複驗證的資訊體系。任何人，只要掌握了它都可以隨時隨地的進行資訊預測。預測的資訊還可以保存等待驗證。本書中共有100例個體人資訊預測例證，其基礎資訊大多來自互聯

網，有興趣的朋友不妨驗證一下。下面我們選擇9例世界名人的疾病資訊，用六十甲子模型預測理論來驗證中醫模型理論的預測性和實用性。供朋友們參考。

例證007　孫中山：因肝癌仙逝的民主主義革命家

孫中山先生1866年11月12日寅時出生於廣東省香山市（今中山市）一戶農民家庭。名文、字逸仙。少年家境貧寒。1894年上書李鴻章，陳述國事，但被拒絕。轉赴檀香山組織興中會，發動廣東起義。失敗後，流亡國外。1905年，在日本創立中國同盟會，確定「驅除韃虜，恢復中華，建立民國，平均地權」的資產階級革命政綱。1911年，領導資產階級民主革命，推翻帝制，建立民國。為「中華民國」第一任臨時大總統。晚年接受中國共產黨的幫助，決定實行聯俄、聯共、扶助農工三大政策。1925年1月不幸患上肝癌，1925年3月12日上午9時30分，因肝癌救治無效仙逝於北京協和醫院。《百度百科》。

命局編碼　丙寅年　己亥月　庚寅日　戊寅時（午未空）。

大運編碼　庚子、辛丑、壬寅、癸卯、乙巳

起大運年　1875年起大運

破譯密鑰　身弱格。用神：己、戊。忌神：寅、亥、丙

發病資訊　1925年1月發病（肝癌）。1925年1月為甲子流年，行乙巳大運。

1925年3月12日為乙丑流年，3月為己卯月，12日為乙未日。上午9時30分為巳時，仙逝。1925年3月12日行

乙巳大運。

破譯資訊

1. 提示：本例中，日干庚金弱，喜生扶。月干己土、時干戊土為最有力用神，得生助吉，受克制凶。戊己土為脾土象系統標誌。庚金為肺金象系統密碼標誌。年支寅木、日支寅木、時支寅木為最大忌神，得生助凶，受克制吉。寅木為肝木藏系統密碼標誌。

2. 正五行場資訊

（1）乙巳大運、甲子流年。甲乙木為忌神，都制於月干己土、時干戊土、日干庚金。

（2）乙巳大運、甲子流年。子水忌神生忌神年支寅木、日支寅木、時支寅木。

甲乙木為肝木象系統密碼標誌，為忌神。克制用神戊己土與日干庚金，預示肝木系統、脾土系統、庚金系統可能發病。事實是肝木忌神系統發病——肝癌。

寅木為肝木藏系統標誌，子水為腎水藏系統密碼標誌。寅木為忌神，得流年支子水生不吉。預示可能發生肝木藏系統、腎水藏系統疾病。事實是發生了肝木藏系統疾病——肝癌。

3. 仙逝資訊

（1）乙巳大運、乙丑流年。兩個乙木忌神制命局用神月干己土、時干戊土和日干庚金。預示可能發生肝木系統、脾土系統、肺金系統疾病。

（2）乙巳大運，乙丑流年。丑土制巳火，巳火受制無力再去制忌神年支寅木、日支寅木、時支寅木。預示可能發生肝木藏系統疾病。事實是因肝癌而仙逝。

（3）1925年3月爲癸卯月，卯月木氣場旺。木氣場爲忌神。忌神爲害又逢旺月，大凶。因此，先生在卯月而仙逝。

　4. 山翁點評

　傳統中醫已經認識到，中風病中經絡輕，中腑重，中臟危重。筆者在應用《創新中醫》預測時發現，這個規律同樣適用於藏象系統。即「象病輕、藏病重、四土爲害最危重」。這是說，以十天干密碼爲標誌的人體象系統病變一般情況下比較輕，不會有生命危險。但以十二地支密碼爲標誌的人體藏系統病變比較重，尤其是辰戌丑未「四土」危害最爲危重。本例中丑土制巳火就是例證。這就告訴我們，命局、大運、流年互動過程中，辰戌丑未四土爲害或爲用受制時段，最應重視。因爲這個時段病情最易惡化或危重。這就是：「象病輕、藏病重、四土爲害最危重」。

　例證008　羅文：因肝癌英年早逝的「一代歌王」

　羅文，1945年2月16日生於廣州。上世紀六十年代，自廣州去香港。是最早在香港引起轟動的中國藝人之一，被譽爲「一代歌王」、「天皇巨星」，曾主唱《錦繡前程》、《家變》、《小李飛刀》的主題曲，風靡全球華人世界。奪取過無數獎項及榮譽。1981年，獨資組建「排藝社」，致力培訓熱愛藝術的青少年，被稱爲「樂壇教父」。1991年，在加拿大多倫多市爲救助骨髓病之華人小孩舉行義演，受到了全球華人的熱烈反應。2001年辛巳年五月，證實患肝癌，2002壬午年10月18日，因肝癌救治無效而逝。享年52歲。《百度百科》。

命局編碼　乙酉年 戊寅月 丙辰日 XX時（子丑空）

大運編碼　丁丑 丙子 乙亥 甲戌 癸酉 壬申 辛未

起大運年　1949年起大運

破譯密鑰　身旺格。用神：辰、戊、酉。忌神：寅、乙。

發病資訊　2001辛巳年五月，證實患肝癌。2002壬午年10月18日，因肝癌救治無效而逝。2001年、2002年，行壬申大運。

破譯資訊　正五行場資訊，2001辛巳年，行壬申大運。流年地支巳火制大運地支申金。申金受制，無力去制命局最大忌神月支寅木。寅木為肝木藏系統密碼標誌為忌神，不受制，病發肝癌。2002壬午年，行壬申大運。流年地支午火制大運地支申金，申金受制無力去制命局忌神月支寅木。因肝癌不治而逝。

沖合五行場資訊，2001辛巳年，巳年（上半年）司天為厥陰風木，木氣場旺。木氣場助扶忌神月支寅木。因此，肝癌發病在上半年（5月）。

2002壬午年，午年司天（上半年）為少陰君火，下半年（在泉）為陽明燥金，金氣場旺。大運地支申金在木氣場旺時受制最重。更加無力克制寅木。因此，命主在下半年（10月）因肝癌而逝。

例證009　黃興：因胃出血而仙逝的中華民國開國元勳

黃興，原名軫，字廑午，號杞園，又號克強，後改名興。1874年10月25日（清同治十三年九月六日）出生於湖南善化（今長河）。中國近代民主革命家。22歲中秀

才。「中華民國」開國元勳。1905年8月同盟會成立,被選爲「庶務」(相當於助理)。成爲同盟會中僅次於孫中山的重要領袖。此後,他以主要精力從事武裝起義。領導了多次反對帝制的武裝起義。1912年1月1日,南京臨時政府成立,任陸軍總長兼參謀長。

因長期爲革命事業奔波奮鬥,積勞成疾,1913年(癸丑),1914年(甲寅)赴美國醫治。1916年(丙辰)10月31日,因肝門靜脈高壓所致食道、胃靜脈破裂出血,在上海仙逝,時年僅42歲。《百度百科》。

命局編碼 甲戌年 甲戌月 甲寅日 甲戌時(子丑空)

大運編碼 己亥 丙子 丁丑 戊寅

起大運年 1880年起大運

密　　鑰 身弱格。用神:甲、寅、甲。忌神:戌、戌、戌。

發病資訊

1. 1913年癸丑年發現患病。

2. 1914年甲寅年赴美國醫治。

3. 仙逝,1916年丙辰年10月31日,胃血管破裂,胃出血,逝於上海。

破　　譯

1. 患病:1913年癸丑年,行戊寅大運。正五行場資訊,流年地支丑土制大運地支寅木。寅爲用神,爲肝木藏系統密碼。受丑土制,預示肝木藏系統與脾土藏系統都發生了病變。木氣場制土氣場病發胃出血。沖合五行場資訊,丑年(上半年)司天爲太陰濕土旺,預示上半年病較重。

2. 1914甲寅年，赴美國醫治，行戊寅大運。正五行場資訊

（1）流年天干甲木受大運天干戊土制，預示肝木象系統和脾土象系統都可能有病變。（2）流年地支寅木助扶大運地支寅木，預示肝木藏系統病情有所好轉。合化五行場資訊，甲寅年中運爲土太過。土氣場旺制日干甲木、年干、月干、時干甲木。預示肝木象系統病情有反覆。

3. 仙逝，1913年10月31日，爲丙辰年戊戌月辛丑日。行戊寅大運。

4. 正五行場資訊（1）流年天干丙火生大運天干戊土，戊土增力制甲木力大。預示肝木象系統和脾土象系統都可能有病變。（2）流年地支辰土制大運地支寅木，預示脾土藏系統與肝木藏系統都可能發生病變。事實是1916年10月31日胃出血而仙逝，正是木氣場旺季。

5. 運氣同化資訊：丙辰年爲天符年。天符年發病特點是快而危重。這正是黃大將軍仙逝的一個重要因素。

6. 仙逝月日五行場資訊：1916年10月爲戊戌月。戊月燥土氣場旺，制寅木力度增加。1916年10月31日爲辛丑日，丑日濕土氣場旺。燥濕相搏，土木相戰。戊土丑土辰土也是人體血管密碼標誌。因此，出現了胃靜脈高壓而破裂，導致胃出血。

例證010　藤澤秀行：患胃癌的日本圍棋大師

1925年6月19日，藤澤秀行出生於日本橫濱市。本名保，上學後其父令其學棋，藤澤天賦極高。一年後拜瀨月憲內爲啓蒙教師。1934年成爲日本棋院院生。1940年入

段，1942 年二段，1943 年三段，1946 年四段，1948 年五段，1950 年六段，1952 年七段，1959 年八段，1963 年九段。1998 年引退。1948 年青年選手優勝，1957 年第 1 期日本棋院爭奪戰冠軍。1967 年第 15 期王座戰冠軍。1977 年第 1 期棋聖戰獲棋聖戰冠軍。獲名譽棋聖稱號。

藤澤個性豪爽，擁有眾多棋迷。以自己起名「秀行」，自己頒發「段位證書」等故事為傳奇。

藤澤以私生活放蕩成名，酗酒、賭博和縱慾，三次患癌症，三十幾年來相繼被查出胃癌、淋巴癌、前列腺癌，巨大的疼痛都被藤澤先生一一克服。1992 年，藤澤以 67 歲高齡衛冕王座戰（日本圍棋）成功。成為史上年齡最大的圍棋錦標獲得者。

藤澤終身為圍棋國際化而奮鬥，對中國內地圍棋發展作出了巨大的貢獻。從 1981 年起，14 次帶領「秀行軍」訪華，中國著名棋手聶衛平、馬曉春到常昊等皆受其影響。在中國棋壇，藤澤秀行可謂家喻戶曉。《百度百科》。

命局編碼　乙丑年 壬午月 戌日 XX 時（申酉空）

大運編碼　辛巳 庚辰 己卯 丁丑 丙子 乙亥 甲戌

起大運年　1928 年起大運。

破譯密碼　從弱格。用神：戌、午、丑；忌神：乙、壬。

發病資訊　1983 癸亥年，查出患胃癌。行丙子大運。

破譯資訊

1. 提示

在《創新中醫》體系中，胃是脾土藏系統主要臟腑之一。脾土藏系統六十甲子密碼模型是辰丑未戌土。

2. 發病時正五行場資訊　1983年為癸亥年，行丙子大運。流年地支亥水，大運地支子水都制命局用神年支丑土和日支戌土。亥子水屬腎水藏系統，丑戌土屬脾土藏系統，兩大系統五行場互動，病發脾土藏系統之胃。

3. 發病時運氣同化五行場資訊

1983年為癸亥年。運氣同化五行場為同歲會年。同歲會年發病特點是：發病緩慢而持久。因此，命主自1983年發現患胃癌至2009年5月仙逝。

4. 資訊綜述　本例胃癌是脾土藏系統之丑土、戌土受腎水藏系統之亥水、子水制。病位元在脾土系統之胃，病機是亥子水制丑戌土。

例證011　奧黛麗・赫本：因結腸癌辭世的奧斯卡明星、慈善大使

奧黛麗・赫本，1929年5月4日出生於比利時布魯塞爾，父親是一位英國銀行家，母親是荷蘭貴族後裔，家族譜系甚至可以回溯到英王愛德華三世。

1948年，赫本進入著名的瑪麗藍伯特芭蕾舞學院學習芭蕾舞，並在一部荷蘭影片中扮演一位空姐。1951年，赫本首次在英國電影《天堂英語》露臉，正式成為電影演員。1952年演出《金粉世界》獲世界戲劇大獎。1953年，出演《羅馬假期》，赫本成了國際知名人士，全世界都在播放她的新聞片。1954年3月25日，赫本獲奧斯卡最佳女主角獎。三天後，因《美人魚》中的精彩表演榮獲托尼獎殊榮。

赫本晚年，仍然老驥伏櫪，為公益事業發著光和熱。

1988年，她擔任聯合國兒童基金會親善大使。她不時舉辦一些音樂會和募捐慰問活動。足跡遍於許多亞非拉國家，受到當地人民的廣泛愛戴和歡迎。她的愛心與人格猶如她的影片一樣燦爛人間。1993年1月20日，赫本在瑞士托洛徹納茨的住所，因結腸癌病逝。為表彰她為全世界不幸兒童所做出的努力，美國電影藝術和科學學院將1993年奧斯卡人道主義獎授予赫本。《百度百科》。

命局編碼　己巳年 戊辰月 己酉日 某某時（寅卯空）

大運編碼　己巳 庚午 辛未 壬申 癸酉 甲戌 己亥

起大運年　1929年起大運

破譯密鑰　身弱格。用神：戊、己、巳。忌神：酉、辰。

發病資訊

1. 1992壬申年患結腸癌。

2. 1993年1月20日因結腸癌不治而辭世。

破譯資訊

1. 發病時正五行場資訊　1992壬申年，行己亥大運。流年地支亥水制命局用神年支巳火，大運地支申金也制命局用神年支巳火。申金為肺金藏系統密碼標誌，預示肺金藏系統（肺、大腸）可能發生病變事實是結腸癌。

2. 病逝時正五行場資訊　1993年1月20日是壬申年癸丑月辛丑日，丑月丑日濕土氣場旺。濕土氣場生忌神申金。因此，命主逝於癸丑月辛丑日。

例證012　愛德華·希斯：因肺栓塞而辭世的英國前首相

　　愛德華‧希斯，英國前首相，1916年7月9日生於肯特郡的布羅德斯太斯。希斯是一位音樂天才，曾在第一段學期獲得書院的音樂獎學金。

　　希斯1938年任大學保守黨協會聯盟主席和牛津大學聯盟主席時，極力反對保守黨首相張伯倫所奉行的對納粹德國的綏靖政策。1970年6月在選舉中獲勝，當選為英國首相。1981年出任「國際報導和情報系統」諮詢委員會主席。希斯一貫主張促進歐洲統一，對「英美有特殊關係」的觀點持異議。曾獲「歐洲政治家獎金」和歐洲議會金質獎章。著作有《一個國家：保守黨對社會問題的一種處理方法》、《舊世界、新見識》等。2003年8月，希斯在奧地利旅遊時患了肺栓塞。2005年7月17日因肺炎病逝。享年89歲。《百度百科》。

　　命局編碼　丙辰年 己未月 丁未日 XX時（寅卯空）

　　大運編碼　丙申 丁酉 戊戌 己亥 庚子 辛丑 壬寅 癸卯

　　起大運年　1936年起大運。

　　破譯密鑰　從旺格。用神：未、未、乙、丙。忌神：辰。

　　發病資訊　2005乙酉年7月17日19時30分，因肺栓塞辭世。

　　破譯資訊

　　1. 提示　肺為肺金藏象系統所屬臟腑，六十甲子密碼模型為申酉金。血管為《創新中醫》中脾土藏象系統所屬組織。六十甲子密碼模型為辰戌丑未土。

　　2. 發病時正五行場資訊　2005年為乙酉年，行癸卯大

運。流年地支酉金制命局用神月支未土、日支未土。酉金為肺金藏系統密碼模型，未土為脾土藏系統密碼模型。預示肺金藏系統可能發生病變，脾土藏系統可能發生病變。是事實發生了肺與脾兩個系統的病變，肺部栓塞。肺部血栓閉塞而導致命主辭世。2005乙酉年7月17日19時30分為乙酉年癸未月壬寅日庚戌時。癸未月為未土旺季，壬寅日為木氣場旺日，庚戌時為戌土旺時。

3. 發病時合化五行場資訊　2005乙酉年，乙年合化五行場為金運不及年。金氣場制命局用神年干丙火，月干乙木，日干丁火。預示可能發生肺金系統疾病。

4. 發病時沖合五行場資訊　2005乙酉年。酉年沖合五行場為（上半年）司天金氣場旺。金氣場為忌神，忌神旺季對用神危害大。因此，命主上半年逝。

5. 發病時運氣同化五行場資訊　2005乙酉年運氣同化五行場為歲會年，歲會年發病特點緩慢而持久。事實是希思在2003癸未年肺栓塞，2005己酉年辭世。

例證013　克拉克：因呼吸衰竭而辭世的「科幻大師」

亞瑟·克拉克，英國著名科幻作家，同時也是英國著名的科學家，以及國際通訊衛星的奠基人。克拉克1917年12月16日出生在英國。克拉克1945年發表的論文《地球外的中級》裡，第一次講述了衛星通訊的可能性及方法。他的主要作品有《童年末日》（1950）、《城市與星星》（1956）、《2001太空漫遊》（1968）等。

克拉克的作品以出色的科學預見，東方式的神秘情調和海明威的硬漢筆法著稱。是唯一頗具哲學家韻味的科學

家兼作家。

克拉克最感興趣的話題是人類在宇宙中的地位。在他看來，肯定存在著高於人類的生命形式，這種形式人類無法理解，於是最好的文學表現手法就是神秘主義。在《童年末日》裡，作家討論了當宇宙中的生命想干涉地球文明進程時發生的情況，人類的各種本性在外星人面前暴露無異。《城市和星星》沿襲了這一主題。最後，地球人突破了自身的桎梏，成為宇宙的一員。2008年3月19日，克拉克因呼吸衰竭而辭世。《百度百科》。

命局編碼 丁巳年 壬子月 壬辰日 XX時（午未空）

大運編碼 辛亥 庚戌 己酉 戊申 丁未 丙午 乙巳 甲辰 癸卯

起大運年 1920年起大運

破譯密鑰 從旺格。用神：子、壬、辰。忌神：丁、巳。

發病資訊

1.提示 西醫認為，肺系統是人呼吸的器官，呼吸就是肺的功能。中醫學認為，人呼吸是由兩大系統協同完成的，即肺系統司呼吸，腎系統主納氣。納氣就是主持肺呼吸的深度。二者相輔相成、缺一不可。呼吸衰竭其最主要原因為腎不納氣。腎水藏系統六十甲子密碼模型為亥子水。

2.發病時正五行場資訊 2008為戊子年，行癸卯大運。流年地支子水，大運地支卯木都制命局用神日支辰土。子水為腎水藏系統密碼標誌，辰土為脾土藏系統密碼標誌，卯木為肝木藏系統密碼標誌。三大系統互動的結果

是命主呼吸衰竭。其中造成呼吸衰竭其最主要原因爲就是腎水藏系統密碼子水，制用神日支辰土。

3. 發病時合化五行場資訊　2008爲戊子年，戊年合化五行場爲火運太過之年。火氣場爲忌神，制命局用神月干壬水、日干壬水，預示心火象系統與腎水象系統可能發生病變。事實是腎水藏系統發生呼吸衰竭，即腎不納氣的病變。

4. 發病時運氣同化五行場資訊　2008年爲戊子年。戊子年運氣同化五行場資訊爲天符年。天符年的發病特點是發病快而危重。事實是命主在這一年病逝。

例證014　羅京：患淋巴癌英年早逝的「第一國嘴」

2009年6月5日，新浪娛樂報導《羅京5月29日度過48歲生日，6月1日病情惡化》。同日，金羊網《羅京走了，一個國嗓時代的結束》報導：「2008年9月，羅京被確診患有淋巴瘤，並暫停工作入院接受治療。」

羅京，1961年5月29日出生於北京市，中國中央電視臺播音主持人的領軍人物，中央電視臺播音主持人業務指導委員會副秘書長、播音指導，被譽爲「第一國嘴」。羅京在長期工作中，形成了沉穩、大方、莊重的播音風格，深受全國電視觀眾的喜愛。

2008年7月，羅京被確診患淋巴癌。他對每一位來醫院看望他的人說的最多的一句話就是能早點回台工作。2008年8月31日，羅京最後一次在新聞聯播節目中播音。2009年2月9日，羅京進行了造血幹細胞移植，一個月後檢查，發現淋巴結淋巴瘤細胞消失，病情緩解。隨後，進

行了口腔潰瘍等併發症的治療，病情相對穩定。6月1
日，病情突然惡化，致心臟衰竭醫治無效在北京307醫院
辭世。終年48歲。《百度百科》。

命局編碼 辛丑年 癸巳月 壬戌日 XX時（子丑空）

大運編碼 戊辰、丁卯、丙寅、乙丑、甲子、癸亥、
壬午

起大運年 1967年起大運。

破譯密鑰 身弱格。用神：癸、辛、丑。忌神：戊、
巳。

發病資訊 2008年（戊子）奧運會前，患淋巴癌。
2008年行甲子大運。

破譯資訊

1. 在《創新中醫》體系中，淋巴系統密碼為庚辛申酉
金。

2. 發病時正五行場資訊 2008年為戊子年，行甲子大
運。

流年的地支子水合伴命局用神年支丑土。子水為腎水
藏系統密碼模型，丑土為脾土藏系統密碼模型。子水制丑
土，預示命主可能發生腎水藏系統所標誌的某一子系統
（腎、膀胱、骨、髓等）病變，同時也預示命主可能發生
脾土藏系統（丑）所標誌的某一子系統（脾、胃、胰、肌
肉、血管等）的病變。

3. 發病時合化五行場資訊 2008年為戊子年，戊年合
化五行場為火運大過之年，火氣場旺，制命局用神年干辛
金和月干癸水、日干壬水。辛金為肺金象系統（鼻、咽、
皮毛、淋巴等）密碼模型；癸水壬水為腎水象系統（耳、

發、腦髓等）密碼模型。辛金受制預示可能發生肺金象系統（辛）之子系統（鼻、咽、皮毛、淋巴等）病變。

4. 發病時運氣同化五行場資訊　2008為戊子年，戊子年同化五行場資訊為天符年。特點為發病快而危重。在本例中，共有肺金象系統（辛）；脾土藏系統（丑）；腎水藏系統（子）；心火象系統（火運太過）四個藏象系統互動而形成了命主的淋巴癌病變，又逢天符年，因此命主淋巴癌來勢很急很重。就是說，本例淋巴癌多系統互動致病，又逢天符年，因此病勢急而危重。

例證015　李鈺：英年早逝的影視新星

2009年3月16日城市快報；《李鈺三年前查出患淋巴癌》報導；3月14日晚10時48分，曾經在電視劇《情深深雨濛濛》成功飾演方渝的女演員李鈺，因患淋巴癌不治，在北京協和醫院病逝、終年33歲。

李鈺，原名李郁、李欣。1976年12月20日（農曆丙辰年十月三十日）出生。李鈺因在瓊瑤劇《情深深雨濛濛》中出演方渝而出名。她還曾主演電影《怒江魂》、電視劇《末代皇帝》等多部作品，在電視劇《霧柳鎮》中作為女主角出現。

李鈺生前最喜歡的一句話就是「寵辱不驚，笑看人間花開花落」。李鈺被查出患淋巴癌的兩年來，一直沒有停止治療，男友也始終陪伴左右。2009年3月14日22點48分，因患淋巴癌醫治無效，在北京協和醫院辭世，年僅33歲。英年早逝的影視新星，留給人們太多的遺憾與思索。《百度百科》。

命局編碼 丙辰年 庚子月 丙午日 XX時（寅卯空）

大運編碼 己亥、戊戌、丁酉、丙申、乙未、甲午

起大運年 1980年起大運。

破譯密鑰 從弱格。用神：子、庚、辰。忌神：午、丙。

發病資訊 2007丁亥年，行丁酉大運，發病。2008戊子年，行丁酉大運，查出患淋巴癌。2009己丑年3月14日，患淋巴癌醫治無效而辭世。2009年行丁酉大運。

破譯資訊

1. 發病時五行場資訊

（1）2007丁亥年，行丁酉大運。流年天干丁火，大運天干丁火，都制命局用神月干庚金。庚金爲肺金象系統（鼻、咽、皮毛、淋巴等）密碼模型。預示肺金象系統可能發生病變。事實是患淋巴癌。丁火爲心火象系統（舌、面、目等）密碼模型，爲害，預示心火象系統可能發生病變。流年地支亥水之大運地支酉金，酉金減力不制命局忌神日支午火。酉金爲肺金藏系統（肺、大腸）密碼模型。亥水爲腎水藏系統（腎、膀胱、骨、髓等）密碼模型，亥水制酉金，預示腎水藏系統、肺金藏系統可能發生病變。

（2）2008戊子年，行丁酉大運。

大運地支酉金制命局用神年支辰土，辰土爲脾土藏系統（脾、胃、胰、肌肉、血管等）密碼模型。酉金制辰土，預示肺金藏系統與脾土藏系統可能發生病變。流年地支子水，制命局用神年支辰土，預示腎水藏系統、脾土藏系統可能發生病變。象病輕、藏病重，四土爲害最危重。預示2008戊子年，命主病情惡化。

（3）2009己丑年，行丁酉大運。

流年地支丑土，生大運地支酉金。酉金增力，制命局用神年支辰土力大。預示肺金藏系統、脾土藏系統病變惡化。其中丑土危害最大。「象病輕，藏病重，四土為害最危重」。因此命主辭世於2009己丑年。

2. 發病時運氣同化五行場資訊　2007丁亥年為天符年，2008戊子年為天符年，2009己丑年為太乙天符年。天符年或太乙天符年運氣同化五行場致病特點都是發病快而危重。因此，命主在2007丁亥年發病，2008戊子年惡化，2009己丑年辭世。

3. 山翁點評

本例淋巴癌，共有肺金藏系統、脾土藏系統、腎水藏系統、心火象系統四個系統互動而形成淋巴癌病變。淋巴屬肺金藏象系統組織器官，為病位。脾土藏系統丑土辰土是癌症形成的最重要五行場能量，腎水藏系統子水，心火藏系統丁火是淋巴病變形成的必要條件。就是說，如果沒有丑土、辰土的能量參與，命主可能只是普通淋巴系統病變。而一旦有丑土、辰土為害，則形成惡性病變的可能性大增。這就是「象病輕，藏病重，四土為害最嚴重」。

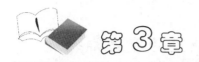

第3章

六十甲子：中醫體系中宇宙天地人物質能量資訊的全息密碼模型

　　六十甲子，就是十天干，十二地支按天干甲為首，地支子為首規則順序排列組合為六十組干支編碼。古人稱為六十甲子或六十花甲子。十天干依次為甲乙丙丁戊已庚辛壬癸；十二地支依次為子丑寅卯辰巳午未申酉戌亥。

　　六十甲子是三千年前中國先哲「仰觀天文、俯察地理，中測人事」的觀測結晶。是中國古代曆律的全息密碼符號。全息就是宇宙萬物子系統中包含母系統的全部資訊。資訊是物質能量運動的全息表述，是物質能量運動的總和。古曆律是先哲構建的宇宙天地人四維座標系統，是對宇宙天地人時空運行規律的高模擬模擬，是以六十甲子為模型的宇宙天地人全息的資訊科學。

　　在中醫體系中，六十甲子每個密碼符號都蘊藏著宇宙天地人（社會）的海量資訊，只要有了合適的破譯規則和程式，人們就可以從這簡潔的符號中，破譯出宇宙天地人（社會）的很多資訊。例如，破譯未來氣候、五行場運行資訊，破譯未來可能出現氣候災害資訊等。因此說，六十甲子是宇宙天地人物質能量資訊的全息密碼模型。下面將進行簡要的介紹。

第一節　天干地支的歷史淵源

相傳，距今五千年前的中華人文始祖黃帝時，命大臣倉頡造字，大撓作甲子，隸首作算術，羲和官測太陽，鬼臾測星相，常儀官測太陰，容成任總編輯，匯總而成一部太陰曆。太陰曆的天地人全息符號就是十天干、十二地支。這是傳說中天干地支的來歷。

其實，天干地支的歷史淵源可能比上述傳說更爲久遠。如《禮稽命徵》就說：「三皇三正，伏羲建寅，神農建丑、黃帝建子。至禹建寅，……周以至動、殷以萌、夏以芽。」伏羲、神農在傳說中是比黃帝年代更早的部族首領。因此，我們推測，天干地支的歷史淵源，可能比傳說更爲久遠。見表3-1。

表3-1　六十甲子表

甲子	甲戌	甲申	甲午	甲辰	甲寅
乙丑	乙亥	乙酉	乙未	乙巳	乙卯
丙寅	丙子	丙戌	丙申	丙午	丙辰
丁卯	丁丑	丁亥	丁酉	丁未	丁巳
戊辰	戊寅	戊子	戊戌	戊申	戊午
己巳	己卯	己丑	己亥	己酉	己未
庚午	庚辰	庚寅	庚子	庚戌	庚申
辛未	辛巳	辛卯	辛丑	辛亥	辛酉
壬申	壬午	壬辰	壬寅	壬子	壬戌
癸酉	癸未	癸巳	癸卯	癸丑	癸亥

第二節 歷史上有明確記載的 天干地支歷史

天干地支的歷史很久遠,但由於朝代更迭很多歷史資料缺失了。下面將介紹有據可查的干支歷史情況。

一、干支紀年

中國歷史上有準確干支紀年記載的是西元前841年,這一年干支爲庚申。即周共和元年。從這一年起,干支紀年一直沿用至今,毫無差錯。

《黃帝內經》也採用干支紀年法。如《素問·六微旨大論》說:「天氣始於甲,地氣始於子,子甲相合,名曰歲立。」這裡的歲就是古代對年的另一種稱謂。《素問·天元正紀大論》說:「甲子、甲午……乙丑、乙未歲……丙寅、丙申歲……」更是明確了用干支紀年。《黃帝內經》成書於兩千多年前。見表3-2。

二、干支紀月

《史記》載:「黃帝考定星律、建立首行,起消息,下閏餘……各司其序,不相亂也。」這是關於黃帝時代曆法的記載。而曆法中最重要的就是紀年、紀月、紀日、紀時。由此可知,黃帝時代就已經開始紀月了。

宋代邵雍說:「夏以建寅之月爲正月,謂之人統,《易》曰《連山統》。以艮爲首,艮者、人也;商以建丑

表3-2　一百二十年甲子紀年表

甲子	甲戌	甲申	甲午	甲辰	甲寅
1924、1984	1934、1994	1944、2004	1954、2014	1904、1964	1914、1974
乙丑	乙亥	乙酉	乙未	乙巳	乙卯
1925、1985	1935、1995	1945、2005	1955、2015	1905、1965	1915、1975
丙寅	丙子	丙戌	丙申	丙午	丙辰
1926、1986	1936、1996	1946、2006	1956、2016	1906、1966	1916、1976
丁卯	丁丑	丁亥	丁酉	丁未	丁巳
1927、1987	1937、1997	1947、2007	1957、2017	1907、1967	1917、1977
戊辰	戊寅	戊子	戊戌	戊申	戊午
1928、1988	1938、1998	1948、2008	1958、2018	1908、1968	1918、1978
己巳	己卯	己丑	己亥	己酉	己未
1929、1989	1939、1999	1949、2009	1959、2019	1909、1969	1919、1979
庚午	庚辰	庚寅	庚子	庚戌	庚申
1930、1990	1940、2000	1950、2010	1960、2020	1910、1970	1920、1980
辛未	辛巳	辛卯	辛丑	辛亥	辛酉
1931、1991	1941、2001	1951、2011	1901、1961	1911、1971	1921、1981
壬申	壬午	壬辰	壬寅	壬子	壬戌
1932、1992	1942、2002	1952、2012	1902、1962	1912、1972	1922、1982
癸酉	癸未	癸巳	癸卯	癸丑	癸亥
1933、1993	1943、2003	1953、2013	1903、1963	1913、1973	1923、1983

的月為正月，謂之地統，〈易〉曰〈歸藏〉，以坤為首，坤者地也。」依此說，則干支紀月是在距今三、四千年的夏代就開始了。

　　《黃帝內經》中《靈樞・陰陽系日月》說：寅者，正月……未者、六月……卯者、二月……午者、五月……辰

表3-3　六甲空亡表

甲子旬	甲戌旬	甲申旬	甲午旬	甲辰旬	甲寅旬
甲子	甲戌	甲申	甲午	甲辰	甲寅
乙丑	乙亥	乙酉	乙未	乙巳	乙卯
丙寅	丙子	丙戌	丙申	丙午	丙辰
丁卯	丁丑	丁亥	丁酉	丁未	丁巳
戊辰	戊寅	戊子	戊戌	戊申	戊午
己巳	己卯	己丑	己亥	己酉	己未
庚午	庚辰	庚寅	庚子	庚戌	庚申
辛未	辛巳	辛卯	辛丑	辛亥	辛酉
壬申	壬午	壬辰	壬寅	壬子	壬戌
癸酉	癸未	癸巳	癸卯	癸丑	癸亥
戌亥空	申酉空	午未空	辰巳空	寅卯空	子丑空

者、三月⋯⋯巳者、四月⋯⋯申者、七月⋯⋯丑者、十二月⋯⋯酉者、八月⋯⋯子者、十一月⋯⋯戌者⋯⋯、九月⋯⋯亥者、十月。

三、干支紀日

干支紀日在3600年前殷商時代就開始了。

歷史上，有準確記載干支紀日的是西元前722年，魯隱西元年巳月初十己巳日。從這一天起，至今干支紀日沒有間斷，沒有訛誤地延續了兩千七百多年。

《黃帝內經》中干支紀日見於《素問・藏氣法時論》：「肝主春⋯⋯其日甲乙⋯⋯心主夏，⋯⋯其日丙丁⋯⋯脾主長夏⋯⋯其日戊己⋯⋯肺主秋⋯⋯其日庚辛⋯⋯腎主多

……其日壬癸。」

四、干支紀時

《黃帝內經》中《靈樞・衛氣行》說：日有十二辰，……子午爲經，卯酉爲緯。「子就是子時、午就是午時、卯就是卯時、酉就是酉時。這是《黃帝內經》用干支紀時的準確記載。

第三節　天干地支的最初涵義

古人賦予了天干地支各種各樣的涵義。下面我們選其中一種介紹如下：

一、十天干最初涵義

甲：就是「鎧甲」，指萬物衝破其「甲」而突出。

乙：就是「軋」，指萬物伸長。

丙：爲「炳」字，指萬物繁茂。

丁：爲「壯」，指到達「壯丁」的時候。

戊：爲「茂」字，也是萬物繁茂的意思。

已：爲「起」字，指萬物奮然而起。

庚：爲「更」字，萬物更新。

辛：爲「新」字，爲萬物一新。

壬：爲「任」或「妊」字，爲萬物被養育。

癸：爲「揆」字，萬物有芽。

二、十二地支最初涵義

子：子也。此言陰極陽生，一陽始生於下，其所生之一陽爲子。子時陽氣開始萌動，萬物將要生，所以叫「子」

丑：丑紐也。《說文》：「丑、繫也。一曰結而可解」。此時寒氣雖然紐結，而陽氣已動於下。

寅：寅、言萬物始生，螾然也《淮南子‧天文訓》：「寅、則萬物螾。」

卯：卯、冒也。萬物由地下冒出，所以叫作卯。

辰：辰、言萬物之辰也。辰、振動。《集韻、震韻》說：「辰、動也。」此時雷行雨施，萬物皆被震動而生長。《五行大義》說：「辰者，震也。震動而奮迅，去其故體也。」

巳：已也，言陽氣之已盡也。盡、極也。言陽氣盛極也。

午：陰陽交也。劉溫舒說：「午者，陽尙未屈，陰始生而爲主。又云：午、長也、大也。物至五（午）月，皆滿長大矣。」

未：味也。物成而有味。

申：言物體皆成。炎暑已過，秋涼來臨，雨多陰氣用事，促成萬物成熟。

酉：就也，言萬物皆老。

戌：滅也，言萬物皆滅。陰盛肅殺氣行，萬物皆枯衰。

亥：核也，果核、根核之義。爲含育於內之象。陰盛極、萬物皆收藏。

上述十天干、十二地支的最初涵義，是古人取義於陰

陽消長和植物生長化收藏規律的。是宇宙自然界萬物的生長規律的全息標誌。

第四節　天干地支：宇宙天地人全息密碼

　　天干地支及天干地支的組合密碼——六十甲子，是中國古人三千年前發明的宇宙、天、地、人、生物、微生物、社會、家族的全息密碼。所謂全息，是指每個干支都可以全息地標誌宇宙天地人的全部資訊。下面，就分別加以介紹：

一、天干地支的陰陽屬性

　　1. 十天干：甲丙戊庚壬屬陽；乙丁已辛癸屬陰。
　　2. 十二地支：子寅辰午戌申屬陽；亥卯丑巳未酉屬陰。

二、天干地支的五行場屬性

1. 正五行

　　正五行是五行場的常態運行規律。
　　（1）天干正五行場屬性：甲乙屬木氣場；丙丁屬火氣場；戊已屬土氣場；庚辛屬金氣場；壬癸屬水氣場。
　　（2）地支正五行場屬性：寅卯屬木氣場；巳午屬火氣場；辰戌丑未屬土氣場；申酉屬金氣場；亥子屬水氣場。

2. 合化五行

　　合化五行就是五運五行場。合化五行只存在於十天干之中，地支中沒有合化五行。甲已屬土氣場；乙庚屬金氣場；丙辛屬水氣場；丁壬屬木氣場；戊癸屬火氣場。

3. 沖合五行

沖合五行只存在於六氣中的司天、在泉規律中。

子午屬火氣場；丑未為土氣場；寅申屬火氣場；卯酉屬金氣場；辰戌屬水氣場；巳亥屬木氣場。

4. 干支的全息方位標誌

（1）天干：甲乙為東方；丙丁為南方；戊已為中央；庚辛為西方；壬癸為北方。

（2）地支：寅卯為東方；巳午為南方；申酉為西方；亥子為北方；辰戌丑未為四維。四維即東南（辰），東北（丑），西南（未）西北（戌）。

5. 干支的五星標誌

五星即木火土金水五大行星的統稱。

甲乙為木星標誌；丙丁為火星標誌；戊已為土星標誌；庚辛為金星標誌；壬癸為水星標誌。

6. 干支的五季標誌

一年五季，即春季、夏季、長夏季、秋季、冬季。是五季運動規律的標誌。

（1）天干五季標誌：甲乙為春季；丙丁為夏季；戊已為長夏；庚辛為秋季；壬癸為冬季。

（2）地支五季標誌：寅卯為春季；巳午為夏季；辰戌丑未為長夏；申酉為秋季；亥子為冬季。

7. 地支的四季標誌

寅卯辰為春季；巳午未為夏季；申酉戌為秋季；亥子丑為冬季。

8. 干支的五運六氣規律標誌

（1）天干：甲已為土運標誌；乙庚為金運標誌；丙

辛爲水運標誌；丁壬爲木運標誌；戊癸爲火運標誌。

（2）地支：子午爲少陰君火標誌；丑未爲太陰濕土標誌；寅申爲少陽相火標誌；卯酉爲陽明燥金標誌；辰戌爲太陽寒水標誌；巳亥爲厥陰風木標誌。

9. 干支的氣候標誌

（1）天干：甲巳爲濕性氣候標誌；乙庚爲燥性氣候標誌；丙辛爲寒性氣候標誌；丁壬爲風性氣候標誌；戊癸爲火（熱、暑）性氣候標誌。

（2）地支：子午爲火（熱）性氣候標誌；寅申爲火（暑）性氣候標誌；丑未爲濕性氣候標誌；辰戌爲寒性氣候標誌；卯酉爲燥性氣候標誌；巳亥爲風性氣候標誌。

10. 干支的人體藏象系統標誌

（1）天干：天干爲人體象系統標誌。

甲乙爲肝木系統之象系統的全息標誌。即目、淚、爪甲、乳頭、前陰等。

丙丁爲心火系統之象系統的全息標誌。即舌、（目）、面、額等。

戊巳爲脾土系統之象系統全息標誌。即口、唇、乳房、喉、前後陰、胰、臍等。

庚辛爲肺金系統之象系統全息標誌。即鼻、咽、皮毛、後陰等。

壬癸爲腎水系統之象系統全息標誌。即耳、髮、前後陰等。

（2）地支：地支爲人體藏系統全息標誌。

寅卯爲肝木系統之藏系統全息標誌。即肝、膽、筋、關節等。

巳午爲心火系統之藏系統全息標誌。即心、小腸、血脈等。

辰戌丑未爲脾土系統之藏系統全息標誌。即脾、胃、胰、血管、肌肉等。

申酉爲肺金系統之藏系統全息標誌。即肺、大腸、骨、關節等。

亥子爲腎水系統之藏系統全息標誌。即腎、膀胱、骨髓、尿道、前列腺等。

11. 地支的十二經脈全息標誌

寅：爲足少陽膽經全息標誌；

卯：爲足厥陰肝經全息標誌；

巳：爲手少陰心經全息標誌；

午：爲手太陽小腸經全息標誌；

丑：爲足太陰脾經全息標誌；

未：爲手厥陰心包絡經全息標誌；

辰：爲足陽明胃經全息標誌；

戌：爲手少陽三焦經全息標誌；

申：爲手陽明大腸經全息標誌；

酉：爲手太陰肺經全息標誌；

子：爲足太陽膀胱經全息標誌；

亥：爲足少陰腎經全息標誌。

12. 地支的五蟲標誌

五蟲，就是毛蟲、羽蟲、倮蟲、介蟲、鱗蟲的統稱。古人依據陰陽、五行理念，對地球動物進行的分類。《類經》說：「五類者，五行所化，各有其類。如毛蟲三百六十，鱗爲之長；羽蟲三百六十，鳳爲之長；倮蟲三百六

十，人爲之長；介蟲三百六十，龜爲之長；鱗蟲三百六十，龍爲之長。凡諸有形動物，其大小高下五色之異，各有其類，通謂之蟲也，然毛蟲屬木，羽蟲屬火，倮蟲屬土，介蟲屬金我，鱗蟲屬水」。

寅卯爲毛蟲全息標誌；巳午爲羽蟲全息標誌；辰戌丑未爲倮蟲全息標誌；申酉爲介蟲全息標誌；亥子爲鱗蟲全息標誌。

上文所說毛蟲，是指有毛的動物，如猿、猴、象等。

第五節　六十甲子密碼模型在人體藏象系統疾病預測中的特點

六十甲子密碼模型是先哲在三千年前發明的宇宙天地人（生物）全息密碼符號。是宇宙天地五行場能量五運六氣與個體人藏象系統五行場能量互動的全息模型。每個符號都是宇宙天、地、人在宇宙四維座標中的時空方位、季節、五行場、藏象系統功能的全息模型標誌。

在《創新中醫》體系中，六十甲子密碼模型是最重要的預測體系，是《創新中醫》核心基礎理論之一。

六十甲子密碼模型在個體人藏象系統疾病預測中有如下幾大特點。

一、十天干是宇宙天系統能量五運五行場的全息模型標誌

五運之主運，是五運系統常態正五行場的模型。五運

之客運，是五運系統動態正五行場的模型。五運之中運，是五運中合化五行場模型。

在人體藏象系統中，十天干是人體象系統密碼模型。即甲乙木是肝木象系統（目、乳頭、爪甲、前陰等）模型；丙丁火是心火象系統（舌、面、額目等）模型，戊己土是脾土象系統（口、唇、乳房、喉、前後陰等）模型；庚辛金是肺金象系統（鼻、咽、皮毛、後陰等）模型；壬癸水爲腎水象系統（耳、髮、腦髓、前後陰等）模型。

事實上，在《創新中醫》體系中，十天干還是個體人家族成員、社會關係等模型。同時也是宇宙時間、空間、季節、方位模型。還是地球動植物、微生物的模型。就是說，在《創新中醫》體系中，六十甲子每個密碼符號都蘊藏著海量的宇宙天地人資訊，這有待於人們的發掘和創新。

二、十二地支是宇宙地系統能量六氣五行場　　的全息模型標誌

六氣之主氣，是六氣系統常態正五行場的模型。六氣之客氣，是六氣系統動態正五行場的模型。六氣之歲氣，是六氣系統中沖合五行場（司天、在泉）模型。

十天干與十二地支編碼中有些特定干支組合，如丙戌、丁亥、甲辰、己丑等還是宇宙天地能量之特殊五行場——運氣同化五行場的密碼模型。運氣同化五行場是先哲總結出的對人與生物生命節律影響非常大的特定宇宙時空五行場能量。與個體人發病緩急輕重有極大的關係。

在人體藏象系統中，十二地支是人體藏系統的密碼模型。即寅卯木是肝木藏系統（肝、但、筋、關節等）模型；

巳午火是心火藏系統（心、小腸、血脈等）模型；辰戌丑未土是脾土栽系統（脾、胃、胰、肌肉、血管等）模型；申酉金是肺金藏系統（肺、大腸、骨）模型；亥子水是腎水藏系統（腎、膀胱、、骨髓、尿道、前列腺等）模型。

三、在五運六氣系統與藏象系統中，六十甲子密碼模型最重要功能標誌就是宇宙天地五行場與人體藏象五行場能量。

宇宙天地五行場能量系統是五運六氣，人體藏象五行場能量系統是肝心脾肺腎五大系統。宇宙系統與人體系統的全息密碼模型就是六十甲子密碼系統模型。就是說，六十甲子密碼模型是宇宙天地人的全息系統模型。

宇宙天地能量與人體藏象系統能量互動就是由六十甲子密碼中的十天干、十二地支之間互動來模擬實現的。干支五行場互動存在以下幾大規律。

（一）同性作用力大，異性作用力小。

如甲木剋戊土，甲木戊土都是陽性天干，因此，甲木剋戊土時，戊土減力大。這就是「同性作用力大」。如乙木克戊土，乙木爲陰性天干，戊土爲陽性天干。乙木剋戊土時，戊土減力小。這就是「異性作用力小」。

（二）合、刑、晦、脆、衝力大；生、剋、泄、耗力小。有關內容將在以後章節中介紹。

（三）天干（五運）互動力小；地支（六氣）互動力大。

（四）爲用神之藏象系統干支受生扶時，人體相關系統功能變化不明顯。

（五）為用神之藏象系統干支受克制時，人體相關系統功能變化明顯。如甲寅為用神受庚申克制時，人體肝木藏象系統功能會明顯出現疾病態資訊。

（六）為用神之藏象系統干支受克制，再逢本氣場旺季，則會出現明顯的功能低下的疾病態資訊。這就是受制藏象系統在本氣旺季，疾病不僅不會好轉，反而會更加嚴重。這是個體人藏象系統與五運六氣互動的一個特殊規律。

（七）象病輕、藏病重，四土為害最危重

象病就是指天干密碼模型，為標誌的人體象系統受制或為害；藏病就是指地支密碼模型為標誌的人體藏系統受制或為害；四土就是地支中辰戌丑未土。

四土是脾土藏系統密碼模型。在五運六氣與人體藏象系統互動過程中，人體象系統受制或為害形成的疾病相對較輕，人體藏系統受制制或為害形成的疾病相對較重，而藏系統中辰戌丑未四土為用神受制或為害時，人體藏象系統功能變化最顯著。很可能會出現危重之中風中臟腑、（心腦血管疾病）。或胃癌、胰腺癌、糖尿病等危重疾病。

（八）六十甲子密碼模型與個體人疾病

六十甲子密碼模型能夠比較系統準確地反映人體藏象系統病變。

例如辰戌丑未土就能夠反映個體人在宇宙四維座標某一時段可能發生的脾土藏系統病變如胃病、胰腺病、心腦血管病、癌症等。

寅卯木能反映個體人在宇宙四維座標某一時段可能發

生肝病、膽病、關節病等。

亥子水能反映個體人在宇宙四維座標某一時段可能發生腎系統、膀胱系統、泌尿系統以及腦髓病變（如癲癇等）。

而庚辛申酉金則能反映個體人在宇宙四維座標某一時段可能發生肺系統、咽系統、大腸系統、皮膚系統的疾病。

戊己土則能反映個體人在宇宙四維時空座標某一時段可能發生糖尿病等資訊。

透過對六十甲子系統的探索，我們發現，個體人的疾病大多都是多系統互動的產物，是多基因病。而疾病發生的最重要原因就是宇宙天地能量系統五運六氣五行場與人體藏象系統五行場互動的結果。

宇宙多天體多層次多週期與地球互動所形成的多層次多週期五行場，與個體人藏象系統多層次多週期的互動，就形成了人類疾病的複雜性多樣性變化性。這就是疾病的出現總是讓人類措手不及，窮於應對的根本原因。因此，更好地全方位地從宇宙視野來探索疾病發生規律及治療措施，一定離不開先哲兩三千年前「天人合一」理念及六十甲子模型。

第六節　用六十甲子模型破譯
個體人生命奧秘例證

六十甲子符號是中國三千年前先哲發明的宇宙天地人（生物）全息密碼模型。每個甲子符號在《創新中醫》體系中，都是宇宙天地人（生物）的全息密碼模型，都可以標示

宇宙天地人（生物）的某一四維時空座標點或線的物質能量的特定資訊。

在以下例證中，就可以證明此言不虛。

例證016　龐比：因白血病辭世的法國前總統

喬治·讓·龐比杜，1911年7月5日生於法國中部康塔勒省蒙布迪夫市一小學教師家庭。1934年畢業於巴黎高等師範學校。1935年至於1944年在馬騫和巴黎當中學教師。1944年8月結識戴高樂，出任臨時政府總理辦公室專員。1946年至1954年任最高行政法院審查官。1956年至於1962年任法國總理。1969年6月15日當選法國總統。對內沿用第五共和國政治體制，大力發展經濟，對外繼續奉行維護民族獨立政策。1973年9月訪問中國。1973年發現患白血病。1974年4月12日，因白血病醫治無效在巴黎辭世。有《難題》等著作面世。《百度百科》。

命局編碼　辛亥年 甲午月 丙子日 某某時（申酉空）

大運編碼　癸巳 壬辰 辛卯 庚寅 已丑 戊子。

起大運年　1920年起大運。

破譯密鑰　身旺格。用神：子、亥、辛。忌神：午、甲。

發病資訊　1974甲寅年，行戊子大運。因白血病（血癌）而辭世。1973年（癸丑）患白血病。

破譯資訊

1.提示

白血病是造血組織的原發惡性疾病，亦稱血液的癌症。其病理特徵是在骨髓及其他造血組織中有廣泛的某類

型的血病細胞的異常增生及其他組織被這些細胞浸潤破壞；在血液中有該類型白細胞量和質的異常（白細胞增多或減少；常有幼稚白細胞出現）；由於白血病細胞影響正常造血，臨床上常有貧血、發熱、感染、出血、肝、脾、淋巴結不同程度的腫大等表現。歐美國家是白血病高發區（6.4～10.5、/10萬）。肝、脾腫大、淋巴結腫大、出血（鼻腔、口腔、牙齦、皮下、顱內、內耳、內臟等是白血病的主要體徵。受白血病侵犯的主要器官爲淋巴結、肝、脾與骨髓。淋巴結在《創新中醫》體系中，屬肺金系統。骨髓屬腎水系統。

2. 發病時正五行場資訊

1973癸丑年患白血病，行戊子大運。流年天干癸水制大運天干戊土。戊土不能生助命局年干用神辛金。辛金爲肺金象系統（鼻、咽、皮毛等）密碼模型。受制，預示可能發生肺金系統（鼻、咽、皮毛）病變。

流年天干癸水制大運天干戊土，戊土減力不制命局忌神月干甲木、日干丙火。預示肝木象系統（目、乳頭、爪甲等）、心火象系統（舌、面、額等）、脾土象系統（口、唇、乳房、喉、前後陰等）可能發生病變。

流年地支丑土，制大運地支子水，子水爲用神，受丑土制。預示可能發生腎水藏系統（子）、脾土藏系統（丑）的病變。子水受制，不能再去制命局忌神月支午火。午火爲心火藏系統密碼模型，預示可能發生心火藏系統（心、小腸、血脈）病變。事實是本年發生白血病。

3. 山翁評點

本例中，命主患白血病，共有肺金象系統、肝木象系

統、脾土藏象系統、腎水藏象系統、心火藏象系統或受制或為害。涉及五大系統，是個全身性惡疾。而其中最重要的因素是流年地支丑土合伴大運地支用神子水。丑土制子水是白血病（血癌）的最重要因素。這就是「象病輕、藏病重、四土為害最危重」的原因。

就是說人類所患癌症中，絕大多數都與四土（辰戌丑未土）有關。四土是脾土藏系統（脾、胃、胰等）密碼模型，因此，在人們的健康養生中，最重要的措施之一就是注意保護你的脾和胃。

例證017　帕瓦羅帝：當代最偉大的「高音之王」因胰腺癌辭世

帕瓦羅帝：1935年10月12日，出生於義大利摩德納。父親是位熱愛歌劇的麵包師，業餘的聲樂家。帕瓦羅蒂從小就展現出美好的歌喉。1961年以普契尼的歌劇《波希米亞人》獲得第一次歌劇演唱首獎。

帕瓦羅帝與多明哥、卡列拉斯並列為世界三大男高音。有「高音之C王」的美稱。

幾十年的音樂生涯中帕瓦羅帝獲獎無數。其中包括五次格萊美獎。他還被聯合國秘書長安南授予「聯合國和平信使」的稱號。1982年，他創立了國際性的「帕瓦羅帝國際聲樂大賽」，還在家鄉設了專門培養年青歌手的教育機構。他演唱的《今夜無人入睡》被1990年在義大利舉行的世界盃定為主題音樂，2006年他在冬奧會的開幕式上也演唱了同一曲目。

2004年，帕瓦羅帝宣佈從歌劇舞臺退休，2006年的告

別巡唱會上他被查出患上胰腺癌後，立刻接受了腫瘤切除手術。剩餘的演唱會因此取消，2006年8月初，帕瓦羅帝因爲發燒住進莫德納的醫院，經過17天的診斷檢查後出院回家。

癌魔打斷並爲帕瓦羅帝的歌唱事業畫上了句號，這是他爲之奮鬥畢生的音樂事業中第二次中斷。他說：「我只在青少年變聲期間中斷了一年的演唱，我記得這是唯一的一次，除此之外我的一生都在歌唱。」

2007年9月6日（當地時間）因胰腺癌不治逝世，享年71歲。《百度百科》。

命局編碼 乙亥年 丙戌月 辛酉日 某某時（子丑空）

大運編碼 乙酉 甲申 癸未 壬午 辛巳 庚辰 已卯 戊寅。

起大運年 1936年起大運。

破譯密鑰 從弱格。用神：丙、戌、乙、亥。忌神：酉。

發病資訊 2006丙戌年，行戊寅大運。診斷出患胰腺癌。2007丁亥年9月6日辭世。

破譯資訊

1. 提示

胰在《創新中醫》六十甲子密碼模型體系中，屬於脾土藏系統密碼標誌（爲辰戌丑未）。

2. 病發胰腺癌資訊

2006丙戌年，行戊寅大運。

（1）正五行場資訊 流年地支戌土爲用神，受大運地支寅木制。戌土爲脾土藏系統密碼標誌，預示可能發生

脾土藏系統病變。事實是胰腺癌。

（2）運氣合化五行場資訊　2006年爲丙戌年。運氣同化五行場爲天符年。天符年五行場發病資訊爲發病快而危重。因此，一代男高音之王一經檢查就查出患了胰腺癌。

（3）沖合五行場資訊　2006年爲丙戌年，戌年上半年（司天）爲太陽寒水，水氣場旺。下半年（在泉）爲太陰濕土，土氣場旺。如在下半年發病，則一發病就惡化爲癌症。因爲受制的藏象系統在本氣場旺季最容易出現危重之象。

3.因胰腺癌辭世資訊

命主在2007年9月6日因胰腺癌救治無效而辭世。2007年爲丁亥年，9月爲丁未月，6日爲癸卯日。2007丁亥年行戊寅大運。

（1）正五行場資訊　流年地支亥水生大運地支寅木，寅木得生增力。增力的寅木制命局用神月支戌土力大。預示脾土藏系統（胰）病變危重。

（2）月正五行場資訊　2007年9月爲丁未月。未月土氣場旺。受制的脾土藏系統（胰）在本氣旺時病情會更加危重。這是五行場致病的一大特徵。因此，命主辭世在此月。

（3）丁亥年運氣同化五行場資訊　2007丁亥年運氣同化爲天符年。天符年五行場致病特點爲發病快而危重，因此，一代男高音之王辭世在丁亥年丁未月。

例證018　哈樂德·品特：被食道癌奪去生命的諾貝爾文學獎得主

2005年諾貝爾文學獎得主，哈樂德·品特，1930年10月10日，出生於倫敦東部哈克尼一個猶太人家庭。1950年

他開始寫作。他最成功的劇作之一是三幕劇《看管人》。品特一生，獲獎無數，包括奧地利文學獎，莎士比亞獎，歐洲文學大獎，皮蘭德婁獎，大衛科恩大不列顛文學獎，勞倫斯～奧利佛獎以及莫里衷終身成就獎。此外，他還有14個大學的榮譽學位。

品特是個崇尚人權和反戰的作家，他曾公開反對北約空襲塞爾維亞。曾於其他名人因伊拉克戰爭，要求彈劾首相。並稱美國為「一個被許多罪犯治理的國家」。

2005年10月13日上午，品特獲諾貝爾文學獎。《百度百科》。

2001年未，品特被診斷患了食道癌。2008年12月24日，因食道癌辭世。享年78歲。

命局編碼　庚午年 丙戌月 癸巳日 某某時（午未空）

大運編碼　丁亥 戊子 己丑 庚寅 辛卯 壬辰 癸巳。

起大運年　1941年起大運。

破譯密鑰　從弱格。用神：巳、戌、丙、午。忌神：庚。

發病資訊

1. 2001年辛巳年，患食道癌。行壬辰大運。

2. 2008年戊子年12月24日，因食道癌辭世。2008年行癸巳大運。

破　譯

1. 2001年辛巳年診斷出患食道癌。而患病時間應當是2000庚辰年下半年。行壬辰大運。流年地支辰土，大運地支辰土，都制命局用神月支戌土。預示脾土藏系統可能發生病變。事實是辰戌土標誌的食道病變。

2. 2008 戊子年辭世，2008 戊子年，行癸巳大運。大運地支巳火爲用神，受流年地支子水制，預示心火系統、腎水系統可能發生病變。

流年地支子水又制命局用神月支戊土，預示脾土系統可能發生病變，腎水系統可能發生病變。事實是命主因食道癌致脾腎兩傷而辭世。

例證019　張振富：著名歌唱家被肺癌奪走生命

張振富，男高音歌唱家。1940 年 8 月 9 日，出生於天津北倉鎭。1959 年 12 月入伍，成爲北京軍區炮兵團的偵察兵。次年 11 月調北京軍區戰友文工團，歷任歌劇演員、京劇演員、歌唱演員。

表演藝術生涯達 40 年，參加演出數千場，演唱歌曲 500 多首。曾多次隨國家和部隊藝術團體出訪，到過東非 4 國，前蘇聯、羅馬尼亞、匈牙利、波蘭、日本等 20 多個國家和地區。受到黨和國家領導人的親切接見和高度讚揚。獲獎多次。爲全國著名歌唱家。與耿連鳳合作表演男女生二重唱，成爲戰友文工團的金字招版。演唱的歌曲有：《祖國一片新面貌》、《年輕的朋友來相會》、《布達拉宮的太陽》等。

1997 年初被確診患肺癌。1997 年以後，他與病魔頑強抗爭。他的自勉詩「自強不息求得新生，堅持鍛鍊增強免疫，剛毅忍耐戰勝痛苦，心平氣和面對現實。」很能說明這位歌唱家勇鬥癌魔的堅強樂觀心態。

除了幾個最近的好友外，他們一致對外封鎖著張振富的病情。目的是更多地爲人民高唱。他全身心投入，到了

忘我的境界。他的誓言是「生命不息，歌唱不止」。他一生有兩個最大願望，一是成為一名歌唱家，二是開辦一所音樂藝術學校，培養更多的音樂家、歌唱家。

2000年1月17日，這位與癌魔抗爭了三年的歌唱家永遠告別了人世。《百度百科》。

命局編碼 庚辰年 己酉月 丙辰日（子丑空）

大運編碼 丙戌 丁亥 戊子 己丑 庚寅 辛卯

起大運年 1950年起大運。

密　　鑰 從弱格。用神：辰　酉　庚、己。

發病資訊 2000庚辰年1月17日因肺癌不治而辭世。2000年1月17日行庚寅大運。己卯流年。

破　　譯

正五行場資訊

1. 大運地支寅木制命局年支辰土、日支辰土。辰土為脾土藏系統密碼標誌，為用神受制預示脾土藏系統可能會發生病變。

2. 流年地支卯木制命局月支酉金，酉金為肺金藏系統密碼標誌受制，預示肺金藏系統可能發病變。事實是肺癌。

沖合五行場資訊　卯年司天（上半年）為陽明燥金，金氣場旺，在泉（下半年）為少陰君火，火氣場旺。命主仙逝於下半年。為火氣場克制月支用神酉金。受流年地支卯木制的酉金，再受火氣場克制，預示病情更加嚴重。

資訊綜述　本例中，最大用神月支酉金與日支辰土，年支辰土，同時受制。肺金藏系統和脾土藏系統都發生病變。因此患肺癌危重而仙逝。

例證020　率中國男籃在亞洲五連冠的著名教練因骨癌仙逝

2008年4月25日北京青年報《中國籃壇巨星錢澄海隕落弟子：他總是給人希望》昨天凌晨2點45分，中國籃球名將錢澄海逝世，享年74歲。在他生命中的最後七年裡，一直在同骨癌做著頑強的鬥爭。七年前，錢澄海去美國探親期間左腿不慎碰到了茶几角，產生淤血，之後左腿病變，被查出惡性腫瘤。

錢澄海，1934年5月18日出生於浙江。執掌中國男籃教鞭16年，是世界籃球歷史上任期最長的國家隊教練。曾率領男籃奪取亞洲五連冠。在1986年世界男籃錦標賽上，中國男籃被FLBA主席坦科維奇稱為「世界上最聰明的球隊」。那正是錢澄海的球隊，20年前，錢澄海「跟著屁股打的理論」，迫使國際籃聯修改比賽規則。一次進攻在投籃前，不管進或不進，必須至少兩名球員觸碰過球。《百度百科》。

2008年4月25日《錢江晚報》報導：「北京時間昨天凌晨，一顆頑強的心臟停止了跳動，——與骨癌拼爭了近7年的我國著名籃球前輩錢澄海去世了」。

命局編碼　甲戌年 已巳月 已丑日 某某時（午未空）
大運編碼　庚午 辛未 壬申 癸酉 甲戌 乙亥 丙子。
起大運年　1940年起大運。。
破譯密鑰　從旺格。用神：丑、巳、已、戌。忌神：甲。

發病資訊

1. 2001年辛巳年，確診為骨癌。2001年行丙子大運。

2. 2008戊子年4月24日因骨癌辭世。2008年行丙子大運。

破譯資訊

1. 2001辛巳年，行丙子大運，患骨癌。

發病時正五行場資訊

2001年大運地支子水爲忌神，制流年地支用神巳火。預示腎水藏系統（腎、膀胱、骨髓）可能發生病變。事實是患骨癌。

大運地支子水制命局用神日支丑木、年支戌土，月支巳火。預示腎水藏系統（腎、膀胱、骨髓），心火藏系統（心、小腸、血脈）脾土藏系統（脾、胃、胰、血管等）可能發生病變。事實是因腎、心、脾三個系統五行場互動發生了腎水藏系統（子水）病變骨癌。

發病時合化五行場資訊

2001辛巳年。辛年合化五行場爲水不及之年。水氣場爲忌神。制命局用神己土。生命局忌神甲木。甲木爲四肢密碼模型。因此，骨癌發生在下肢。

2. 2008戊子年4月24日，因骨癌逝世。2008年行丙子大運。

流年地支子水，大運地支子水，都爲忌神，都制命局用神日支丑土，月支巳火，年支戌土。腎水藏系統、心火藏系統、脾土藏系統三個系統五行場互動，致使命主因骨癌而辭世。在這裡，子水爲藏系統骨髓的密碼模型，爲忌神。病位也在子水所標誌的骨系統。因此，子水是命主因骨癌辭世的最主要五行場能量。

例證021　梁羽生：一代武俠小說宗師突發中風

　　梁羽生原名陳文統。1924年3月22日生於廣西蒙山一個書香門第。抗日戰爭勝利後，進入廣州嶺南大學念國際經濟，畢業後任香港《大公報》副刊編輯。

　　1954年香港武術界太極派和白鶴派發生爭執。從報紙上的口水仗最後演變成兩派掌門的對擂比武。時任《新晚報》總編輯的羅孚乘著比武的熱潮，讓梁羽生在報上連載《龍虎鬥京華》。《龍虎鬥京華》被公認是新派武俠之始。從1954年開創「新派武俠小說」至1984年宣布「封刀」。30年間，梁羽生共創作武俠小說35部，160冊，1千萬字。在上世紀六七十年代，梁羽生和金庸共同扛起了新派武俠小說的大旗。號稱「金梁併稱，一時瑜亮」。（來源：東方早報）

　　2006年12月～2007年在香港參加活動時，梁羽生「突然中風」右半身子癱瘓。

　　2009年1月22日在雪梨逝世，享年85歲。《百度百科》。

　　命局編碼　甲辰年　丁卯月　乙丑日　XX時（午未空）。

　　大運編碼　戊辰　己巳　庚午　辛未　壬申　癸酉　甲戌　乙亥　丙子

　　起大運年　1927年起大運。

　　破譯密鎖　身旺格。用神：酉、辰、丁。忌神：卯、甲。

　　發病資訊　2007丁亥年，突發中風。

　　破譯資訊

　　發病年正五行場資訊　2007丁亥年，行乙亥大運。大

運地支亥水，流年地支亥水，都制命局用神年支辰土。預示脾土藏系統可能發生病變。事實是發生了辰土標誌的腦血管病變中風。

　　發病時運氣同化五行場資訊　2007丁亥年，爲天符年。天符年五行場發病特點爲發病快快而危重。因此，命主在本年突發中風。

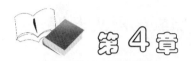

第4章

二十四節氣：宇宙全息生物鐘

　　節氣是表示一年四季的天氣、氣候、物候變化與農業生產關係的階段性全息標誌。是中國人兩千多年前發現的地球生物的宇宙全息生物鐘。

　　中國古代一年分為十二個月季，每個月季有兩個節氣，在前的為節氣，在後的為中氣。如立春為正月節，雨水為正月中。後人為了方便把節氣和中氣統稱為節氣，合十二月季的節氣和中氣而成二十四節氣。

　　二十四節氣的名稱依次是立春、雨水、驚蟄、春分、清明、穀雨、立夏、小滿、芒種、夏至、小暑、大暑、立秋、處暑、白露、秋分、寒露、霜降、立冬、小雪、大雪、冬至、小寒、大寒。為了便於記憶，勞動人民編了這樣一首二十四節氣歌訣：

　　　　春雨驚春清穀天，夏滿芒夏暑相連。
　　　　秋處露秋寒霜降，冬雪雪冬小大寒。

　　上半年是六廿一，下半年是八廿三。

第一節　二十四節氣的歷史淵源

二十四節氣在我國發祥極爲久遠。據《易·繫辭》記載，伏羲氏仰觀天文、俯察地理，則河圖，洛書而畫卦。而河圖、洛書中已明確提出四時四方、八卦、九宮概念，內涵二至、二分及八節等內容。

全部二十四節氣的名稱最早出現在西元前140年左右的西漢《淮南子·天文訓》一書中。其名稱、順序與現今通用的基本一致。《淮南子·天文訓》是這樣介紹二十四節氣的：

「十五日爲一節，以生二十四變，斗指子則冬至；加十五日指癸則小寒；加十五日指丑則大寒；距日冬至四十六日而立春；加十五日指寅則雨水；加十五日指甲則驚蟄；加十五日指卯、中繩，故曰春分；加十五日指乙則清明；加十五日指辰則穀雨；加十五日則春分盡；故曰有四十六日而立夏；加十五日指巳則小滿；加十五日指丙則芒種；加十五日指丙則陽氣極，故曰有四十六日而夏至；加十五日指丁則小暑；加十五日指未則大暑；加十五日而夏分盡，故曰有四十六日而立秋；加十五日指申則處暑；加十五日指庚則白露；加十五日指酉，中繩，故曰秋分；加十五日指辛則寒露；加十五日指戌則霜降；加十五日則秋分盡，故曰有四十六日而立冬；加十五日指亥則小雪；加十五日指壬則大雪；加十五日指子，故十一月曰冬至。」見圖4-1。

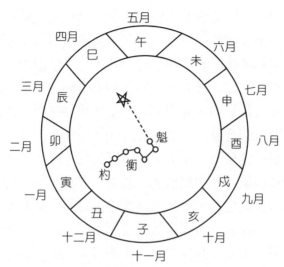

圖4-1 斗綱建月圖（引自《周易與中醫學》）

第二節 二十四節氣的天文學意義

節氣是以視太陽在黃道上所處的位置來確定的。天文學以地球爲中心來研究天體運行規律，假設有一個半徑爲無限大的圓球，稱爲天球。球心爲地球，即觀測者。地球與太陽連成的直線延伸到天球上去就是視太陽的位置，稱爲視太陽。地球軌道平面、地球赤道平面和地球子午線平面延伸到與天球相截所成的大圓分別稱爲黃道、天赤道、天子午線。黃赤道相交點爲春分點和秋分點；黃赤道相距最遠點稱爲夏至點和冬至點。地球的公轉，就成了在黃道上運行著的視太陽運動。如此，如黃經爲零度時，太陽直射赤道，地球南北半球都是晝夜平分的，是爲春分；黃經

九十度時，太陽直射北回歸線，北半球的白晝最長，夜晚最短，天氣將開始炎熱是爲夏至；黃經一百八十度時，太陽又直射赤道這時晝夜再平分，北半球天氣漸涼，稱爲秋分；黃經二百七十度時，太陽直射南回歸線，北半球白晝最短，夜晚最長，天氣將開始寒冷，稱爲冬至；然後再到黃經零度，即三百六十度，又稱春分。

從春分到夏至，即從黃經零度到九十度，每隔十五度就是一個節氣，依次爲清明、穀雨、立夏、小滿芒種到夏至，這時黃經爲九十度，以次類推，每隔十五度就是一個節氣，年年如此，週而復始。這就是二十四節氣形成的天文學原理。因此，節氣在陽曆上的日期是固定的，逐年之間最多差一天。這就是二十四節氣能很有規律地反映出季節與氣象、氣候的原因。

上述說明，二十四節氣的每個節氣都是表明地球在繞太陽運行軌道上的一個特定位置點，也就是宇宙四維時空座標點。地球運行通過黃經零度時爲春分，以後每隔十五度爲一個節氣，到達黃經三百六十度時，也即是重新回到零度，又爲春分。地球運行到這二十四個特定宇宙四維空間座標點的時刻，就成爲交節氣。即某月、某日、某時、某分交這個節氣。如2009年白露準確時間是2009年9月7日19時58分。見表4–1。

第三節　二十四節氣的農業氣象學意義

二十四節氣的每個節氣都有其特定的意義，標誌著這

表4-1 二十四節氣表

節 氣			黃經°	陽曆日	日
立春	正月節	寅月	315°	2	4或5
雨水	正月中		330°	2	19或20
驚蟄	二月節	卯月	345°	3	6或5
春分	二月中		0°	3	21或20
清明	三月節	辰月	15°	4	5或6
穀雨	三月中		30°	4	21或20
立夏	四月節	巳月	45°	5	6或5
小滿	四月中		60°	5	21或20
芒種	五月節	午月	75°	6	6或7
夏至	五月中		90°	6	22或21
小暑	六月節	未月	105°	7	7或8
大暑	六月中		120°	7	23或24
立秋	七月節	申月	135°	8	8或7
處暑	七月中		150°	8	23或24
白露	八月節	酉月	165°	9	8或7
秋分	八月中		180°	9	23或24
寒露	九月節	戌月	195°	10	8或9
霜降	九月中		210°	10	24或23
立冬	十月節	亥月	225°	11	8或7
小雪	十月中		240°	11	23或22
大雪	十一月節	子月	255°	12	7或8
冬至	十一月中		270°	12	22或23
小寒	十一月節	丑月	285°	1	6或5
大寒	十一月中		300°	1	20或21

段時間氣象條件的變化以及它與農業生產生活的全息關係。

（一）立春：黃經315度。立是開始的意思，春是蠢動，表示萬物開始有生氣。它象徵春天開始，此時氣溫回升，萬物蘇醒，大地回春。

（二）雨水：黃經330度。氣溫逐漸轉暖，我國廣大地區將停止降雪而開始下雨。而且雨量也開始逐漸增加。

（三）驚蟄：黃經345度。雷鳴開始，驚動萬物，氣溫、地溫逐漸升高，土地已解凍，春耕開始，蟄伏地下冬眠的動物開始初醒和出土活動。

（四）春分：黃經零度（360°）。

春分與秋分古時統稱日夜分。即白晝與黑夜相等。春分日在春季三個月九十天中的一半，這天太陽直射在赤道上，是一年中兩個白晝與黑夜平分日之一。

（五）清明：黃經15度。天氣清澈明朗，氣溫轉暖，草木萌發，萬物欣欣向榮。

（六）穀雨：黃經30度。雨生百穀的意思。雨水逐漸增多，對穀物生長極為有利。

（七）立夏：黃經45度。是夏天的開始，氣溫顯著增高，萬物漸漸將借溫暖的氣候而生長。

（八）小滿：黃經60度。滿指籽粒飽滿，麥類等夏熱作物籽粒逐漸飽滿，開始結實成熟。

（九）芒種：黃經75度。芒指一些有芒的作物，種是種子的意思。小麥大麥等有芒作物已經成熟，可以收割。同時也是忙於播種晚穀、黍稷等作物的季節。所以又稱「芒種」。

（十）夏至：黃經90度。炎熱的夏天來臨。這天，

太陽光直射北回歸線，是北半球白晝最長、黑夜最短的一天。

（十一）　**小暑**：黃經105度。暑是炎熱的意思。小暑是暑氣上升，氣候炎熱。但還沒有達到最熱。

（十二）　**大暑**：黃經120度。大暑是一年中最炎熱的時刻。小暑之後就要入伏了。俗話說「熱在三伏」。而初伏、中伏都集中在大暑附近。所以大暑時天氣十分炎熱。

（十三）　**立秋**：黃經135度。秋是作物快成熟的意思。立秋是秋天的開始。從這時起，炎熱的氣溫逐漸下降，是秋高氣爽，月明風清的時候。

（十四）　**處暑**：黃經150度。處是止的意思，處暑表示炎熱的夏天到此為止。

（十五）　**白露**：黃經165度。白露前後，氣溫一天比一天低，氣溫逐漸轉涼，晝暖夜寒，更容易達到成露水的條件，因而露較多、較重、呈現白色，因此稱白露。

（十六）　**秋分**：黃經180度。秋分在秋季三個月中九十天的中間。這天，太陽光同春分一樣直射赤道，白晝與黑夜等長。

（十七）　**寒露**：黃經195度。氣溫已經很低，正是「已涼天氣未寒時」，露華漸濃，草木枯萎。

（十八）　**霜降**：黃經210度。霜是地面的水氣，遇到寒冷天氣凝結而成的。霜降不是降霜，而是表示天氣寒冷，大地將要產生初霜現象。

（十九）　**立冬**：黃經225度。冬是終了，是作物收割後要收藏起來的意思。這一天是冬天的開始。

（二十）　**小雪**：黃經240度。氣溫下降，開始降雪，

表示已到下雪的季節，但雪量不大，故稱爲小雪。

（二十一）**大雪**：黃經255度。氣溫繼續下降，降雪量由小到大，地面出現積雪。

（二十二）**冬至**：黃經270度。冬至表示寒冷的冬天到來。這天太陽直射在南回歸線上，是北半球白晝最短、黑夜最長的一天。古時稱日短至，日影最長的一天。冬至日是「數九寒天」的開始。

（二十三）**小寒**：黃經285度。冷氣積久而成爲寒，進入寒冬，但還未達到最冷的時候。

（二十四）**大寒**：黃經300度。大寒是天氣寒冷達極點的意思。是一年中最冷的季節。

二十四節氣是符合黃河中下游地區氣候特徵和農業生產（即春種、夏長、秋收、冬藏）特點的。雖然每個節氣僅僅兩個字，但內容十分豐富。最能反映黃河中下游地區的農業生產與氣象條件的密切關係。因此，在其他地區，氣候物候是有差別的，不能生搬硬套。見圖4-3。

第四節　二十四節氣的物候意義

中國古代，節氣和氣候都是天地人（生物）全息的概念，氣是天氣、氣象、氣候及五行場之氣。候是氣候、物候（生物物候、非生物物候）。生物物候中有植物、動物，非生物物候包括氣象、天象、星象等。五日爲候，三候爲氣，六氣爲時，四時爲歲。二十四節氣共有七十二候，每候有一個相應的物候現象，叫做候應。物候現象客

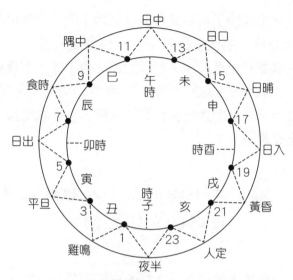

圖4-2 十二辰經氣圖（引自《周易與中醫學》）

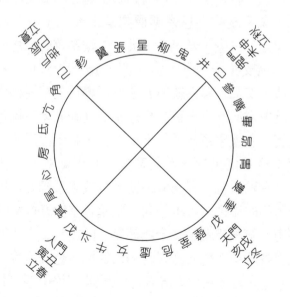

圖4-3 四立圖（引自《周易眞源》）

觀的全息地反映了當時氣候的各個因子的綜合變化。例如《呂氏春秋》中便以每月至少六候應編入各月中。如正月：其候應有東風解凍，蟄蟲始振，魚上冰，獺祭魚，候雁北，天氣下降，地氣上騰，天地和同，草木繁動等。

七十二候每個候應都是當時氣候、五行場能量在萬物中的全息體現。

第五節　二十四節氣：人體藏象功能旺弱的宇宙生物鐘

中醫學將人體在外、在表的肉眼可見的器官、穴位劃為象系統，將在裡、在內的肉眼不可見的臟腑組織劃為藏系統。象系統的全息密碼標誌是十天干（甲、乙、丙、丁、戊、己、庚、辛、壬、癸）；藏系統的全息密碼標誌是十二地支（子、丑、寅、卯、辰、巳、午、未、申、酉、戌、亥）。象系統與五運五行場首先相通相應互動；藏系統與六氣五行場首先相通相應互動。象系統包括肝木象系統、心火象系統、脾土象系統、肺金象系統、腎水象系統；藏系統包括肝木藏系統、心火藏系統、脾土藏系統、肺金藏系統、腎水藏系統。各藏象系統五行場旺弱依時空季節的流轉而各不相同。確定各季節五行場旺弱的唯一宇宙時空座標就是二十四節氣。因此，二十四節氣是確定人體各藏象系統五行場旺弱的標準。也就是說二十四節氣是確定人體各藏象系統五行場旺弱的宇宙生物鐘。

為什麼說是宇宙生物鐘呢？這是因為，人體各藏象系

統的生理功能的旺弱，取決於五行場的旺弱。即五行場是
人體各藏象系統生理功能旺弱的能量源。見圖4-3。

　　五行場能量源於太陽、月球、五星等天體與地球互
動。即五行場是多天體多層次多週期與地球互動的產物。
因此，五行場也具有多層次多週期的性質。我們現在介紹
的是五行場的第一層次，即正五行場的能量運行規律。也
就是人體各藏象系統與宇宙能量互動的第一層次，即最基
本的藏象系統功能。二十四節氣是人體各藏象系統功能旺
弱的宇宙生物鐘。下面就簡要介紹一下。

　　第一　立春、雨水、驚蟄、春分四個節氣，是人體肝
木藏象系統功能最旺最活躍的季節，個體人肝木藏象系統
如有疾病，這是最容易顯現出來；如個體人藏象系統功能
沒有疾病，這時會呈現功能旺盛的健康態；同時因肝木藏
象系統過旺，也可能會對其他藏象系統產生有益或有害的
作用。比如，因肝木藏象系統功能過旺，導致克制脾土藏
象系統的疾病等。

　　第二　立夏、小滿、芒種、夏至四個節氣，是人體心
火藏象系統功能最旺最活躍的季節。個體人心火藏象系統
如有疾病，這是最容易顯現出來。如個體人心火藏象系統
沒有疾病，這時會呈現出功能旺盛的健康態。同時，因心
火藏象系統功能過旺，也可能會對其他藏象系統產生有意
或有害的作用。比如，心火藏象系統功能過旺，可能會對
肺金藏象系統產生相剋制的作用，出現火剋金的現象。

　　第三　清明、穀雨、小暑、大暑、寒露、霜降、小
寒、大寒八個節氣，是人體脾土藏象系統功能最旺盛最活
躍的季節。個體人脾土藏象系統如有疾病，這是最容易顯

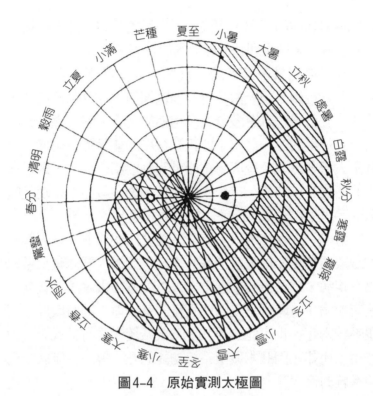

圖4-4　原始實測太極圖

現出來。如個體人脾土藏象系統沒有疾病，則會呈現本系統功能旺盛的健康態。同時，因脾土系統功能過旺，也可能會對其他藏象系統產生克制現象，如脾土過旺而剋腎水或脾土過旺而耗心火等。

第四　立秋、處暑、白露、秋分四個節氣，是人體肺金藏象系統功能最旺盛最活躍的季節。個體人肺金藏象系統如有疾病，這是最容易顯現出來。如個體人肺金藏象系統沒有疾病，這時會出現功能旺盛的健康態。同時，因肺金系統功能過旺也可能侮及心火藏象系統，出現心火藏象

系統的病變等。

第五 立冬、小雪、大雪、冬至四個節氣，是人體腎水藏象系統功能最旺的季節。個體人如腎水藏象系統功能有疾病，這是最容易顯現出來。如腎水藏象系統沒有疾病，一方面可能會出現本系統功能過旺的現象，另一方面也可出現對其它藏象系統的克制，對其它藏象系統起有害作用。

個體五大藏象系統在本系統最旺的季節裡，因個體人對五行場的反應不同而表現各異，並不是越旺越好。上面所介紹的只是一般規律。詳細內容在以後的章節中會逐一介紹。

第六節 二十四節氣：五行場旺弱的宇宙生物鐘

地球氣候，五行場運行是衡動有序的。比如，春季是多風的季節，也是五行場之木氣場最旺的季節。判斷五行場旺弱的唯一標準就是地球公轉運行中在軌道上的二十四個特定宇宙四維時空座標點，即二十四節氣。也就是說，二十四節氣是地球五行場運行旺弱的宇宙鐘。下面就將二十四節氣宇宙鐘與地球五行場旺季介紹容下：

（一）木氣場最旺的季節：立春、雨水、驚蟄、春分

（二）火氣場最旺的季節：立夏、小滿、芒種、夏至

（三）土氣場最旺的季節：清明、穀雨、小暑、大暑、寒露、霜降、小寒、大寒

（四）金氣場最旺的季節：立秋、處暑、白露、秋分

（五）水氣場最旺的季節：立冬、小雪、大雪、冬至

第七節　二十四節氣與季節

習慣上，人們把一年分為四季：春季、夏季、秋季、冬季。中醫五運六氣學說根據不同需要把一年分為五季或六季。其季節與節氣關係如下：

一、一年四季

春季：立春、雨水、驚蟄、春分、清明、穀雨

夏季：立夏、小滿、芒種、夏至、小暑、大暑

秋季：立秋、處暑、白露、秋分、寒露、霜降

冬季：立冬、小雪、大雪、冬至、小寒、大寒

二、一年五季

一年五季是五運主運氣候、五行場運行規律模型。五季即春季、夏季、長夏、秋季、冬季。

春季：立春、雨水、驚蟄、春分、清明

夏季：穀雨、立夏、小滿、芒種、夏至

長夏：小暑、大暑、立秋、處暑、白露

秋季：秋分、寒露、霜降、立冬、小雪

冬季：大雪、冬至、小寒、大寒至立春

三、一年六季是六氣主氣的氣候、五行場運行規律模型。六季即：風季、熱季、暑季、濕季、燥季、寒季。

風季：立春、雨水、驚蟄、春分

熱季：清明、穀雨、立夏、小滿

暑季：芒種、夏至、小暑、大暑

濕季：立秋、處暑、白露、秋分

燥季：寒露、霜降、立冬、小雪

寒季：大雪、冬至、小寒、大寒

第八節 宇宙生物鐘的本質：宇宙天體運行週期節律引起地球五行場週期節律變化

宇宙萬物，大至行星、恒星、星系，小至原子中的電子，都在永無休止的進行著圜道旋轉運動。圜道運動的事物都存在著或大或小的週期節律。如宇宙的週期從大爆炸到收縮至「奇點」，人們計算出約爲150億年。太陽帶領太陽系的家族圍繞銀河系中心旋轉週期爲2.5億年。太陽系家族通過銀河系懸臂大約14000萬年，其中6000萬年在懸臂內，8000萬年在懸臂外。《宇宙與人》告訴我們：「恐龍是我們太陽系處於懸臂外的時候滅絕的，而人類是在懸臂內誕生的。現在我們就在懸臂中，這個懸臂的名字叫做獵戶座，我們可能還要在這個懸臂裡穿行2000萬年」。宇宙中天體運行的原動力是恒星的引力場、電磁場、輻射場。對於太陽系以外天體運行週期節律對地球五行場的影響至今我們仍知之甚少，或者說還不得而知。

但對於太陽系內的天體運行週期節律對地球五行場的影響，兩三千年前的中國先哲——《黃帝內經》的作者們已經有了理論性的認知。這就是太陽、月球、五星（木星、火星、土星、金星、水星）與地球互動產生的宇宙天地五行場。也就是天之五行場——五運，地之五行場——六氣的週期運行節律及五行場旺弱節律的理論性簡述，就

是《黃帝內經》中的「五運六氣學說」。五運六氣學說（簡稱運氣學說）是兩三千年前中國先哲對地球周圍天地五行場運行規律對地球生物（人類、動物、植物、微生物）生命節律影響的人類至今最偉大的科學發現之一。

五運六氣五行場是地球生物（人類、動物、植物、微生物）生命的化生能量，是地球一切生物生命節律的源能量。五運六氣五行場運行有多種週期節律，而二十四節氣是其中最重要的五行場週期節律，是地球生物宇宙鐘的紀時標準。下面我們作以簡要介紹。

五行場年節律

五運六氣五行場年節律分為五運年節律（中運），六氣年節律（歲氣），地支年節律（年支）等。

（一）五運五行場年節律：中運

中運五行場節律以六十甲子中十天干為密碼模型標誌。即甲己年為土氣場年。其中甲年為土運太過，即土氣場旺年；己年為土運不及，即土氣場不足（弱）年。

乙庚年為金氣場年，其中乙年為金氣場不足年，庚年為金氣場旺年。

丙辛年為水氣場年，其中丙年為水氣場旺年，辛年為水氣場不足年。

丁壬年為木氣場年，其中丁年為木氣場不足年，壬年為木氣場旺年。

戊癸年為火氣場年，其中戊年為火氣場旺年，癸年為火氣場不足年。

從以上五行場旺弱規律可以看出，五運五行場年週期

是陽干年（甲、丙、戊、庚、壬）爲五行場旺年，陰干年（乙、丁、己、辛、癸）爲五行場不足（弱）年。即五年爲一小週期。（甲土，乙金，丙水，丁木，戊火）。十年爲一大週期（甲土，乙金，丙水，丁木，戊火，己土，庚金，辛水，壬木，癸火）。

五運五行場年節律（中運）影響地球生物五行場一年。如果生物如人類，這一年的五運五行場對人體有益，則這一年中，人體相應的藏象五行場系統就會正常運行。人體這一系統呈健康態；反之則呈疾病態。

（二）六氣五行場年節律：歲氣

六氣五行場年節律歲氣是以年支爲基準的。即逢子年、午年，則本年上半年（司天之氣）爲少陰君火，下半年（在泉之氣）爲陽明燥金。即上半年爲火氣場旺，下半年爲金氣場旺；逢丑年、未年，則本年上半年（司天之氣）爲太陰濕土，下半年（在泉之氣）爲太陽寒水。即上半年土氣場旺，下半年水氣場旺；如逢寅年、申年，則上半年（司天之氣）爲少陽相火，下半年（在泉之氣）爲厥陰風木。即上半年火氣場旺，下半年木氣場旺；如逢卯年、酉年，則上半年（司天之氣）爲陽明燥金，下半年（在泉之氣）爲少陰君火。即上半年金氣場旺，下半年火氣場旺；如逢辰年、戌年，則上半年（司天之氣）爲太陽寒水，下半年（在泉之氣）爲太陰濕土。即上半年水氣場旺，下半年土氣場旺；如逢巳年、亥年，則上半年（司天之氣）爲厥陰風木，下半年（在泉之氣）爲少陽相火。即上半年木氣場旺，下半年火氣場旺。

從以上六氣五行場年節律歲氣規律可以看出，六氣五

行場運行規律爲六年一小週期，（子午年，爲火，金氣場旺；丑未年爲土，水氣場旺；寅申年爲火，木氣場旺；卯酉年爲金，火氣場旺；辰戌年爲水，土氣場旺；巳亥年爲木，火氣場旺）。十二年爲一大週期。

五運五行場五年爲一小週期，十年爲一大週期。六氣五行場六年爲一小週期，十二年爲一大週期。五運五行場與六氣五行場最小公倍數週期 $5 \times 12 = 60$（年）一小週期，這就是六十甲子的一完整週期，也是人類壽限的小週期。五運五行場與六氣五行場一完整週期爲 $10 \times 12 = 120$（年），這就是兩個六十甲子週期，也是人類壽限的長週期。

（三）五運六氣五行場的月週期規律

五運與六氣五行場都有各自的月週期規律，爲了敘述的方便，在這裡我們只簡要介紹五運與六氣相近的五行場月週期規律。

月的概念來源於月球與地球的互動。在《創新中醫》體系中，採用的月的標準是易學體系中的二十四節氣爲基準的月標準。即每年交立春節日，時爲寅月（正月），交驚蟄節日，時爲卯月（二月），交清明節日，時爲辰月（三月）。其他類推，可參見有關章節。

寅月，卯月爲木氣場旺月，辰月爲濕土氣場旺月。（辰月木氣場仍有餘力）。

巳月，午月爲火氣場旺月，未月爲燥土氣場旺月。（未月火氣場仍有餘力）。

申月、酉月爲金氣場旺月，戌月爲燥土氣場旺月。（戌月金氣場仍有餘力）。

亥月、子月爲水氣場旺月，丑月爲濕土氣場旺月。
（丑月水氣場仍有餘力）。

第九節　生肖應以交立春節爲準

　　十二生肖就是子鼠、丑牛、寅虎、卯兔、辰龍、巳
蛇、午馬、未羊、申猴、酉雞、戌狗、亥豬。它的含義就
是，凡是鼠年出生的人，其屬相就爲屬鼠；凡是丑年出生
的人，其屬相就爲屬鼠牛；凡是寅年出生的人，其屬相就
爲屬虎……十二生肖是中國傳統文化中普及率最高最具民
族性的文化形式和文化現象。

　　十二生肖文化源自古代中國的干支紀年法。相傳，距
今五千年前的中華人文始祖黃帝，命大臣倉頡造字、大撓
作甲子、隸首做算術、羲和觀測太陽、鬼臾測星象、常儀
官測太陰、容成擔任總編輯，匯總而成一部太陰曆。太陰
曆的全息符號就是十天干十二地支。十天干、十二地支依
一定的規則編碼，就構成了中國古律曆的六十甲子系統。
古人就用六十甲子來紀年、紀月、紀日、紀時。例如，西
元前841年（周共和元年）干支編碼爲庚申。這一年出生
的人就以庚申年來標記生年。對於普通人來說，要準確記
住自己出生年的干支編碼是有困難的。但是，複雜的干支
紀年也是有規律可循的。那就是紀年天干年年輪換，十年
一週期。紀年地支也年年輪換，十二年一週期。即用鼠來
標示子，用牛來標示丑，用虎來標示寅，用兔來標示卯，
用龍來標示辰，用蛇來標示巳，用馬來標示午，用羊來標

示未，用猴來標示申，用雞來標示酉，用狗來標示戌，用豬來標示亥。這就是十二生肖，也稱十二屬相。子年出生的人只要記住自己屬「鼠」，丑年出生的人只要記住自己屬牛，寅年出生的人只要記住自己屬虎就行了。

記住了屬相，就可以算出年齡及出生年的干支編碼。這種以動物名稱標示出生年地支的方法簡便易記，因此，就迅速流傳推廣至全國。而且還流傳到東南亞地區。這就是十二生肖的來歷。

中國歷史上有準確干支紀年記載的是西元前841年，這一年干支編碼爲庚申。從這一年開始，中國人用干支紀年一直沿用至今，並且準確無誤。是人類紀年史上的一大奇蹟。用十二地支表示生肖，是中國先哲天人合一整體觀、全息觀的成果之一。

在傳統習俗中，人們以農曆（陰曆）正月初一爲新一年的開始，至下一年正月初一前一日（臘月三十或二十九）爲止。屬相也以農曆正月初一至臘月三十（或二十九）爲準。

在《黃帝內經》體系中，是以每年交立春節爲新一年的開始，而不是以正月初一爲新一年的開始。這是因爲，以交立春節爲新一年的開始才符合宇宙生物能量五運六氣五行場的運行規律，才符合地球個體人生命週期節律。例如，2009年陽曆2月4日（農曆正月初十）子時交立春節。則在2009年2月4日子時或子時以後出生的孩子才屬「牛」（丑）而在子時以前出生的孩子「屬鼠」（子）。

以交立春節爲標準確立生肖，其最大的好處是用於六十甲子模型的個體人治未病預測。因爲中醫體系中，所有

用六十甲子密碼標誌的模型理論，它的時空標誌都以二十四節氣為基準。也就是說，只有以二十四節氣為時空標誌的模型，才能納入中醫體系中。因此說，個體人的生肖若要納入中醫治未病體系中，就必須以交立春節（二十四節氣）為基準。

第十節　用六十甲子模型破譯　　　　個體人生命奧秘例證

二十四節氣是中國人民的偉大發明發現。遠在兩千四百年前的春秋時期，中國先民就已經知道表示冷熱和四季的幾個主要節氣：夏至、春分、秋分、立夏、立秋、立春、立冬。二十四節氣不僅表示季節，更是《創新中醫》體系中確立宇宙天地五行場旺弱的最重要標誌。

本書 100 多位中外名人健康與疾病的例證，就是用二十四節氣為標準來確定宇宙天地五行場旺弱的。即個體人出生時的年月日時必須以二十四節氣為準才是正確的。

例證 022　伊紮克：患小兒麻痺的「小提琴王子」

伯爾曼・伊紮克，男。1945 年 8 月 31 日出生於以色列的特拉維夫，父親是波蘭人，母親是猶太人。伊紮克是著名的小提琴演奏家，被稱為「小提琴王子」。4 歲患小兒麻痺症，左腿殘疾，5 歲開始練小提琴，9 歲拄著拐杖登上舞臺，坐在椅子上演奏。1955 年 10 歲時，開始上臺演奏，在演奏中逐漸形成了自己獨特的風格。1958 年演奏《野蜂

飛舞》一舉成名，1964年起與美國、歐洲主要管弦樂隊合作演出。1996年獲格萊美大獎，1997年又獲格萊美大獎。

伊紮克是兩個為嚴重殘疾兒童恢復正常生活的紐約州萊德代爾兒童醫院和耶路撒冷阿爾尼醫院的董事。四次獲格萊美大獎。《百度百科》。

命局編碼　乙酉年 甲申月 壬申日（戌亥空）

大運編碼　癸未、壬午、辛巳、庚辰、己卯、戊寅、丁丑

起大運年　1953年起大運。

密　　鑰　身旺格。用神：甲、乙。忌神：申、酉。

發病資訊　1949己丑年患小兒麻痺症。左下肢癱瘓。1949年未進入大運期，流年干支直接作用命局干支。

破譯資訊　提示：小兒脊髓灰質炎在《創新中醫》體系中是肺金、脾土兩個系統互動形成的病變。

正五行場資訊

1. 流年天干己土制命局年干乙木和月干甲木。己土為脾土象系統密碼標誌，甲乙木為肝木象系統密碼標誌。預示脾土系統或肝木系統可能發生病變。

2. 流年地支丑土生命局年支酉金，月支申金和日支申金。申酉金為肺金藏系統密碼標誌為忌神，得丑土生助預示肺金系統和脾土系統可能發生病變。

合化五行場資訊　己年土運不及。土氣場制命局年干乙木、月干甲木。預示脾土系統、肝木系統可能發生病變。

沖合五行場資訊　丑年司天（上半年）為太陰濕土，土氣場旺。在泉（下半年）為太陽寒水，水氣場旺。如上半年發病，則因土氣場旺為患逢旺季，病情會較重。

運氣同化資訊 己丑年爲天符年。天符年發病特點爲發病快而危重。事實是患小兒麻痺症（脊髓灰質炎）而致左下肢癱瘓，病發快而危重。而且下肢癱瘓乃終生不癒之症。

例證023 許世友：被痛風病困擾的開國上將

許世友，1905年2月28日出生於湖北省麻城縣乘馬崗許家窪貧苦農民家裡。少年時，因家貧給武術師傅當雜役。後到少林寺學習武術。大革命時，參加農民革命運動。1926年8月，在武漢國民黨革命軍第一師任連長時，接受革命思想，參加共產主義青年團，投身革命。1927年8月，革命處於低潮時，轉爲中國共產黨黨員。同年11月參加了黃麻起義。

在幾十年的革命戰爭中，許世友南征北戰，戰功卓著，爲新民主主義革命的勝利，爲中國人民的解放事業，建立了不可泯滅的歷史功勳。1955年被授予中國人民解放軍上將軍銜。

1982年，患痛風病。指關節、足背、足跟、踝關節疼痛難忍。

1985年春節前夕，感到腹部時時脹痛，他咬牙堅持。1985年3月，一次例行體檢時，查出患肝癌。1985年9月30日，許世友對看望他的戰友說：「我完蛋了」。1985年10月22日16時57分，因肝癌不治辭世。《百度百科》。

命局編碼 乙巳年 己卯月 辛未日 XX時（戌亥空）

大運編碼 戊寅、丁丑、丙子、乙亥、甲戌、癸酉、壬申、辛未

起大運年 1914年起大運。

破譯密鑰　從弱格。用神：未、卯、乙、巳。忌神：己。

發病資訊

1. 1982壬戌年，患痛風病。1982年行壬申大運。

2. 1985年3月，查出患肝癌。1985年10月22日16時57分，因肝癌救治無效而辭世。

破譯資訊

1.提示　痛風是由於嘌呤紊亂，使血中尿酸過高，沉積於組織器官中引起的尿酸結石、痛風石、關節炎等疾病。中醫稱為「痹症」「白虎痛」「曆節病」等。痛風早期多是足跟、足踝、足趾等小關節，晚期可見關節腫大、畸形、僵硬等。

2.病發痛風時正五行場資訊

1982為壬戌年，行壬申大運。大運地支申金忌神制流年地支用神戌土，預示脾土藏系統可能發生病變。流年地支戌土，又合伴命局用神月支卯木，預示肝木藏系統可能發生病變。卯木密碼模型所預示的內容之一是關節。事實是因痛風形成的足踝、足趾關節病變。

3.病發痛風時合化五行場資訊　1982為壬戌年，壬年合化五行場為木運太過，木氣場太旺。受制的卯木系統在本氣場太旺之年，病情會更加嚴重。這是命主痛風病在本年發生的主要原因之一。

在本例中，命主痛風病的成因是因為脾土藏系統之戌土，合伴命局用神月支卯木。卯木為肝木藏系統密碼標誌。就是說，本例痛風病是命主脾土系統與肝木系統兩大系統五行場互動的產物。脾土系統主要功能之一是主運化

水濕。脾土爲害，預示脾土系統運化水濕的功能失調，因此出現了嘌呤代謝紊亂，使命主血中尿酸過高的病變。肝木藏系統包括肝、膽、筋、關節等。卯木爲肝木藏系統密碼標誌，卯木受戌土制，因此出現命主足踝、足趾關節、筋的病變。本年的合化五行場爲木運太過。木氣場太旺，受制的卯木系統在本氣場旺時病變會更加明顯、更加嚴重。以上就是命主在本年發生痛風病的五行場原因。

4. 1985乙丑年，行辛未大運。患肝癌五行場資訊。

大運地支未土爲用神，受流年地支丑土之制，預示脾土藏系統可能發生病變。丑土又制月支卯木。預示肝木藏系統可能發生病變。事實是患肝癌。

在本例中，卯木爲肝的密碼標誌，丑爲脾土藏系統之肌肉組織密碼標誌。肝的肌肉組織發生病變，在本例就是肝癌。這就是說，在《創新中醫》體系中，肝癌的發生至少要有肝木藏系統和脾土藏系統兩大系統的互動，才會發生肝癌這種肝木系統的病變。即肝癌也是多系統（多基因）病變。

例證024 閆懷禮：中國表演藝術家患肺纖維化

騰訊娛樂訊：2009年4月12日上午，央視版《西遊記》中沙僧扮演者閆懷禮因肺部感染在北京去逝。享年73歲。

1936年7月24日，閆懷禮出生在北京。是中國國家一級演員，著名表演藝術家。因出演《西遊記》中的沙僧而被廣大觀眾熟悉。還曾在《蔡文姬》（飾單于）、《三國演義》（飾程普）、《詹天佑》（飾袁世凱）、《倚天屠龍

記》（飾金毛獅王）、《大明宮詞》（飾裴炎度）等。辦過朗誦培訓班，搞過相關的學校。

1996丙子年，在拍戲時，劇組工作人員為趕蚊子而噴了敵敵畏殺蟲劑。閆老師因對味感敏感，吸入過量敵敵畏，昏迷被送醫院。患了肺纖維化。近十年來，一直在家休養。《百度百科》。

命局編碼　丙子年　乙未月　丁未日（寅卯空）

大運編碼　丙申、丁酉、戊戌、己亥、庚子、辛丑、壬寅

起大運年　1941年起大運。

破譯密鑰　從旺格。用神：丁、未、未、乙、丙。忌神：子。

發病資訊　1996丙子年，行辛丑大運，吸入過量敵敵畏而肺纖維化。

破譯資訊　1996丙子年，辛丑大運。丙火為實用神，受辛金制，心火象系統不吉，肺金象系統不吉。大運支丑土，合流年支子水，子水為忌神。大運支丑土制月支未土、日支未土、脾土藏系統受制。肺金象系統不吉，脾土藏系統不吉，二者合在一起，形成肺部纖維化病變。

例證025　王永慶：高壽的臺灣經營之神

王永慶，1916年1月18日出生於臺灣臺北市新店直潭，原籍福建省安溪縣長坑鄉。

1954年籌資創辦台塑公司，1957年建成投產。靠「堅持兩權徹底分離」的管理制度，他的台塑集團，發展成為臺灣企業的王中之王。在臺灣的富豪中雄居首席，在世界

化學工業他居「50強」之列，是臺灣唯一進入「世界企業50強」的企業王。

王永慶先生熱心公益事業。王先生在大陸設立的「長庚獎學金」使不少學子深受其惠。他提出要在大陸各地援建1萬所小學。為四川災區捐資1億元，創下臺灣企業捐資之最。設立公益信託，用來照顧弱勢。2005年王永慶先生還捐贈3700餘萬元投入殘疾人事業。

2008年10月15日上午9點38分（美國時間）在新澤西一家醫院因心肺衰竭而辭世，享年92歲。在王老先生同時代人當中，王先生可以稱得上是高壽之人。《百度百科》。

命局編碼 乙卯年 己丑月 甲寅日 XX時（子丑空）

大運編碼 戊子 丁亥 丙戌 乙酉 甲申 癸未 壬午 辛巳 庚辰

起大運年 1919年起大運。

破譯密碼 從強格。用神：寅、卯、乙、甲。忌神：己、丑。

高壽資訊 現代人長壽者越來越多，但個體人生命節律超過九十歲仍可稱為高壽。王老先生92歲辭世。因此可稱為高壽之人。

從命局來看，王老先生以甲乙寅卯木為最重要用神。而最大忌神命局月支丑土又是旬空。這就為王老先生高壽奠定了物質能量基礎。

再一點，筆者推測，王老先生是屬於用神場旺而忌神場弱這一類型。即出生時木氣場很旺，而土氣場很弱。因此，在第三步大運丙戌運之後的大運中，雖然幾乎都是行

忌神大運，但因忌神場弱，所以王老先生仍健康高壽。

　　同時，王老先生注重生活規律，注重關愛身體也是其高壽的重要原因。

　　例證026　格蘭特‧卡裡：因心肌梗塞而辭世的奧斯卡獎演員

　　格蘭特‧卡里，男。1904年1月8日生於英國布里斯托爾布，原名阿奇博爾德‧亞歷山大‧利奇。13歲時偷偷離家參加兒童雜技團。1922年隨團到紐約演出，從此定居美國。1927年第一次試鏡，因脖子粗短，弓形雙腿未被錄用。1931年到好萊塢開始拍第一部影片。由導演為其改名卡裡‧格蘭特。34年中塑造了70多個風格各異的形象。1941年、1944年兩次獲奧斯卡最佳男主角提名。1965年獲奧斯卡特別獎。第二次大戰期間為英國救濟署捐獻了12萬5千美元。

　　1986年11月29日晚，因心肌梗塞去世，終年82歲。《美國名人詞典》。

　　命局編碼　癸卯年　乙丑月　辛亥日　XX時（寅卯空）

　　大運編碼　甲子　癸亥　壬戌　辛酉　庚申　己未　戊午　丁巳　丙辰

　　起大運年　1970年起大運。

　　密　　鑰　身旺格。用神：亥、卯、乙、癸。忌神：丑。

　　發病資訊　1986丙寅年11月29日心肌梗塞而辭世。1986年行丁巳大運。

　　破　譯　正五行場資訊

1. 大運地支巳火生忌神丑土。丑土為脾土藏系統密碼標誌，也為心血管標誌。巳火為心火藏系統密碼標誌，也為心血標誌。巳生丑，預示心血管系統可能發生病變。

2. 大運地支巳火沖命局日支亥水，亥水為腎水藏系統密碼標誌。預示亥水系統受巳火系統制可能發生心火系統或腎水系統病變。

3. 流年地支寅木合伴命局日支亥水，寅木為肝木藏系統標誌。寅木制亥水，預示可能發生腎水系統或肝木系統病變。

發病月、日五行場資訊　1986年11月為己亥月，29日為丁丑日。亥月水氣場旺，命局日支亥水受制，再逢亥水旺月，則亥水系統病變會更加嚴重。丑日土氣場旺，丑土為心腦血管密碼標誌，為忌神、喜克制而厭生助。年支巳火生丑土忌神，丑土忌神旺日則危害力度增加。因此命主與本日因心肌梗塞而辭世。

例證027　克拉克·蓋博：因心肌麻痹辭世的明星演員

美國上世紀三十年代好萊塢著名的男明星克拉克·蓋博，1901年2月1日出生於美國俄亥俄州。1932年一部《紅色的塵土》使他得以躋身十位最叫座的明星之列。此後，《一夜風流》、《亂世佳人》更使他在影視界足以有個立足之地。1938年，他被加冕為「電影皇帝」。他是好萊塢一個神話式的人物，集中體現了獨特的美國式魅力。

蓋博的最後遺作是一部現代西部片，與瑪麗蓮·夢露、蒙哥馬利克裡夫合演的《亂點鴛鴦譜》（1961）.蓋博以五十九歲高齡親自出演了很多獵馬的驚險鏡頭。此片後

來成為賣座電影。1960年11月16日，蓋博因心肌麻痺辭世。《美國名人詞典》。

命局編碼 庚子年 己丑月 庚戌日 XX時（寅卯空）

大運編碼 庚寅、辛卯、壬辰、癸巳、甲午、乙未、丙申、丁酉、戊戌

起大運年 1902年起大運。

破譯密鑰 身弱格。用神：丑、己、庚。忌神：戌、子。

發病資訊 1960年11月16日，因心肌麻痺辭世。1960年為庚子年、行乙未大運。

破譯資訊

發病時正五行場資訊 大運地支未土，制命局用神月支丑土，預示脾土藏系統（未為心包經絡模型，丑為心血管模型）病變。事實是心臟（心包絡、心血管）麻痺而辭世。

丑未都為脾土藏系統密碼模型。丑又為足太陰脾經模型，也是心腦血管模型。未土是心包絡經模型，也是心血管模型。丑土為用神，未土為忌神。未土制丑土，在本例中是病發心肌麻痺而辭世。

心火藏系統功能為主血脈，即全身血液循環，其密碼標誌是巳午火。但心臟組織為肌肉，肌肉組織為脾土藏系統功能之一。因此，丑未是心肌組織（心包經絡）的密碼模型。心火系統實體組織病變在六十甲子模型中多數表現為丑未土。心火系統主血脈功能多為巳午火模型。

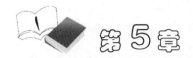

第5章

氣：宇宙天地人物質構成最小單位
——基本粒子資訊流模型

　　氣是中國傳統文化中最廣泛的概念之一。中國人在日常生活中所說的「氣」，大多是人在精神情志層面的資訊。如：遇到不遂心的事會說「氣死我了」；勸阻別人時會說「別生氣了」；形容人發怒時用「怒火沖天」；稱讚人家喜慶之事用「喜氣洋洋」；鼓勵人上進說「要有志氣」；其他如骨氣、傲氣、浩然正氣等等。

　　中醫典籍《黃帝內經》中，氣是一個天地人全息的概念，氣是物質是能量是資訊。如「天地合氣，名之曰人」。節氣、氣候、風氣、熱氣暑氣、濕氣、燥氣、寒氣、五運六氣、五行之氣等。在這裏，氣是對宇宙物質能量資訊流的模擬，是動態的模型。是宇宙時空四維座標中的物質能量資訊流模型。

　　在中醫體系中，氣按形成功能時空座標分為三個層次。宇宙第一層次的氣，是宇宙物質最小單位——基本粒子流。這是宇宙各個層次氣的本源，是氣的母系統。

　　宇宙第二層次的氣，是只存在於地球大氣環境中的宇宙特殊能量——五行場之氣。五行場之氣是宇宙基本粒子

流與地球大氣、水分互動的產物。五行場之氣是主宰、調控地球人、生物生命節律的宇宙能量。

宇宙第三層次之氣，是存在於人體藏象系統中的維持個體人生命活動的宇宙物質能量資訊流──人體五行場之氣。

下面就逐一介紹。

第一節　宇宙第一層次的氣：宇宙物質構成的最小單位──宇宙基本粒子流模型

中醫學認爲，氣是宇宙萬物構成的「精微物質」。是無形的、不斷運動著的「精微物質」。稱氣爲無形，是由於氣極其細微而分散，人類肉眼看不見，因此稱爲「無形」。氣在宇宙中不停地運動，運動著的氣引起宇宙萬物的運動和變化。由氣的運動產生的宇宙萬物的各種各樣的變化，中醫稱之爲氣化。

氣化的表現很複雜，無形之氣通過氣化變爲有質的形，有質之形通過氣化變爲無形之氣。物質的形與氣之間的變化也是氣化。

如果我們換一種思路，用量子力學和相對論的理念來詮釋「氣」。可能就容易理解了。相對論預言了宇宙中引力場的存在，這就讓人聯想到在引力場中是該有引力波的存在。電磁場中有電磁波的存在是早已被證明了的理論。宇宙中恒星如太陽、超新星爆炸等，時時刻刻在向外界發射出光子和各種高能射線，如紫外線、紅外線、X射線、伽馬射線等。

　　構成這些高能射線的就是「基本粒子」（雖然人們現在還不能確定基本粒子的準確物理成分）。正是由於宇宙中這些基本粒子的運動才出現了恒星、行星、星系乃至生命。（即今天科學家所說的「宇宙大爆炸」理論）。

　　宇宙基本粒子是「無形」的，「無形」的基本粒子流就是中醫所說的「氣」。是氣的一種層次，一種形態。這就是中醫體系中宇宙第一層次的「氣」，宇宙物質構成的——基本粒子流模型。

第二節　宇宙第二層次氣：地球大氣圈內五行場之氣

　　宇宙天體恒星太陽的引力場；行星月球，五星（木星、火星、土星、金星、水星等）的引力場、電磁場與地球引力場、電磁場、地球大氣、水分互動，在地球大氣圈內形成了宇宙特殊場——五行場。

　　五行場只存在於地球環境中，是宇宙基本粒子流與地球大氣、水分互動的產物。是宇宙創造（化生）地球人類、動物、植物、微生物的生物能量場。五行場能量就是五行之氣。五行之氣以地球氣候為載體，同步卻不等量。無形之氣主宰著地球生物的命運，調控著地球人類與動物、植物、微生物的生命節律。

　　五行場之氣以人類目前的科技手段，還不能精確地地度量，但卻可以由個體人生命節律模型來感知它。五行場因太陽、月球、五星與地球多天體多層次多週期互動而呈

層次性。兩千多年前的中國先哲在長期的觀測實踐中總結出了五行場運行規律，這就是中醫核心理論之一的「五運六氣」學說。

五運六氣學說的本質是模型理論。它高仿真地模擬了五行場多層次多週期運動的規律。這就是正五行場、五運五行場、六氣五行場。

多層次多週期的五行場能量疊加後，與地球個體人互動。從而主宰、調控地球個體人的生命節律。也調控地球動物、植物、微生物（包括病毒）的生命節律。

這種調控的規律，將在《創新中醫》相關的章節中介紹給朋友們。地球大氣圈內的五行場之氣，是中醫體系中宇宙第二層次的氣的模型。

第三節　宇宙第三層次的氣：存在於人體藏象系統中的人體五行場之氣

存在於人體藏象系統中的人體五行場之氣，是由宇宙之氣（基本粒子流）與地球環境互動所化生的，是人體生命物質能量資訊流模型。這是迄今為止，我們所知道的宇宙氣的最高層次，是宇宙物質演化的高級形態。是無意識、純物質的宇宙演化到有意識的、可以理解宇宙的物質——人類的最高階段。

雖然目前我們還不知道宇宙五行之氣的物理、化學構成。但是，我們知道，宇宙中一切物質（天體、人、生物）的原子都是由為數不多的基本粒子根據相同的規律所

組成的。人體之氣也必然遵循這一規律。

　　宇宙第一層次的氣（基本粒子流）和宇宙第二層次的氣（地球大氣圈中的五行場之氣）均源自天體能量的互動。宇宙第三層次的氣（人體藏象系統之氣）源自何處呢？第一、個體人之氣源自父母之精氣。第二、個體人之氣源自對飲食物、空氣的攝入。第三、個體人之氣源自與五運六氣五行場的交換互動。

一、人體氣的特性

　　人體之氣具有獨特的性質。簡介如下：

　　1. 氣是宇宙天地人物質能量資訊流的全息標誌。氣具有五行場能量屬性。

　　人體肝木藏象系統之氣爲木氣。說到木氣，就會聯想到木氣最旺的季節是春季，氣候標誌爲多風，方位爲東方，是人體肝木藏系統功能的能量源。木氣場運行規律模型是五運之木運，六氣之厥陰風木。宇宙中影響木氣場旺弱的天體標誌是木星。因此，可以說木氣是個天地人物質能量資訊流的全息標誌。

　　人體心火藏象系統之氣爲火氣。火氣最旺的季節是夏季，氣候標誌爲多熱、暑，方位爲南方。是人體心火藏象系統功能的能量源。火氣運行規律模型是五運之火運、六氣之少陰君火和少陽相火。宇宙中影響火氣場旺弱的天體標誌是火星等。

　　2. 氣在人體內聚則爲精（場態物質），散則爲氣（能量態物質）。氣可化精，精可化氣，精氣可以互化。

　　3. 氣是人生命綜合標誌——神的物質基礎和外在表

現。神是氣的旺衰狀態的全息標誌。

4. 氣在人體內的運動形式是生、降、出、入。人體各藏象系統之間的氣機升降出入共處於統一的機體中。有升則有降、有出則有入。

這種氣的動態平衡是維持人體正常生理活動的關鍵。如果人體氣的升降、出入失衡，則人體有關藏象系統會出現功能紊亂的病態。

5. 氣是人體各藏象系統生理功能的全息標誌。中醫體系中氣是藏象系統功能、能量的全息標誌。可以說中醫學之功能與能量是同一事物的兩種表述。氣是能量資訊也是系統功能資訊。中醫說「脾氣虛」就是指脾的功能低下、不足。

6. 人體重要的氣是營氣，營氣運行路徑是由十二經脈和任督二脈而循行全身、貫通藏象系統。

（1）營氣依十二經循行

營氣出於中焦（脾胃），首先循行到手太陰肺經，由手太陰肺經傳注到手陽明大腸經，再傳至足陽明胃經，以後依次傳注到足太陰脾經，手少陰心經，手太陽小腸經，足太陽膀胱經，足少陰腎經，手厥陰心包經，手少陽三焦經，足少陽膽經和足厥陰肝經，最後由足厥陰肝經復注入手太陰肺經，構成了營氣在十二經脈中循行流注於全身的通路。

營氣循十二經脈運行的臟腑五行場關係可以從以下示意圖中看出。

肺（金）——大腸（金）——胃（土）——脾（土）——心（火）——小腸（火）——膀胱（水）——腎（水）——心包絡（土）——

三焦（土）——膽（木——肝（木）——肺（金）。

營氣十二經脈運行的臟腑、六十甲子密碼模型對應關係圖如下：肺（酉金）——大腸（申金）——胃（辰土）——脾（丑土）——心（巳火）——小腸（午火）——膀胱（子水）——腎（亥水）——心包經（未土）——三焦（戌土）——膽（寅木）——肝（卯木）——肺（酉金）。

營氣十二經脈運行的五行場示意圖如下：金——土——火——水——土——木——金

營氣十二經脈運行的六十甲子密碼模型示意圖如下：酉——申——辰——丑——巳——午——子——亥——未——戌——寅——卯——酉

（2）任督循行

營氣在十二經脈循行周流時，還有另一分支，從肝別出，上至額部，循顛頂，下行項背中間，沿脊骨下入尾骶部，這是督脈循行的路徑，其脈又絡陰器，上過毛際入臍中，向上入腹裏，此為任脈循行。

二、中醫學對人體氣的分類

中醫體系中，人們把氣分為四大類即元氣、宗氣、營氣、衛氣。

（一）元　氣

1. 基本含義：元氣又名原氣，是人體中最基本、最重要的、由宇宙五行之氣所化生的根源於腎之氣。由元陰之氣和元陽之氣共同組成。

2. 主要功能：元氣有推動人體生長、發育、生殖、激發和調節各臟腑、經絡、組織器官生理功能的作用。是人

體生命活力的源動力。

3. 循行路徑：元氣通過三焦循行全身，內而五臟六腑，外而肌膚腠理，無處不到。

（二）宗　氣

1. 基本含義：由肺吸入的清氣與脾胃化生的水穀精氣結合而成，聚於胸中者謂之宗氣。宗氣在胸中積聚之處，稱爲「上氣海」，又名膻中。

2. 主要功能

（1）上走息道，推動肺的呼吸，即「助肺司呼吸」。

（2）宗氣注入心脈之中，幫助心脈推動血液循行。即「助心行血」。

（3）與人的視、聽、言、動等機能相關。

3. 循行路徑：宗氣積於心中，灌注心肺，向上出於肺，循喉嚨而走息道；向下注於丹田（下氣海）。並注入足陽明經氣衝，而下行於足；其灌入心者，經心臟入脈，在脈中波動血氣的運行。

（三）營　氣

1. 基本含義：營氣是行於脈中，具有營養作用之氣，因其富含營養，故稱爲營氣。由於營氣行於脈中，化生爲血，營氣與血可分而不可離，故常稱爲「營血」。營氣與衛氣相對而言，營在脈中，衛在脈外，在外者屬陽，在內者屬陰，故又稱「營陰」。

2. 主要功能

（1）化生血液。

（2）營養全身。

3. 循行路徑：營氣通過十二經脈和任督二脈而循行於

全身，貫五臟而絡六腑。

（1）十二經脈循行：

營氣出於中焦（脾胃），首先循行到手太陰肺經，由手太陰肺經傳注到手陽明大腸經，再傳至足陽明胃經，以後依次傳注到足太陰脾經、手少陰心經、手太陽小腸經、足太陽膀胱經、足少陰腎經、手厥陰心包經、手少陽三焦經、足少陽膽經和足厥陰肝經，最後由足厥陰肝經復注入手太陰肺經，構成了營氣在十二經脈中循行流注於全身的通路。這是營氣的十二經脈循行路徑。

（2）任督循行：

營氣在十二經循行周流的同時，還有另一分支，從肝別出，上至額部，循顛頂，下行項背中間，沿脊骨下入尾骶部，這是督脈循行的路徑；其脈又絡陰器，上過毛際入臍中，向上入腹裏，此為任脈循行。再進入缺盆部，然後下注肺中，復出於手太陰肺經，構成了營氣的任督循行路徑。

營氣的十二經脈循行，形成了營氣的十四經流注次序。如此至上而下，又至下而上，出陰入陽。又出陽入陰，相互貫通，如環無端，每晝夜循行於人體五十周。如《靈樞‧營氣》所說「營氣之道，內穀為寶。穀入於胃，乃傳於肺，流溢於中。布散於外。精專者，行於精髓，常營不已，終而復始，是謂天地之紀。」

（四）　衛　氣

1.基本含義：衛，有「衛護」、「保衛」之義。衛氣是行於脈外之氣。衛氣與行於脈內的營氣相對而言，屬於陽故又稱「衛陽」。衛氣亦來至脾胃運化而生的水穀精

微，因其性慓疾滑利，活動力強，流動迅速，故《素問·痺論》稱「衛者，水穀之悍氣也」。

2. 主要功能：

（1）溫養作用，維持體溫。

（2）調節作用，調節汗液排泄。

（3）防禦作用，防禦外邪。

（4）與睡眠有關係。

3. 循行路徑：

（1）畫行於陽，夜行於陰；正常情況下，衛氣畫傍六腑體表的經脈之外，循行二十五周，夜沿五臟循行二十五周。每天從黎明開始，當眼睛睜開時，衛氣即從目內眥上行頭部，循手足太陰、手足少陰和手足陽明經，致四肢末端，再通過四肢的陰面上至目，是爲一周。

每一白天，衛氣環行陽分二十五周次。從入夜到黎明，則從腎開始，依次由腎、心、肺、肝、脾、五臟，又返回於腎，一夜之中，衛氣往復環轉行於陰分，亦二十五周次，畫夜合爲五十周次。

（2）散行全身，衛氣除上述兩種有規律的循行外部分衛氣散佈於全身，外達皮膚之中，筋、骨、分肉之間，內至胸、腹、臟腑、肓膜等處，無處不至。

第四節　用六十甲子模型破譯　　　　　　　個體人生命奧秘例證

氣是宇宙物質能量最基本單位——基本粒子流模型。

宇宙中已知的氣有三種形態：

一是宇宙非生命物質之氣（基本粒子）。

二是宇宙天地五行場（地球生物統一場）之氣（五行場基本粒子）。

三是地球人體（生物體）內的氣（人體五行場基本粒子）。

這三種形態之氣的基礎物質都是宇宙非生命物質──宇宙基本粒子所化生的。是氣在不同場環境中的表現形式。《創新中醫》就是以地球生物統一場──五行場爲基本理念來詮釋宇宙天人全息系統生命科學──中醫學的。五行場的能量（氣）標誌是六十甲子模型，用六十甲子模型破譯個體人生命奧秘就是破譯「氣」的運行規律。

例證028　密特朗：與癌魔抗爭十幾年的法國總統

1916年10月26日，密特朗誕生於法國西部夏朗德省雅爾納克市。先後在巴黎大學攻讀法律、文學及政治學，做過記者、律師。1939年應徵入伍，戰鬥受傷被俘，囚於德國中部一集中營。1942年越獄成功，潛回法國，參加了地下抵抗運動。法國解放後，參加1944年成立的臨時政府第一屆內閣。1981年5月10日，當選爲法國總統。1985年5月蟬聯總統成功。1995年退休。1996年1月8日，因前列腺癌辭世。

密特朗是國際政壇上有影響力的人物。他當政後，堅持獨立自主的對外政策。加強同第三世界國家的關係，保持同美國的聯盟。主張用社會主義加自由來改造法國的政治體制。主張由「社會合作」增加對巨富的徵稅，以縮小

社會不公正日趨嚴重的不平衡。他還酷愛文學、喜歡史地、迷戀音樂。被人們譽爲博學多才的總統。他還在工作之餘著書立說，如《我的實情》、《不斷的改變》、《中國面臨挑戰》等。

密特朗1981年11月7日，就任總統僅僅半年的一次例行身體檢查中被確診爲前列腺癌。並且已經擴散轉移。他曾經做過兩次手術，兩次手術對癌症都無濟於事，在大多數國民不知情的處境中他仍然堅持工作達十四年之久。直到1995年任滿退休。《百度百科》。

命局編碼 丙辰年 戊戌月 丙申日 XX時（辰巳空）

大運編碼 己亥 庚子 辛丑 壬寅 癸卯 甲辰 乙巳 丙午 丁未

起大運年 1921年起大運。

破譯密鑰 從弱格。用神：申、戊、丙、辰、戌。忌神：丙。

發病資訊

1. 1981年患前列腺癌。1981年爲辛酉年。行乙巳大運。

2. 1996年1月8日，因前列腺癌辭世。1996年1月8日爲乙亥流年。行丙午大運。

破譯資訊

1. 1981辛酉年，行乙巳大運，患前列腺癌。在《創新中醫》體系中，前列腺爲腎水和脾土兩個系統共同所屬。脾土藏系統主前列腺肌肉組織，腎水藏系統主前列腺之功能。因此，前列腺的甲子密碼爲辰土和亥子水。流年地支酉金因大運地支巳火旬空，直接制命局用神年支辰土。預

示肺金藏系統與脾土藏系統可能發生病變。事實是脾土藏系統之（辰土）前列腺疾病──前列腺癌。

2. 1996年1月8日，因前列腺癌不治而逝。1996年1月8日是乙亥流年，行丙午大運。

大運地支午火制命局用神日支申金，預示心火藏系統、肺金藏系統可能發生病變。流年地支亥水制命局用神年支辰土、月支戌土。預示腎水藏系統和脾土藏系統可能發生病變。事實是因腎水藏系統（亥水）之前列腺器官功能喪失而辭世。

例證029　英格麗·褒曼：患乳腺癌的奧斯卡影后

英格麗·褒曼，1915年8月29日出生於瑞典斯德哥爾摩。是繼葛麗泰·嘉寶之後的在好萊塢及國際影壇大放光芒的一位瑞典巨星。

1936年，英格麗·褒曼以《寒夜琴挑》一片引起美國大製片家賽茨尼克注意，決定將該片重拍成美國版並請她主演。爲她開啓了通往好萊塢大門。到美國後，褒曼佳作迭出。在美國影迷的心目中樹立起聖潔的形象。1956年以《真假公主》獲奧斯卡影后。1974年以《東方快車謀殺案》獲奧斯卡最佳女配角獎。

1973年11月，褒曼發現患乳腺癌。到1980年，褒曼已經兩次動了手術，割去了右乳房，但兩次手術並沒有根除病灶，但褒曼仍以驚人的毅力堅持拍片。

1982年8月29日，褒曼迎來了自己的第67個生日。這天早上，她感到十分不適，痛楚萬分。她強忍著劇痛，款待爲自己慶祝生日的賓客。就在當晚，一代影后告別了人

世。《美國名人詞典》。

命局編碼 乙卯年 甲申月 壬辰日 XX時（午未空）

大運編碼 乙酉 丙戌 丁亥 戊子 己丑 庚寅 辛卯

起大運年 1918年起大運。

破譯密碼 身旺格。用神：乙、卯、甲。忌神：申、辰。

發病資訊 1973年為癸丑年，發現患乳腺癌。1973年行庚寅大運。

破譯資訊

1. 提示

在《創新中醫》六十甲子密碼模型體系中，乳腺癌必須具備以下條件：一是命局編碼、大運編碼或流年編碼中有乙木（或甲木），或有己土（或戊土），為用神受克制，或為忌神為害。二是命局、大運、或流年編碼中有丑土（或辰、戌、未土）為用神受克制，或為忌神為害。就是說，必須是個體人之肝木象系統與脾土象系統為用神受克制或為忌神為害。這才會形成乳腺病的基本條件。再一個必須同時具備的條件是脾土藏系統為用神受克制或為忌神為害。象藏兩大系統條件都具備，才可能發生乳腺癌。

2. 發病年（1973年癸丑年）正五行場資訊

（1）1973年行庚寅大運，癸丑流年。大運天干庚金制命局年干乙木及用神月干甲木。甲乙木為肝木象系統標誌，受制，預示肝木象系統可能發生病變。事實是乙木為標誌的乳頭系統病變。

（2）1973年為癸丑流年，年支丑土制命局用神年支卯木。丑土為脾土藏系統密碼標誌，卯木為肝木藏系統密

碼標誌。預示可能發生肝木藏系統或脾土藏系統病變。是事實發生了丑土爲標誌的乳房（肌肉）系統病變。

3. 發病年沖合五行場資訊

1973年爲癸丑年，癸丑年司天（上半年）沖合五行場爲太陰濕土，濕土氣場旺。命主乳腺癌當發生在上半年。濕土氣場旺制命局用神年干乙木和月干甲木。土氣場爲脾土象系統之氣，爲忌神。制乙木、甲木預示可能發生肝木象系統、脾土象系統病變。事實是乳腺癌。

4. 資訊綜述

本例中，命主肝木象系統（乙木）受大運天干庚金制，受沖合五行場之濕土氣場制，預示肝木象系統和脾土象系統都可能有病變。流年地支丑土制命局年支卯木，預示脾土藏系統、肝木藏系統可能發生病變。具備了發生乳腺癌的條件。因此說，命主在庚寅大運中的癸丑年（1973）是宇宙天地五行場與命主藏象五行場互動的結果。是庚寅大運、癸丑流年宇宙天地五行場與命主本人藏象五行場物質能量互動的資訊流。

本例乳腺癌是命局肝木藏系統受大運、肺金象系統、流年脾土藏系統制而發生肝木象系統、脾土藏系統病變。是三個藏象系統互動而發病的典型。這說明，在中醫體系中，很多看似簡單的病變，其實都是多系統病。或者說，是多基因病。需要我們拓寬視野，從更大的範圍來研究探索人類疾病的成因。

附：乳腺癌

乳腺癌（Breast Carcinoma）是危害婦女健康的主要惡

性腫瘤。全世界每年約有120萬婦女發生乳腺癌，有50萬婦女死於乳腺癌。北美、北歐是乳腺癌的高發地區。中國雖是乳腺癌的低發地區，但發病率正逐年上升，尤其是滬、京、津及沿海地區。乳腺癌主要發生於女性，發病率為男性的近百倍。

據資料統計，直徑在1cm以上的早期乳腺癌手術後5年生存率可達90%以上。對中期乳腺癌要十分重視中西醫綜合治療，這對於提高，改善生存品質，延長生命有舉足輕重的作用。

乳腺癌屬中醫「乳中癰」「乳岩」「石奶」等病症的範疇。（以上源自《中西醫腫瘤診療大全》）

在《創新中醫》體系中，乳頭屬肝木象系統，密碼模型為甲乙木。乳房屬脾土象系統，密碼模型為戊己辰戌丑未土。

例證030　奧本海默：患喉癌辭世的美國「原子彈之父」

1904年4月22日，奧本海默出生於紐約一個富有的德裔猶太人家庭。

在哈佛大學化學系學習時，他選修了著名實驗物理學家布裏奇曼講授的一門高等熱力學。使他第一次對物理學產生了興趣，這門科學觸動了他心中的「原子彈情結」。以後他師從M玻恩。他與玻恩合作，發表了「分子的量子理論」一文。奠定了研究分子光譜的基礎。

未及而立之年，他已確立了在美國物理學界的領先地位。

1942年，他被任命爲戰時洛斯阿拉莫斯實驗室主任，負責制造原子彈的「曼哈頓計畫」的技術指導。

1945年至1959年，他滿腔熱情地致力於透過聯合國來實行原子能的國際控制和和平爲國，並反對美國率先製造氫彈。艾森豪上臺後，麥卡錫甚囂塵上時，他成爲政治迫害的受害者。

雖然奧本海默沒有得過諾貝爾獎，但他的成就絕不亞於任何一位諾貝爾獎得主。

1963年，詹森總統把原子能會費密獎授予奧本海默，以這種方式爲他恢復名譽。

1966年，奧本海默退休。1967年2月18日，奧本海默因患喉癌於普林頓去世。享年64歲。《美國名人詞典》。

命局編碼　甲辰年 戊辰月 丙戌日 XX時（午未空）

大運編碼　己巳 庚午 辛未 壬申 癸酉 甲戌 乙亥

起大運年　1908年起大運。

密　　鑰　從弱格。用神：辰、辰、戌。忌神：戌、甲。

發病資訊　1967年2月18日。爲丁未流年，甲戌大運。

破　　譯　正五行場資訊

1. 大運支戌土、流年支未土。都屬於燥土，都制命局用神年支辰土及日支辰土。辰土爲脾土藏系統密碼，爲咽喉標誌。辰土受制，主人病發食道癌。

2. 大運天干甲木，制月幹用神戊土。戊土爲脾土象系統密碼標誌。標誌脾土系統不吉，會發生脾土系統疾病。

3. 沖合五行場資訊

未年司天爲太陰濕土。標誌丁未年上半年，太陰濕土（土氣場）旺。辰土受制，再遇土氣場旺，則受制力更大。因此，命主因食道癌而辭世。

例證031　劉海粟：戰勝兩次中風病的美術大師

劉海粟，1896年3月16日出生於江蘇省常州市。中國新美術運動的拓荒者，現代藝術教育奠基人。歷任南京藝術學院院長，名譽院長，教授。上海美術家協會名譽主席。中國美術家協會顧問。曾被英國劍橋國際傳略中心授予「傑出成就獎」，義大利歐洲學院授予「歐洲棕櫚金獎」。

1958年和1962年，曾兩次中風，劉老以驚人的毅力頑強與病魔抗爭，兩次都戰勝了病魔。《百度百科》。

命局編碼　丙申年　辛卯月　戊辰日　XX時（戊亥空）

大運編碼　壬辰　癸巳　甲午　乙未　丙申　丁酉　戊戌　己亥　庚子　辛丑

起大運年　1903年起大運。

破譯密鑰　身弱格。用神：辰、丙。忌神：卯、辛、申。

發病資訊　第一次中風，1958年戊戌年。行丁酉大運。第二次中風，1962年壬寅年。行丁酉大運。

破譯資訊

1. 提示

中風即腦血管病。在《創新中醫》體系中，腦血管病的六十甲子密碼模型爲辰丑未戌土。辰丑未戌土爲用神受制或爲害，都預示可能發生心腦血管疾病。

2. 第一次中風時爲1958戊戌年，行丁酉大運。

（1）發病時正五行場資訊

大運地支酉金合絆命局用神日支辰土，辰土爲脾土藏系統密碼標誌。辰土受制減力，預示可能發生心腦血管疾病。流年地支戌土，制命局用神日支辰土。辰土受制，預示可能發生心腦血管疾病。

（2）發病時沖合五行場資訊

1958 戊戌年，沖合五行場爲上半年（司天）太陽寒水，水氣場旺。下半年（在泉）爲太陰濕土，土氣場旺。因此，發病如在下半年，則會發病較快。

辰土爲濕土，戌土爲燥土，都是脾土藏系統密碼模型。燥土戌沖濕土辰，病發在腦血管。

3. 第二次中風爲1962壬寅年，行丁酉大運。

（1）發病時正五行場資訊

大運地支酉金制命局用神日支辰土，辰土受制，預示可能發生脾土藏系統疾病。事實是發生了腦血管疾病。流年地支寅木，制命局用神日支辰土，因此又發生了中風。

（2）發病時合化五行場資訊

1962壬寅年，壬年爲木運太過之年。木氣場太旺制命局日干戊土。戊土爲脾土象系統標誌，受制預示可能發生脾土象系統疾病，如口唇歪斜等。

（3）發病時沖合五行場資訊

1962爲壬寅年，寅年沖合五行場爲上半年爲少陽相火，火氣場旺。下半年爲厥陰風木，木氣場旺。據此推測，中風當發生在下半年。

（4）發病時運氣同化五行場資訊

1962壬寅年爲同天符年。同天符年五行場資訊發病規

律是發病快而危重。

4. 資訊綜述

兩次中風都是因命局中用神月支辰土受制而發病。而二次發病有害的五行場資訊更多，因此，第二次發病比較危重。但劉大師都頑強地戰勝了病魔。這可以說是個奇跡。

5. 山翁點評

本例是典型的中腑型中風病。辰土為脾土藏系統密碼模型，也是足陽明胃經密碼模型。足陽明胃經入上齒，挾口環唇，至額顱。因此，辰土密碼模型之一就是額顱處腦血管與經絡標誌。辰土為用神受制，預示可能發生腦血管、腦中經絡病變。事實是命主患中腑型中風病。此例足可以為「中醫博大精深」做一佐證。

例證032　厄思斯特：諾貝爾文學獎作家因心臟病辭世

斯坦貝克・約翰・厄思斯特，男，1902年2月27日，出生於美國加利福尼亞州薩利納斯一位麵粉廠主家庭。1920年至1926年在斯坦福大學選修英國文學和海洋生物學，未畢業。先後在牧場、修路隊、製糖廠和建築工地當工人。1929年發表第一部長篇小說《金杯》，未引起重視。1939年發表的長篇小說《憤怒的葡萄》，描寫佃農喬德一家在大企業的壓迫下破產，背井離鄉，在加利福尼亞州又陷入果園主剝削與壓迫的羅網。最後，發出憤怒的呼聲，奮發反抗。1940年獲普利策獎。1962年獲諾貝爾獎。1964年獲美國總統自由勳章。1968年12月20日，因心臟病在紐約辭世。《美國名人詞典》。

命局編碼　壬寅年 壬寅月 辛巳日 XX時（申酉空）

大運編碼　癸卯 甲辰 乙巳 丙午 丁未 戊申 己酉

起大運年　1905年起大運。

破譯密鑰　從弱格。用神：巳、寅、壬。

發病資訊　1968戊申年12月20日，因心臟病而逝。1968年行己酉大運。

破譯資訊

發病時正五行場資訊，流年地支申金，大運地支申金，都為忌神，都制命局用神日支巳火、年支寅木、月支寅木。預示可能發生心火藏系統、肝木藏系統病變。事實是命主因心血循環系統功能病變而辭世。

例證033　王均瑤：英年早逝的民營企業家

2004年11月1日、新華網：均瑤集團負責人10日向新華社記者證實，十屆全國政協委員、均瑤集團董事長，中國著名企業家王均瑤已於7日下午病逝、享年38歲。

據悉，王均瑤因患腸癌，肺部感染後病情突然惡化，最終因呼吸衰竭搶救無效，於2004年11月7日，9時48分在上海去逝。

王均瑤，溫州籍民營企業家。1966年9月15日出生於浙江省溫州市倉南縣大漁鎮。少年輟學投身經濟建設大潮。以其敢於創新，勤於創業的精神，從一名普通的溫州青年，成長為歷經市場洗禮的優秀民營企業家。

王均瑤熱心公益，積極扶助弱勢群體。2003年，他回應國家西部大開發的戰略部署，捐款一千多萬元。設立「大學生自願服務西部計畫均瑤基金」。獲「第一屆上海

市十大傑出青年」稱號。正當王均瑤事業如日中天時，2004年被查出患腸癌，2004年4月8日因大腸癌救治無效而辭世。《百度百科》

命局編碼　丙午年 丁酉月 丁丑日 XX時（申酉空）

大運編碼　戊戌 己亥 庚子 辛丑 壬寅 癸卯

起大運年　1974年起大運。

破譯密鑰　身旺格。用神：丑。忌神：丁、丙、午。

發病資訊　2004年甲申年，發現患腸癌。2004甲申年11月因大腸癌救治無效而辭世。2004年，行辛丑大運。

破譯資訊　大腸爲肺金藏系統所屬，甲子密碼爲申金、酉金。

發病時正五行場資訊

流年地支申金制命局最大用神日支丑土，預示肺金藏系統、脾土藏系統可能發生病變。事實發生了肺金藏系統大腸（申金）病變——腸癌，並因腸癌而英年早逝。

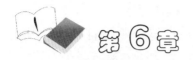

第6章
陰陽：宇宙萬物場與能量態（波粒）模型

　　陰陽是古代中華文化中應用最廣泛的概念之一。如果我們用現代科技理念來詮釋陰陽，那就是：陰陽是宇宙萬物場與能量態（波粒）模型。陰爲場態，陽爲能量（波粒）態。這樣，再去理解中醫術語就容易多了。

　　陰陽最初含義是指日光的向背而言，朝向日光則爲陽，背向日光則爲陰。向陽的地方光明、溫暖；背陽的地方黑暗、寒冷。於是古人就以光明、黑暗，溫暖、寒冷分陰陽。

　　隨著時光的流逝，先民們遇到種種兩極現象，不斷地引申其義，將天地、上下、日月、晝夜、水火、升降、動靜、內外、雌雄等相反的事物和現象，都以陰陽來加以概括。這樣，陰陽的概念就出現了。

　　現在，我們能見到的用符號記錄陰陽的最早的文獻是成書於兩千三百年前的《易經》。《易經》用「－－」表示陰，稱爲陰爻；用「－」表示陽，稱爲陽爻。《易經》中陰陽符號是中國古代陰陽理念形成的標誌。

　　現在，我們能見到用文字記錄陰陽的典籍是西元前

827 年，周宣王即位時，大臣勸諫文書。其中說：「陰陽分佈，震雷出滯，土不備墾，辟在司寇。」

用陰陽概念於醫道最早的記錄是西元前417年，秦名醫醫和在為晉侯診病時所說：「天有六氣，降生五味，發為五色，徵為五聲，淫生六疾。六氣曰陰、陽、風、雨、晦、明也」。

陰陽，即可以表示相互對立的事物或現象，又可以標誌同一事物內部對立著的兩個方面。

吳敦序先生主編的《中醫基礎理論》對陰陽的定義是：陰陽是有特定屬性的一分為二。

第一節　陰陽的哲學意義

陰陽學說是中國古代樸素的對立統一理論。是中國古人用以認識世界和解釋世界的一種世界觀和方法論。

陰陽學說認為，無論世界上有形的物體或無形的太虛，無論宇宙中的天體或大地上的萬物品類，都有普遍的聯繫，都處在無休止的運動之中。而這一切的發展變化都是在陰陽的相互作用下發生。

諸如天與地，日與月、水與火、晝與夜、明與暗、寒與熱、上與下、生與死等等，無不是相互關聯而又相互矛盾的事物和現象，此中皆可分陰陽。

陰陽學說認為，所有相互對立的事物儘管千差萬別，但是矛盾的雙方在屬性上總是表現出兩類特定的相反趨向；一類趨向於明亮、活動、興奮、向上、溫熱、向外、

擴散、開放等；另一類趨同於晦暗、沉靜、抑制、向下、寒涼、向內、凝聚、閉闔等。前一類屬於陽，而後一類屬於陰。

由於陰陽是從具體事物或現象中抽象出來的用以標示事物屬性的範疇，並不代表某種具體的事物，所以《靈樞·陰陽系日月》說：「且夫陰陽者，有名而無形。」指出陰陽是一對屬性概念。

一、陰陽交感

陰陽交感是指陰陽二氣在運動中相互感應而交合的過程。

陰陽二氣是永恆運動的，當他們在運動中相遇而又處於和諧狀態時，就會發生交感作用。陰陽的相互交感，使對立著的兩種事物或力量，統一於一體，於是產生了自然界，產生了萬物，產生了人類。陰陽交感使自然界時時處於運動變化之中。

二、陰陽對立制約

對立即相反。陰陽相反導致陰陽相互制約，溫熱與火屬陽、寒冷與水屬陰。溫熱可以驅散寒冷，冰冷可以降低高溫，這就是陰陽之間的相互制約。陰陽雙方相互制約的結果，使事物取得了動態平衡。

三、陰陽互根互用

陰陽互根是指一切事物或現象中相互對立著的陰陽兩個方面，具有相互依存，互為根本的關係。

陰和陽任何一方都不能脫離另一方而單獨存在，每一方都以相對的另一方的存在作為自己存在的前提和條件。

如上為陽、下為陰，沒有上也就無所謂下，這就是互根。

互用是指陰陽雙方不斷地資生，促進和助長對方。

四、陰陽消長平衡

消，即減少；長，即增加。陰陽消長是指一切事物中所含陰陽的量和陰陽之間的比例不是一成不變的，而是不斷地消長變化著。

陰陽消長可概括為以下四種類型：

1. 此長彼消。

2. 此消彼長。

3. 此長彼亦長。

4. 此消彼亦消。

陰陽消長產生的根本原因是陰陽對立制約，與互根互用。陰陽消長穩定在一定範圍內稱為對立平衡。

五、陰陽相互轉化

陰陽轉化，是指一種事物的整體屬性在一定的條件下，可以向其相反的方向轉化，即屬陽的事物可以轉化為屬陰的事物，屬陰的事物也可以轉化為屬陽的事物。

陰陽相互轉化，既可以表現為漸變形式，又可以表現為突變的形式。陰陽的運動是永恆的，而平衡是相對的。總而言之，陰陽學說告訴我們這樣一個事實：陰陽對立統一、一分為二法則是宇宙萬事萬物共同遵循的宇宙普適法則。

第二節　陰陽的物理學意義

現代物理學將物質的形態歸結爲兩種：即實物與場。每一實物都同時存在著它的場，兩者是共存的。

根據陰陽對立統一、一分爲二法則，我們可以把事物的場態看作是陰，而把物質的波粒態看作是陽。這樣就可以把陰陽視爲宇宙萬物場態與波粒態模型。

中醫學中陰陽的概念是泛指的，對宏觀的物質如天、地而言，天爲陽，地爲陰。這是因爲天相對主動，地相對主靜的層面而言陰陽。同樣，五運爲陽，六氣爲陰，也是這個意思。

又如：氣爲陽，精爲陰。在這裏，氣爲波粒態，精爲場態，這是從同一物質的場與能量層面而言。宏觀宇宙中，發光發熱的恒星爲陽，相對而言不發光不發熱的地球爲陰。微觀的原子中快速運轉的電子爲陽，相對穩定的電子核爲陰。這是對不同物質的能量屬性而言陰陽。

第三節　陰陽的生物學意義

地球上所有的生物，人類、動物、植物、微生物到微觀的細胞，都是以場態存在的實物。即人類、動物、植物、微生物都存在自己的場——生物場。

人體生物場是指存在於人體組織內部的電磁場，現代

生物學認爲，人體電磁場，是人體指徵之一。不僅人體存在生物場，構成人體的最小單位細胞也同樣存在生物場。人體細胞時刻在同它的外界環境進行著物質能量交換，而交換的物質能量大多是以帶電粒子的形式存在。

如果用陰陽理念來詮釋人體生物場，則陰就是人體生物場的場態，陽就是人體生物場的帶電粒子態。即陰陽爲人體生物場與帶電粒子模型。

陰陽現象存在於生物體的各個系統中。宏觀生物體之陰陽規律如：動植物、人類之雌雄。人體之腹爲陰、背爲陽；足爲陰、頭爲陽；藏爲陰、象爲陽；臟爲陰、腑爲陽等等。微觀上，人體也處處呈現陰陽現象，如人體細胞膜爲陽，細胞核爲陰。神經之突觸，可分爲興奮性和抑制性，其興奮性突觸爲陽、抑制性突觸爲陰。

胰腺的胰島中 B 細胞，可分泌胰島素，它能使血液中的葡萄糖含量降低。胰島中的 D 細胞，可分泌胰島血糖素，可使血糖升高。因此，我們可稱分泌高血糖的 D 細胞爲陽，而分泌降低血糖的 B 細胞爲陰。

第四節　陰陽的精氣學意義

精氣是中醫特有的概念。狹義之精是指人體生殖之精，廣義之精是泛指宇宙中物質的場態。

氣在中醫理念中，是構成宇宙萬物的精微物質、本元物質。如《素問・天元紀大論》說「在天爲氣，在地成形，行氣相感而化生萬物矣。」《醫門法律・先哲格言》

說：「氣聚則形存，氣散則形亡。」

精爲陰爲場態，氣爲陽爲能量（波粒）態模型。精在內相對穩定；氣在外相對運動。精可化氣，氣亦可化精，精爲氣之根，氣爲精之動。

第五節　陰陽的運氣學意義

五運六氣學說（簡稱運氣學說）是中醫核心理論之一，是中醫探索宇宙天體運行引起的地球氣候、五行場變化對人與生物生命節律影響的模型理論。

五運是對月球、五星（木星、火星、土星、金星、水星的簡稱）與地球互動產生的地球氣候、五行場變化規律的模擬。

相對六氣系統而言，五運系統變化較大，這是因爲月球、五星的軌道位置不同，與地球距離不同，運行週期不同，所以變化性大。因此五運屬陽；六氣系統只有太陽（日）與地球之間互動，太陽對地球的引力場、電磁場、輻射場相對變化較小，而地球的公轉、自轉也比較穩定，所以六氣屬陰。

屬陽的五運用十天干密碼標誌，屬陰的六氣用十二地支標誌。

屬陽的五運主導個體人的成長，屬陰的六氣主宰個體人的生死。

第六節 陰陽的藏象學意義

藏象學說是中醫核心基礎理論之一，是中醫典籍《黃帝內經》關於人體的最重要最系統的歸類。是人體與天地能量互動模型。

《創新中醫》把「藏象」理解為：人體在裏在內的臟腑組織為藏，人體在外在表的五官、孔竅、皮毛等為象。象為陽，藏為陰。藏為精，象為氣。精氣互動謂之神。藏之精主宰個體人之生死；象之氣主導個體人之成長。

象系統為陽，是母系統，目（木）、舌（火）、口（土）、鼻（金）、耳（水）五大五行屬性器官為子系統；藏系統為陰，是母系統。肝（木）、心（火）、脾（土）、肺（金）、腎（水）五大五行屬性臟腑為子系統。

第七節 用六十甲子模型破譯個體人 生命奧秘例證

陰陽是宇宙物質場態和波粒態模型。陰相對於陽來講，是場態物質；陽對於陰來講，是波粒態物質。陰陽是相對的概念。

在《創新中醫》體系中，陰陽即標示宇宙生物統一場（天地五行場）又標示個體人藏象系統五行場屬性與生理功能，是全息的概念。

例如，六十甲子中的十天干甲丙戊庚壬爲陽干，是天之五行場（五運五行場）的波粒態模型；而乙丁己辛癸五陰干，是天之五行場（五運五行場）的場態模型。

而六十甲子中的十二地支子寅辰午申戌爲陽支，是十二地支中的波粒態模型；亥卯丑巳酉未爲陰支，是十二地支中的場態模型。理解了這個概念，再去領悟其他理念就相對地容易多了。

例證034　尼克森：中國人民的老朋友因中風辭世

尼克森・理查・米爾豪斯，美國第三十七任總統。1913年1月9日生於美國加利福尼亞州洛杉磯的巴林達。1934年惠特爾學院畢業，取得律師資格。

1942年——1946年在海軍服役，升至海軍少校。1947年——1950年任國會眾議院議員。1953年——1961年連任兩屆副總統。1968年當選總統。1972年再次競選，連任總統。1972年2月21日——27日訪問中國，與周恩來總理在上海發表《中美聯合公報》，開創中美關係新階段。退休後多次來中國訪問。

1987年3月美國——中國協會在紐約成立，與卡特，福特等前總統共任名譽主席。著作：《六次危機》（1962年）、《真正的戰爭》（1980年）、《領袖們》（1982年）等。《美國名人詞典》。

1994年4月18日，突發中風。1994年4月22日辭世。

下面，我們就用《創新中醫》預測術來分析一下，尼克森先生突發中風即辭世的五行場資訊。

命局編碼　壬子年 癸丑月 庚寅日 XX時 （午未空）

大運編碼 甲寅、乙卯、丙辰、丁巳、戊午、己未、庚申、辛酉。

起大運年 1922年起大運。

破譯密鑰 從弱格。用神：丑、寅、子、壬、癸。

發病資訊 1994年（甲戌）4月18日傍晚突發中風。1994年4月22日，辭世。1994甲戌流年行辛酉大運。

破譯資訊

1. 提示

本例中，年支子水、月支丑土、日支寅木都爲用神。子水爲腎水藏系統密碼標誌，丑土爲脾土藏系統密碼標誌，寅木爲肝木藏系統標誌，子、丑、寅都喜生助而不喜受克制。子水受制則可能發生腎水藏系統病變；丑土受制則可能發生脾土藏系統疾病；寅木受制則可能發生肝木藏系統疾病。丑土爲月令，爲最有力的用神。丑土爲脾土藏系統密碼標誌，脾土藏系統臟腑組織爲脾、胃、胰、肌肉、血管等。其中血管系統中最重要的是心、腦血管。如丑土受制，則可能發生心、腦血管疾病。

2. 發病時正五行場資訊

1994年甲戌流年，行辛酉大運。流年地支戌土制命局年支子水、月支丑土、日支寅木。大運地支酉金，制命局月支丑土，日支寅木。預示可能發生腎水藏系統疾病（子）；脾土藏系統疾病（丑）；肝木藏系統疾病（寅）；或肺金藏系統疾病（酉）。事實上發生了脾土藏系統（丑）疾病——腦血管病（中風）。因爲丑土是人體血管的密碼標誌。

3. 發病時合化五行場資訊

1994年爲甲戌年，甲年中運爲土運太過，太過就是太旺。土氣場生日干庚金，爲忌神。因爲庚日干喜克制而忌生助。於是本年可能發生脾土系統疾病。事實正是如此，發生了脾土系統之腦血管病——中風。

4. 發病時運氣同化五行場資訊

1994年爲甲戌年。甲戌年爲歲會年。歲會年發病特點爲發病緩慢而持久。而對於腦血管患者來說，病勢緩慢而持久意味著久治不癒。事實是1994年4月18日傍晚發病，22日即辭世。

5. 發病月、日正五行場資訊

1994年4月爲戊辰月，辰月爲辰丑濕土旺月。受制的丑土在本氣場旺月病情最易顯現。因此，辭世於辰月。

1994年爲甲戌年；4月爲辰土月，辰土爲濕土，戌土爲燥土，燥濕相搏，脾土系統升降失常，而導致腦血管發生病變。這就是「象病輕、藏病重，四土爲害最危重」的原因。

例證035　謝添：高壽的中國表演、導演藝術家

謝添，1914年6月18日（陰曆五月二十五）出生於天津。是中國當代著名的表演、導演藝術家。有「銀幕千面人」、「中國卓別林」之稱。

謝添從1932年開始參加業餘話劇演出。1936年參加電影《夜會》的演出，共演出《清明時節》、《生死同心》、《壓歲錢》、《馬路天使》、《風雪太行山》、《聖城記》、《民主青年進行曲》、《新兒女英雄傳》、《風箏》、《林家鋪子》、《洪湖赤衛隊》等幾十部電影

的表演。

謝添有著廣泛的興趣愛好，他喜歡音樂，能拉二胡，能演唱京戲、評劇、河北梆子、評彈；他喜愛美術、愛看畫展、善畫漫畫；他喜愛多科藝術形式，經常觀摩雜技、木偶戲、雙簧、相聲等；與許多相聲演員交往甚厚；他愛好體育運動，經常打乒乓球、籃球。

廣泛的興趣愛好，使謝添從多種藝術形式中吸取和借鑒了豐富的創作元素，提高了藝術修養，開拓了他的創作領域。他導演的影片，既有新奇獨到之處，又能為廣大觀眾喜聞樂見。他導演的作品風格多樣，感情真摯，富於幽默感。他導演的《小鈴鐺》於1980年獲第二次全國少年兒童文藝創作一等獎；《甜蜜的事業》於1980年獲第三屆電影百花獎最佳導演獎；《七品芝麻官》於1986年獲第四屆電影百花獎最佳戲曲片獎；《茶館》於1983年獲第三屆電影金雞獎特別獎和文化部1982年優秀影片特別獎；《那五》於1989年獲全國電影製片廠優秀電視劇一等獎。

謝添為中國電影事業做出了貢獻，是中國有成就、有影響的電影藝術家。

2003年12月13日，謝添因心臟病在北京仙逝。享年89歲。是高壽的藝術家之一。《百度百科》。

2003年12月15日，北京晨報：我國老一輩著名導演、表演藝術家謝添，12月13日上午6點10分，於北京積水潭醫院逝世，享年89歲。

東北新聞網報導：謝添，1914年舊曆五月二十五日出生於天津。

命局編碼 甲寅年 庚午月 乙亥日 XX時 （申酉空）

　　大運編碼　辛未 壬申 癸酉 甲戌 乙亥 丙子 丁丑 戊寅 己卯。

　　起大運年　1920年起大運。

　　破譯密鑰　從弱格。用神：午、庚、寅、甲。忌神：亥。

　　發病資訊　2003癸未年12月13日，因心臟衰竭辭世。2003年行己卯大運。

　　破譯資訊

　　1. 提示

　　在《創新中醫》體系中，心臟功能為心火系統所主。但心臟的實際臟腑卻是脾土藏系統所屬，這是因為心臟是由肌肉組織構成的，肌肉組織是脾土藏系統臟腑組織之一。所以心臟實體的六十甲子密碼模型與血管密碼模型一樣是辰戌丑未土。尤其是未土更是心臟組織的標誌，即心包絡，心臟都可以是未土為標誌。未土為用神受制，可能發生心血管病或心臟本身之病變。

　　2. 發病時正五行場資訊

　　2003年為癸未年，行己卯大運。

　　大運地支卯木為忌神，制流年地支未土，未土為用神。為心血管或心臟密碼模型。未土受制預示可能發生心血管或心臟病變。事實是心臟功能衰竭而辭世。

　　3. 資訊綜述

　　本例為肝木藏系統卯木制用神脾土藏系統未土，導致命主心臟功能衰竭而仙逝。在《創新中醫》體系中，人的心臟功能是由心火系統的「主血脈」和脾土系統的「主裹血」共同完成的。脾土系統「主裹血」功能主要是透過血

管、肌肉系統來完成的。脾土藏系統之未土，就是心血管與心包絡、心臟的密碼模型之一。未土受制，在本例中病變爲心臟功能衰竭。

例證036　張生瑜：英年早逝的同仁堂掌門人

2008年7月23日，《成都商報》；同仁堂稱；公司董事長張生瑜突發心臟病搶救無效於2008年7月22日凌辰去世。

張生瑜，1969年3月6日生於河北三河市。大學畢業後不久就進入同仁堂集團。從最基層的工作做起，一步一步踏踏實實先後任同仁堂集團企業管理處副處長，同仁堂股份證券部副主任、主任。北京同仁堂股份有限公司副董事長。雖然不滿40歲，在資本市場名聲顯赫。被職工稱爲「人緣很好、工作賣命」的同仁堂「少壯派」掌門人。2008年戊子年7月22日凌晨，突發心臟病而辭世。是中國近幾年來「英年早逝」的精英之一。《百度百科》。

命局編碼　己酉年　丁卯月　庚辰日　XX時　（申酉空）

大運編碼　丙寅　乙丑　甲子　癸亥　壬戌　酉金　庚申。

起大運年　1979年起大運。

破譯密鑰　身弱格。用神：辰、酉、己。忌神：卯、丁。

發病資訊　2008戊子年7月22日凌晨，突發心臟病而辭世。2008年行甲子大運。

破譯資訊

1. 發病時正五行場資訊

流年地支子水，大運地支子水都爲忌神，都制命局最

大用神日支辰土。辰土爲脾土藏系統所屬，爲心腦血管標誌。辰土受制，預示心腦血管可能發生病變。事實是突發心臟病而辭世。

2. 發病年運氣同化五行場資訊

2008年爲戊子年。戊子年運氣同化五行場爲天符年。天符年發病特點是發病快而危重。事實是突發心臟病而辭世。

本例心臟病其實是腎水藏系統（子水）和脾土藏系統（辰土）互動形成的心血管系統病變。即兩重子水制辰土。辰土爲心腦血管標誌。

例證037　維利・羅尼：長壽的法國著名攝影家

維利・羅尼，1910年8月14日，出生於法國巴黎。是法國著名的攝影家。維利的父親是來自奧德薩的猶太攝影家，母親是來自立陶宛的鋼琴師。少年羅尼傾心於音樂，希望有朝一日成爲作曲家。1949年，父親病故後，羅尼關閉家庭照相館，開始攝影生涯。他從事攝影半個多世紀，專門拍攝法國人民的日常生活。曾獲得法國教育部頒發的攝影藝術金獎。是美國生活雜誌的第一個法國攝影記者。

羅尼自50年代在阿維尼翁和馬賽等地的藝術學院任教。2007年4月，中國北京的首都博物館曾舉辦他的《攝影的誕生——一項法國的發明》和《維利・羅尼眼中的巴黎》兩個展覽。2009年9月12日，被稱爲「偉大的人文主義攝影家」的維利・羅尼在巴黎去世，享年99歲。《百度百科》

命局編碼　庚戌年 甲申月 辛亥日 XX時 （寅卯空）

大運編碼 乙酉 丙戌 丁亥 戊子 己丑 庚寅 辛卯 壬辰 癸巳 甲午

破譯密鑰 身旺格。用神：亥、甲、戌。忌神：申、庚。

長壽資訊 維利先生一生心向人民，專門拍攝法國人民的日常生活。被稱爲「偉大的人文主義攝影家」。關愛人民是偉大的心胸，是一種高尚的思想情操。這可能是他長壽的主要精神因素。

從宇宙天地五行場看，維利命局中用神亥水在日支。申月亥水旺。這是他長壽的宇宙天地五行場物質能量因素。

例證038 凱莉‧米洛：戰勝癌魔的英國「超級天后」

凱莉‧米洛，1968年5月28日出身於澳洲墨爾本。從澳洲來到英國後，一舉跨入英國主流音樂市場。成爲英國流行樂壇史上唯一前十三首單曲都打入排行榜前十名的女歌手。被認爲是與麥當娜並駕齊驅的歌壇超級天后。正當米洛的歌唱事業如日中天時，2005年5月被查出患了乳腺癌。爲了治病，她終止了所有巡演和唱片錄製。閉門謝客，一心與病魔抗爭。

她回憶說：當時，因化療睫毛和頭髮全部掉光。身體有時「縮到什麼都沒有」，有時又「像氣球一樣膨脹」。一年後，2006年1月，復查結果顯示「身體裏已經沒有癌細胞了」。頭髮也重新長了出來。凱莉‧米洛，這個堅強的女孩，戰勝了乳腺癌。創造了又一個人類抗癌史上的奇跡。她說：生病讓我增加了某種資訊，這是一種從內部升騰出來的美。《百度百科》。

命局編碼 戊申年 丁巳月 戊戌日 XX時 （辰巳空）

大運編碼 丙辰 乙卯 甲寅 癸丑 壬子 辛亥 庚戌。

起大運年 1975年起大運。

破譯密鑰 從弱格。用神：申。忌神：丁、巳、戊、戌。

發病資訊 2005乙酉年。行癸丑大運。查出患乳腺癌。

破譯資訊

1. 發病時正五行場資訊

大運天干用神癸水被流年天干乙木制。癸水用神受制無力再去制命局忌神年干戊土和日干戊土。戊土為脾土象系統密碼標誌，為忌神。不受制預示可能發生脾土象系統病變。流年天干乙木制了大運天干癸水用神，乙木為害。乙木為肝木象系統密碼標誌。戊土為乳房標誌。乙木為乳頭標誌。

大運地支丑土為用神，為脾土藏系統密碼標誌，受流年地支酉金制，酉金為用神，在這裏起到了忌神的作用。丑土受制就無力去制命局忌神戊土預示可能發生脾土藏系統病變。事實是乳房乳頭病變惡化為乳腺癌。而轉變為乳腺癌的最重要原因就是脾土藏系統之丑木為用神受制。這就是「象病輕、藏病重，四土為害最危重」。

2. 發病時運氣同化資訊

2005年為乙酉年，乙酉年運氣同化為天符年。天符年是指逢此年，個體人發病規律是發病快而危重。因此，米洛一查就已是乳腺癌，而不是由乳腺炎緩慢發展而變成乳腺癌。

3. 資訊綜述

本例是命局忌神脾土象系統戊土因不受制而發生乳房疾病。流年乙木爲害而發生乳頭疾病。大運地支丑木受制而病發乳腺癌。

米洛有抗爭癌魔的堅強信念是她戰勝惡疾的主要因素之一。同時，我們不得不承認，米洛運氣好也是她戰勝癌魔的又一重要因素。

因爲2006年是丙戌年。這一年，命局中最有力的忌神日支戌土受大運地支丑木直接制。戌土忌神受制減力是米洛乳腺癌康復的最主要五行場能量資訊。

例證039　浩然：與病魔抗爭十幾年的著名作家

2008年2月21日《北京晨報》；昨天凌晨2時32分，影響了一代人的著名作家浩然因冠心病引起的心臟衰竭與世長辭，享年76歲。

浩然，本名梁金廣，中國著名作家。1932年出生於唐山趙各莊。13歲前念過3年小學，半年私塾。14歲參加革命活動，當兒童團長。1949年調區委做青年團工作，並開始自學充實閱讀，立志文學創作。他以「深入一輩子農村，寫一輩子農民，給農民當一輩子代言人」爲誓言，在冀東和北京郊區農村做了50年艱辛的生活積蓄和藝術耕耘。

1962年底開始創作多卷本長篇小說《豔陽天》。1970年底開始創作另一部多卷長篇小說《金光大道》。1987年發表的長篇小說《蒼生》以新的視角觀察和反映變革中的農村現實和新時期農村的巨大變化。

1993年6月15日，浩然突發腦血栓病，經搶救轉危爲安，住院期間，他仍然關注「文藝綠化工程」，在病房兩次主持文聯主席辦公會，還閱改了大量作者稿件。

1996年10月22日，浩然去西安邊療養邊寫作，11月14日突發腦昏迷症，三天兩夜不醒。經搶救又脫離危險。2008年2月20日因冠心病引起的心臟衰竭在北京仙逝。享年76歲。《百度百科》。

命局編碼 壬申年 甲辰月 辛酉日 XX時（子丑空）

大運編碼 乙巳 丙午 丁未 戊申 己酉 庚戌 辛亥 壬子。

起大運年 1935年起大運。

破譯密鑰 身弱格。用神：辰、酉、申。忌神：甲、壬。

發病資訊

1. 中風年正五行場資訊

癸酉年，庚戌大運。大運地支戌土爲忌神，制命局用神月支辰土。辰土是脾土藏系統（脾、胃、胰、肌肉、血管等）密碼標誌。辰土受戌土制，預示可能發生脾土藏系統病變，事實是發生了腦血管病變。即中風。

2. 發病時運氣同化五行場資訊

1993癸酉年，爲同歲會年。同歲會年五行場發病特點爲發病緩慢而持久。事實是命主中風一病十幾年。

3. 腦血栓。發病時正五行場資訊

1996年丙子年，行辛亥大運。流年地支子水，大運地支亥水，都制命局用神辰土。辰土爲心腦血管密碼標誌。事實是病發腦血栓。

4. 仙逝年正五行場資訊

2008戊子年，因心臟衰竭而仙逝。行壬子大運。大運地支子水，流年地支子水都制命局用神月支辰土，預示腎水藏系統、脾土藏系統可能發生病變。這就是中醫所說的「脾腎兩虧」症。脾腎兩虧在本病例中表現是心臟衰竭。

5. 仙逝年運氣同化五行場資訊

2008年戊子年。戊子年爲天符年。天符年發病特點爲發病快而危重。事實是一代著名作家因此而仙逝。

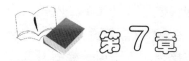

第7章
五行場——地球生物統一場

　　當代人們相信這樣一個命題：宇宙任何物質都以兩種形態存在，一是實體物質，二是場態物質。這就是說，宇宙中任何物質都同時以實體物質和場態物質而存在。大至恒星、人體，小至原子、細胞。人們瞭解比較多的場有引力場、電磁場、輻射場。也包括人們正在瞭解的量子場。偉大的愛因斯坦生前一直致力於探索一個宇宙的統一場因量子理論的存在未能如願，以致人們懷疑宇宙是否存在一個真實的「統一場」。

　　《創新中醫》作者由破譯兩三千年前中醫經典《黃帝內經》中關於陰陽、五行、五運六氣、藏象等理論模型發現；在地球生物（人類、動物、植物、甚至微生物）生存的大氣圈內，真實不虛的存在著一個「生物統一場」。五行場就是地球環境（地域、水、大氣、溫度）與周圍天體（太陽、月球五星等）互動中形成的地球生物統一場，主宰著地球生物的生命節律。

　　五行場分為天（陽）、地（陰）兩極，每極又各分為五大能量屬性（波長、頻率）——木氣場、火氣場、土氣場、燥氣場、水氣場。每種屬性場又各自分為強場（陽）與弱場（陰）。天地五行場又各自分三個層次（主、客、

中歲）運動。

表述五行場運行規律的理論模型就是《黃帝內經》的核心理論之一即「五運六氣」學說。標示五行場運行的全息密碼是由十天干、十二地支構建的六十甲子模型。五行場調控地球生物生命節律最典型的事例是對地球人類生命節律的動態平衡。破譯五行場對個體人生命節律動態平衡的解碼程式是《子平術》。

能夠證明以上所述真實不虛的例證就是《創新中醫》這本小書中的100位中外名人健康長壽與疾病死亡的例子。

五行場概念中的五，是指木、火、土、金、水五種場態物質能量；所謂行，在這裏具有行動、運動、運行的意思。五行，就是木火土金水五種屬性場態能量的（週期節律）運動。

五行（場）的理念，是中國兩三千年前的先哲在長期的觀測實踐中總結概括而形成的。這種理念太超前了，以致今天的我們還不能透徹的領悟它。但是，如果人們用五行場理念來破譯、詮釋古老而又年輕、神奇而又高深的中醫典籍《黃帝內經》時，會有一種豁然開朗、石破天驚的頓悟之感。就是說，五行場是破解《黃帝內經》這一千古之謎的鑰匙。破譯了五行場之謎，就等於找到了進入中醫「迷宮」大門的鑰匙。

第一節　五行學說的哲學意義

五行學說是從木、火、土、金、水、五種物資的特性

及其「相生」和「相剋」規律來認識世界，解釋世界和探索宇宙規律的一種世界觀和方法論。

五行學說認為世界是物資的，宇宙是由木、火、土、金、水五種基本物質所構成的，宇宙中一切事物都是有木、火、土、金、水五種基本物質「相雜」和「相和」而化生的。

宇宙間一切事物都可以按照五行的特性進行歸類。歸類後的萬事萬物都可以按五行之間「相生」「相剋」規律進行生、剋、制、化的互動和聯繫。世界就是按五行的生、剋、制、化發展變化的。

如《類經圖翼運氣·五行統論》所說「蓋造化之機不可無生，亦不可無制，無生則發育無由，無制則亢而為害。生剋循環，運行不息，而天之道，斯無窮已。」這是說，宇宙萬事萬物，沒有生，就沒有事物的發生和成長；沒有剋，事物就會過分亢盛而為害，就不能維持事物間正常協調關係。因此，必須有生有剋，相反相成，才能維持和促進事物的平衡協調和發展變化。

五行之間的協調平衡是相對的，因為相生相剋的過程，也是事物運動變化的過程。在此過程中，時刻會出現一定限度的太過或不及的現象，而這種現象的出現，其本身就會引起再一次生剋制化的調節。

這樣，隨著出現的再一次協調平衡，這種在不平衡中求得平衡，而平衡又被新的不平衡所替代的運動，就不斷推動著事物的變化和發展。

五行生剋制化思想肯定了客觀世界的物質性和運動性，閃耀著唯物主義思想光輝。它對我國古代天文、律曆、醫學

的發展，發生過重大影響。中醫經典《黃帝內經》就是五行生剋制化的應用典範。見圖7-7，見表7-1。

學習和理解五行學說，對學習、理解中醫學的意義是巨大的。

第二節　地球環境中宇宙生物能量——五行場模型

在以往的教科書中，對五行的解釋多從哲學視野進行。中國先哲認為，世界是物質的，萬物都是由木、火、土、金、水五種基本元素構成的。這反映了兩千年前中國人的樸素的唯物觀。

其實，這只是部分的理解五行的內涵。

五行的本質是五種屬性的能量物質，即五行場的模型。五種能量即木氣場、火氣場、土氣場、金氣場、水氣場能量。五行的行在這裏是行走、運動、變化的意思。五行就是五種屬性的能量運行（規律）模型。五行場運行是衡動的。

現代科學告訴我們，宇宙中物質都存在自己的場。實物與場是共存的，是物質的存在形態。

宏觀宇宙中存在引力場、電磁場、光輻射場等，這是主流的共識。太陽系中，太陽（日）、月球、五星的引力場、電磁場、光輻射場與地球引力場、電磁場、及地球大氣、水互動後產生了宇宙特殊能量場——地球五行場。

五行場只存在於地球大氣圈內，是主宰、調控地球人

表7-1　宇宙天地人與五行場全息表

	木	火	土	金	水
五宮	青龍	朱雀	北斗	白虎	玄武
五星	歲星	熒惑星	鎮星	太白星	辰星
五方	東	南	中	西	北
五色	青(蒼)	赤(丹)	黃(黅)	白(素)	黑(玄)
五季	春	夏	季夏	秋	冬
五氣	風	熱(暑)	濕	燥	寒
五音	角	徵	宮	商	羽
五化	生	長	化	收	藏
五藏	肝、膽、筋、關節	心、小腸、血脈	脾、胃、胰、肉、血管	肺、大腸、骨	腎、膀胱、骨髓、尿道、前列腺
五象	目、淚、乳頭、爪甲、前陰	舌、汗、面額、目	口、唇、涎、乳房、喉、前後陰	鼻、涕、咽、皮毛、後陰	耳、唾、髮、前後陰
五志	怒	喜	思	悲	恐
五神	魂	神	意	魄	志
五聲	呼	笑	歌	哭	呻
五脈	弦	洪	緩	毛	石
五味	酸	苦	甘	辛	鹹
五臭	臊	焦	香	腥	鹹
五時	平旦	日中	日西	日入	夜半
河圖	3、8	2、7	5、10	4、9	1、6
洛書	3、8	4、9	5、10	2、7	1、6
八卦	震、巽	離	坤、艮	乾、兌	坎
干支	甲巳寅卯	丙丁巳午	戊己辰戌丑未	庚辛申酉	壬癸亥子

類、動物、植物、微生物生命節律的宇宙生物能量。五行場以地球氣候為載體，但同步卻不等量。

風性氣候為木氣場載體，熱性、暑性氣候為火氣場載體，濕性氣候為土氣場載體，燥性氣候為金氣場載體，寒性氣候為水氣場載體。說五行場與氣候同步卻不等量，是因為五行場能量旺弱有很強的時序（季節）性。

春季是木氣場最旺最活躍的季節，夏季是火氣場最旺最活躍的季節，長夏（辰未戌丑月）是土氣場最旺最活躍的季節，秋季是金氣場最旺最活躍的季節，冬季是水氣場最旺最活躍的季節。如果春季某天風很大，則可能這天的木氣場會很旺很活躍；如果秋季某天風也很大，則木氣場這天則可能很弱。這就是同步不等量。

五行場是宇宙中多種場態能量疊加的綜合性能量，即包含宇宙引力場，也包含宇宙電磁場，還包含光輻射場。更重要的是，五行場還包含在宇宙多種場中運動的地球大氣和水分。

五行場運動規律的模型是中醫核心理論之五運六氣學說。五運六氣是宇宙多天體多層次多週期與地球環境互動而形成的地球氣候、五行場運行規律的模型。是五行場模型的應用理論。見圖7-1、7-2、7-3。

五行場能量對地球人類、動物、植物、微生物影響最大。尤其是對個體人生命節律影響最明顯。宇宙天地五行場即五運六氣五行場與人體藏象系統五行場全息。全息，在這裏是指個體人藏象系統五行場包含宇宙天地五行場即五運六氣五行場的全部資訊。

例如，宇宙木氣場與人體肝木藏象系統相通相應互動

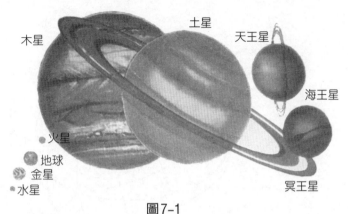

圖7-1

九大行星的大小各不相同，而且懸殊很大。

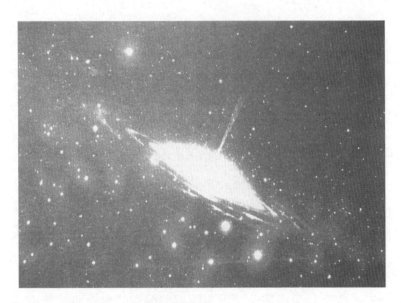

圖7-2

66. 銀河系：一個充滿能量的星系，幾千億顆恒星在這裏生生滅滅，我們正在其中。

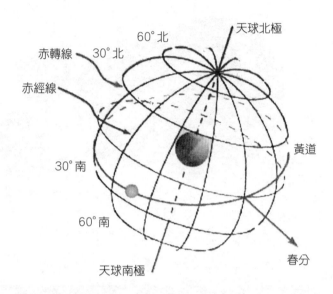

圖7-3 天球上的座標系統

全息；宇宙火氣場與人體心火藏象系統相通相應互動全息；宇宙土氣場與人體脾土藏象系統相通相應互動全息；宇宙金氣場與人體肺金藏象系統相通相應互動全息；宇宙水氣場與人體腎水系統相通相應互動全息。

　　例如，個體人如果肝木藏象系統有疾病，則一到每年的春季肝木系統的疾病就會加重，因為春季是木氣場最旺最活躍的季節。肝木系統五行場屬於木氣場，肝木系統疾病在木氣場最旺最活躍時呈現的資訊最充分。

　　再如，個體人如果心腦血管有病變，則在每年的辰、未、戌、丑月病情會加重。因為心腦血管疾病屬於脾土系統，辰未戌丑月時，土氣場最旺最活躍，脾土系統之心腦血管疾病資訊這時呈現的最多。因此病情會加重。

　　再如，個體人如果腎水藏象系統有病變，則在每年的冬季，病情會加重或明顯。因為腎水系統五行場屬水氣場，冬季水氣場最旺最活躍，腎水系統的疾病資訊會大量呈現。腎水系統有病變的人冬季感覺最明顯。

　　宇宙中存在引力場、電磁場，這是為當代主流學術界所認可的。宇宙中還存在一種場──五行場，這是客觀存在卻幾乎不被人們認知的一種宇宙生物場。牛頓的經典力學和愛因斯坦的相對論，以及由普朗克量子理論和海森伯不確定性原理發展而來的量子力學，反映了非生命物質的運動規律。

　　而五行場反映的是地球生物（人類、動物、植物、微生物）的生命節律。地球上所有生物都自覺不自覺地遵循著五行場運動規律而生存著。就是說，探索非生命物質運動規律，需要遵循經典力學、相對論、量子力學原理。

　　而要探索地球生命物質的運動規律，就必須遵循五運六氣五行場運動規律。這就是《創新中醫》這本小書要告訴人們的最重要的資訊。

一、五行場形成的特定宇宙環境

　　五行場在宇宙中並不是普遍存在的，而是有其特定環境的。下面我就簡要分析一下五行場形成的特定宇宙環境。

（一）地球環境

　　1. 地球有自轉。正是由於地球有自轉，自轉軸的傾斜，才產生了地球的氣候、四季。

　　2. 地球有強大的磁場。地球強大的磁場，擋住了來自太空的各種對地球生物有害的帶電粒子，如紫外線、伽瑪

射線等。科學家告訴我們；地球強大的磁場好像一個電子盾牌，把太陽風的帶電粒子遮罩掉了。因此，帶電粒子無法侵入到地球的表面，於是地球的生命就獲得了更多的安全。

3. 地球有強大的引力場。地球引力足夠強大，才使地球周圍的大氣得以相對穩定的存在於地球大氣圈內。同樣，地球引力場也使地表水（水圈）能穩定地圍繞地表運動而不逃逸出大氣層外。

4. 地球恰好處在與太陽最佳距離，適度的光照。太近、太遠都不利於地球生命的存活。而地球就恰好處在適合於生命存活的最佳位置。

5. 地球有自己的衛星——月球。月球引力場是地球五行場的重要能量源之一。

（二）太空環境

1. 太陽光輻射；太陽電磁場；太陽引力場。太陽光照是地球生物的能量源。太陽電磁場、太陽引力場是地球環境中五行場的最重要的的宇宙能源。

2. 木星、火星、土星、金星、水星等行星的引力場。行星引力場強度的變化是地球五行場強度變化的重要原因之一。月球，月球對五運六氣規律影響是巨大的，僅次於太陽。太陽與地球互動形成了六氣。

六氣是地球氣候、五行場運行規律模型。而月球（五星）與地球互動，是五運的主要能量源。月球引力場是地球氣候、五行場運動的第二能量源。月球運動影響地球大氣潮的運動，也影響地球海潮的運動。大氣潮與海潮的運動，是地球氣候變化的主要因素之一。

中醫學認為，「月主風雨，日主寒溫」。就是說，以

月球為首的行星運動，是產生地球風和雨的主要因素。而日（太陽）運動是產生地球寒冷和熱暑的主要因素。地球的異常氣候主要是由五星（木、火、土、金、水）與地球互動產生的。

下面我們根據《周易真源》中有關論述，結合五行場理念介紹如下：

五星分為地內行星和地外行星兩大類。以太陽為中心，在地球軌道與太陽軌道之內的行星是水星和金星。因此稱為地內行星；同理，在地球軌道以外的金星、木星和土星稱為地外行星。

地內行星的運行有上合、下合、東大距、西大距四特徵點；地外行星的運行有合、沖、東方照和西方照四特徵點。

地內行星總是與太陽在地球同側運行，地內行星運行到上合、下合時，引力場增強。因而地球五行場強度也大增，對地球氣候，生物影響很大，可能出現天災。若下合時，再遇上朔月及日食，太陽、內行星對地球引力最大。這時地球五行場強度變化最激烈，可能引發嚴重的天災。

外行星運行到合、沖時，太陽與外行星對地球的引力加大，特別是在外行星離地球最近的沖時，若遇上望月，則對地球的引力就更大。這時地球五行場強度變化激烈，可能引發嚴重的天災。

3. 地球五行場形成的太空環境，可能還有其他宇宙因素。比如：人們所說的「暗物質」、「暗能量」等其他未知因素。

總之，地球五行場形成的宇宙環境是特定的，並非是

宇宙的普遍現象。也許這就是至今不為世人認可的最主要原因吧。見圖7-6、7-9。

二、五行場：一源五岐的宇宙特殊能量

五行場能量源於宇宙天體：太陽、月星、五星諸多天體的引力場、電磁場、輻射場等與地球（磁場、引力場、水圈、大氣圈、自轉軸傾斜、地域等）互動。也就是說，地球環境中的五行場能量源自於宇宙能量。宇宙能量就是地球五行場能量的「一源」。

宇宙諸多種能量在地球大氣圈內形成了具有五種能量屬性的宇宙特殊能量——五行場。五行場是木氣場、火氣場、土氣場、金氣場、水氣場的統稱。因此說，五行場是一源五岐的宇宙特殊能量。

五行場有別於宇宙其他場能量的特殊性在於：

第一，五行場存在於地球大氣圈內。而和地球同在太陽系內的其他八大行星上面並不存在五行場。

第二，五行場能量對地球生物（人類、動物、植物、微生物）影響最大，最顯著。是地球生物生命的主宰能量。

第三，五行場能量之間可以相生（共振）或相剋（干擾）。而這種相剋相生的相互作用，是有其特定規則的。

第四，五行場能量旺弱具有明顯的季節性、時序性。

第五，五行場能量具有明顯的方向性。

五行場是宇宙中一源五岐的特殊能量。正是五行場能量「一源五岐」的特殊性，才化生出地球人類、動植物、微生物千姿百態、生生不息、生死輪迴的大千世界。見圖7-4、7-5、7-6、7-7、7-9。

河圖五行數是
按照五行相生
次序排列的

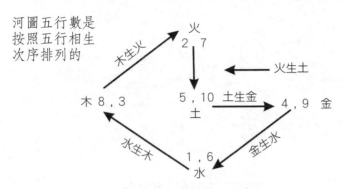

圖7-4 五行相生圖

若按五行相剋
次序排列，則
河圖可變成洛
書數圖。

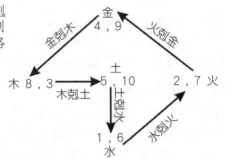

圖7-5 五行相剋圖

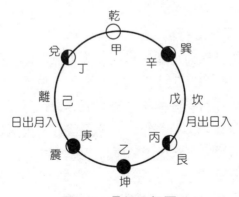

圖7-6 月相盈虧圖

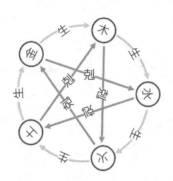

圖7-7　五行相生相剋圖

三、五行場運行的有序性

　　宇宙特殊能量——五行場，運行循環反覆、川流不息、如環無端。其運行是有序的。兩千多年前的中國先哲發現了五行場運行的規律性：即天之五行場運行規律——五運；地之五行場運行規律——六氣。因此產生了中醫經典理論：五運六氣學說。五運六氣學說對天地五行場運行規律有詳細的論述。這裏，我們僅就天地五行場運行的有序性做一簡要介紹。

（一）天之五行場

　　五運的常態運行順序是：春天木氣場運行呈旺態；夏天火氣場運行呈旺態；四季（長夏）土氣場運行呈旺態；秋天金氣場運行呈旺態；冬天水氣場運行呈旺態。這就是說，天之五行場運行是依——木氣場——火氣場——土氣場——金氣場——水氣場順序有序進行的。

　　下一年春天又是木氣場——火氣場……依次有序進行。如此，循環往復，如環無端。

(二) 地之五行場

六氣的常態運行順序是：春天（厥陰風木）木氣場運行呈旺態；夏天（少陰君火、少陽相火）火氣場運行呈旺態；四季（長夏、太陰濕土）土氣場運行呈旺態；秋季（陽明燥金）金氣場運行呈旺態；冬季（太陽寒水）水氣場運行呈旺態。即六氣五行場也是依木氣場——火氣場——土氣場——金氣場——水氣場有序進行的。

下一年還是從木氣場開始，依次火氣場、土氣場、金氣場等順序運行。年年如此、循環往復、如環無端。

天地五行場運行的有序性，形成了地球氣候的有序性。使地球人類、動植物、微生物的生存狀態也呈現出有序性。

天地五行場運行的有序性，是地球生物進化的物質能量保障，對地球人與生物的意義是巨大的。

四、宇宙五行場具有層次性

五行場是地球與日、月、五星等天體多層次多週期互動而形成的。因此，具有明顯的層次性。古代先哲在《黃帝內經》中將五行場分為三個層次。

第一層次五行場是六氣系統的主氣和五運系統的主運。主氣、主運是五行場常態運行規律的模型。也稱作「正五行」。正五行是宇宙五行場的疊加複合態。

第二層次五行場是六氣系統的客氣和五運系統的客運。客氣和客運是五行場的動態運行規律模型。也是正五行場的運行規律模型。

第三層次五行場是六氣系統的歲氣，即司天之氣和在

泉之氣和五運系統的中運。司天在泉五行場我們可以稱爲「沖合五行」，是日地系統影響全年氣候、五行場運行規律的模型。

中運五行場又稱作「合化五行場」，是月地系統影響全年氣候、五行場運行規律的模型。正是由於宇宙五行場的多層次性和多週期性，地球氣候才會出現風雲突變、氣象萬千的景象。也正是由於宇宙五行場的多層次性和多週期性，地球人與生物（動植物、微生物）才會出現千姿百態、各領風騷的生命多樣性。

第三節　五行場：地球氣象、氣候的宇宙能量源

當代氣象學認爲，太陽是地球氣象、氣候的能量源。地球一切氣象、氣候變化最主要因素是太陽的光輻射。

中醫學則認爲，地球氣象、氣候的宇宙能量源不僅僅是太陽的光輻射。而是由太陽、月球、五星、28宿等諸多天體的引力場、電磁場、輻射場與地球（磁場、大氣、水、地域等）互動共同形成的，是宇宙多天體、多層次、多週期與地球互動產生的宇宙特殊能量——五行場的運動變化的產物。只從太陽與地球角度來探索地球氣象、氣候變化規律是不全面的，是封閉式的研究方式，這不符合宇宙是開放的巨系統原理。

在形成地球氣象、氣候的諸多因素中，太陽與地球互動所形成的五行場能量，主要影響地球氣候的旱與澇，月

球、五星等行星與地球互動形成的五行場能量，影響地球氣候的風和雨。即古人所說「日主旱澇，月主風雨」。

因此，我們說，五行場是地球氣象、氣候的宇宙能量源。離開了五行場去探索地球氣象、氣候的運動變化是只見樹木不見森林的探求方法。

筆者以為，氣象、氣候學研究，應當從宇宙視野入手，在更大的範圍內展開。

地球氣候與五行場本質的淺析；

氣候的物質基礎是地球大氣、水、陽光三大要素。

五行場中木氣場的氣候載體是風性氣候。風的成因最主要因素是地球大氣與太陽光輻射的強弱變化而行成的大氣流。其中大氣是最基礎要素。這就是說，木氣場的載體主要是大氣流。

五行場中火氣場的載體是熱或暑性氣候。熱或暑氣侯的基礎要素是溫度（光照強度）。這就是說，火氣場的成因主要是陽光強度。

五行場中土氣場的載體是濕性氣候，濕是空氣中含水量的標誌。也就是說，土氣場的成因主要是水分。

五行場中金氣場的載體是燥性氣候，燥是相對於濕而言。因此說，金（燥）氣場的主要成因也是空氣中水分含量。

五行場中水氣場的載體是寒冷性氣候。寒冷與熱暑正相反。即寒冷氣候的主要成因也是陽光的強度，只不過寒冷氣候陽光強度相對而言比較弱。

我們把以上解析結果列成表，可以更直觀的瞭解五行場與氣候要素的關係。

氣　　候：風　熱（暑）　濕　燥　寒

五 行 場：木　火　土　金　水

主要成因：空氣　陽光　水份　水分　陽光

這表很直觀的告訴我們，五行場形成的主要物資基礎最主要的就是陽光、空氣和水分。陽光、空氣和水正是地球生物生存的三大要素。

中醫五行學說認爲，陽光、空氣和水，只是地球生物生存的部分必要條件，更重要的條件是五運六氣五行場能量。二者缺一不可，相輔相成，互爲因果。對此，期望從事現代氣象學、天文學、生物力學、相對論、量子力學等專家學者，能加入到中醫基礎理論研究的隊伍中，早日揭開中醫模型理論中的奧秘，造福世人。

第四節　五行場分類

五行場因層次、功能的不同而分爲四種。即正五行場；合化五行場；沖合五行場；納音五行場。其中歲氣五行（司天、在泉），古人沒有明確命名，爲了簡便，本書根據其在「五氣經天圖」中的位置關係稱其爲沖合五行。沖合五行即司天在泉之氣。

下面就簡要介紹一下四種五行場的功能、應用環境。

一、正五行場

所謂正五行場，其本質是五行場能量旺弱的常態模型。是五運中主運五行場的常態模型，也是六氣中主氣的

常態模型。是宇宙中第一層次的五行場運行規律。

正五行場的旺弱，是衡量五行場能量旺弱的基準。是天地人（生物），五行場互動交換的基礎能量。只有掌握了正五行的旺弱標準，才能更好的理解和運用其他層次的五行場。

正五行場的強度旺弱，可參考《五行場強度標準模型》一節。

二、合化五行場

合化五行就是甲己合化土；乙庚合化金；丙辛合化水；丁壬合化木；戊癸合化火五種合化形態的五行場。

合化五行場的天文背景源於朔望月週期。一個封閉的朔望月週期是五年，五年中五行場運行規律是土、金、水、木、火。用天干標誌是甲乙丙丁戊。第六年開始下一週期，五行場運行規律依然是土、金、水、木、火，用天干標誌是己、庚、辛、壬、癸。這樣，從五行場運行順序角度來看，土運的天干標誌就是甲己；金運的天干標誌就是乙庚；水運的天干標誌就是丙辛；木運的天干標誌就是丁壬；火運的天干標誌就是戊癸。古人把甲己標誌土運，乙庚標誌金運，丙辛標誌水運，丁壬標誌木運，戊癸標誌火運稱爲合化五行。

也就是說，合化五行是朔望月五年週期與十天干的排列組合規律，決沒有神密色彩。這就是合化五行場的來歷。見圖7-6。

合化五行場規律主要應用於五運系統中。合化五行場能量首先與人體象系統相通相應互動。

三、沖合五行場

沖合五行就是司天（主司上半年氣候、五行場）和在泉（主司下半年氣候、五行場）的歲氣。

歲氣由年支來確定。即《素問・天元紀大論》所說：「子午之歲，上見少陰；丑未之歲，上見太陰；寅申之歲，上見少陽；卯酉之歲，上見陽明；辰戌之歲，上見太陽；巳亥之歲，上見厥陰；少陰所謂標也，厥陰所謂終也。」這就是說，子年和午年，司天之氣都是少陰君火；丑年和未年，司天之氣都是太陰濕土；寅年和申年，司天之氣都是少陽相火；卯年和酉年，司天之氣都是陽明燥金；辰年和戌年，司天之氣都是太陽寒水。在泉之氣與司天之氣相互對應。

細心的朋友們可以發現，司天在泉之氣的標誌，也是兩兩相沖的。即子午相沖，丑未相沖，寅申相沖，卯酉相沖，辰戌相沖，巳亥相沖。

為此，本書就把司天、在泉之五行場稱為沖合五行場，是否正確，還望專家學者指正。

沖合五行就是子午為火氣場標誌；丑未為土氣場標誌；寅申為火氣場標誌；卯酉為金氣場標誌；辰戌為水氣場標誌；巳亥為木氣場標誌。

沖合五行場是六氣中歲氣層次上的運行規律。即沖合五行場只能應用於歲氣之司天在泉規律。在其他運行層次規律上是不能套用的。這一點，請初學的朋友認真理解。

四、納音五行場

音者，是指中國古代音律學中的五個音節，即宮、

商、角、徵、羽五音。

納者，藏入。將五行場屬性藏（納）於五音之中，用五音來標誌五行場，用六十甲子編碼中每兩組編碼標誌一種五行場。這就是古人所說的納音五行。

《素問・金匱真言論》說：「東方青色，入通於肝……其音角。南方赤色，入通於心……其音徵。中央黃色，入通於脾……其音宮。西方白色，入通於肺……其音商。北方黑色，入通於腎……其音羽。」

五音數源於朔望月運動規律。《內經》就用五音建運。

關於納音五行，古人編了一套歌訣，即：

　　甲子乙丑海中金，丙寅丁卯爐中火。
　　戊辰己巳大林木，庚午辛未路旁土。
　　壬申癸酉劍鋒金，甲戌乙亥山頭土。
　　丙子丁丑澗下水，戊寅己卯城頭土。
　　庚辰辛巳白臘金，壬午癸未楊柳木。
　　甲申乙酉泉中水，丙戌丁亥屋上土。
　　戊子己丑霹靂火，庚寅辛卯松柏木。
　　壬辰癸巳長流水，甲午乙未河中魚。
　　丙申丁酉山下火，戊戌己亥平地木。
　　庚子辛丑壁上土，壬寅癸卯金箔金。
　　甲辰乙巳復燈火，丙午丁未天河水。
　　戊申己酉大驛土，庚戌辛亥釵釧金。
　　壬子癸丑桑拓木，甲寅乙卯大溪水。
　　丙辰丁巳河中土，戊午己未天上火。
　　庚申辛酉石榴木，壬戌癸亥大海水。

＊＊

納音五行是宇宙五行場的又一種特殊能量態，對其含義古人有多種解釋，但大多高深莫測，使人不得要領。近幾年，民間預測大師祝國英先生公佈了他對納音五行的理解，用之有驗，簡介如下。

第一、個體人出生年干支的納音五行場，是標示本人與家族、社會其他人相互關係的基準五行場能量。是衡量本人與家族、社會其他人能否和諧相處的標準。這對個體人處理與家族成員、社會人士和諧關係有非常大的現實意義。

假如，某人出生年干支為甲子，則其納音五行為金氣場。如家族成員中年干支納音五行為土氣場者，則會對本人有生助作用。現實生活中可能對本人幫助很大。如其子女的年干支納音五行場為火氣場者，則子女會在生活中表現不聽話，不接受父母管束。反之，如子女年干支納音五行場屬土氣場，生活中子女會孝敬父母，且責任心強。歸納起來，家族成員之間納音五行大致分三種情況：

一是納音五行場屬性相同，則兩人之間大事無矛盾，而消逝可能爭吵不斷。

二是納音五行場屬性相生；如火生土。則相生者對被生者關愛有加，被生者自理能力較差。

三是納音五行場屬性相剋，則會表現為被剋者溫順，生剋者權威。

年干支納音五行場屬性在家族成員中表現出的特殊規律是可以實證（預測）的，且多可驗證。有興趣的朋友不妨試一試。這對理解博大精深的中醫學是有益處的。

個體人年干支納音五行場的特殊規律是神奇的，尤其在處理老闆與貼身員工關係時，實用性比較強。列表圖示

如下。

　老闆年干支納音五行：

老闆	貼身	業務	調節
土	火	水	木、金
金	土	木	水、火
水	金	火	土、木
木	水	土	金、火
火	木	金	土、水

　　貼身是指：司機、秘書、會計

　　業務是指：主管、行銷、市場、產品

　　調節是指：調節平衡公司人際關係的員工

　上表主要是指公司的主管人員，不包括普通員工。

　納音五行場的特殊規律我們僅僅知道以上一種。是否還有更多的特殊規律，現在還不得而知。相信隨著中醫學的發展壯大，會有更多的能人奇士會發現新的五行場在人類生命節律中的特殊規律的。這對天人合一、天人和諧、人人和諧，身心和諧的宇宙天人全息系統生命科學（中醫學）將大有裨益。

第五節　五行場強度標準模型

　現代人用安培來標示電磁場強度，用千克（公斤）標示力或重力，用帕斯卡來標示壓力或壓強，用焦耳來標示功、能、熱。中國古代的五行場有沒有強度標準呢，當然有。兩三千年前世界上還沒有安培、千克、帕斯卡或焦

耳，聰明的先哲發明了判斷五行場強弱的東方標準：這就是旺、相、休、囚、死五個梯次的五行場強度標準。當然，這也是模型理論。

在這個模型標準中，五行場最強的表示是旺，其次是相，再次是休，第四梯次是囚，最弱為死。怎樣來判斷五行場的旺相休囚死呢，古人設計出簡便易行的參照系。所謂參照系，其實就是季節（春、夏、長夏、秋、冬）。見圖7-4、7-5。

第一、五行場各自最旺的季節

木氣場最旺的季節時空座標為春季，即從交立春節起，至交立夏節前止。

火氣場最旺的季節時空座標為夏季，即從交立夏節起，至交立秋節前止。

土氣場最旺的季節比較特殊。土氣場旺在春夏秋冬四季的 最後一個月，即辰月、未月、戌月、丑月。

金氣場最旺的季節時空座標為秋季，即從交立秋節起至交立冬節前為止。

水氣場最旺的季節時空座標為冬季，即從交立冬節起至交立春節前為止。

第二、五行場各自相的季節

木氣場相得季節時空座標為冬季，即從交立冬節起至交立春節前為止。

火氣場相的季節時空座標為春季，即從交立春節起至交立夏節前為止。

金氣場相的季節時空座標爲四季，四季即辰月、未月、戌月、丑月。

水氣場相的季節時空座標爲秋季，即從交立秋節起至交立多節前爲止。

第三、五行場各自休的季節

木氣場休的季節時空座標爲夏季，即從交立夏節起至交立秋節前爲止。

火氣場休的季節時空座標爲四季，即辰月、未月、戌月、丑月。

土氣場休的季節時空座標爲秋季，即從交立秋節起至交立多節前爲止。

金氣場休的季節時空座標爲多季，即從交立多節起至交立春節前爲止。

水氣場休的季節時空座標爲春季，即從交立春節起至交立夏節前爲止

第四、五行場各自囚的季節

木氣場囚的季節時空座標爲四季，即辰月、未月、戌月、丑月。

火氣場秋的季節時空座標爲秋季，即從交立秋節起至交立多節前爲止。

土氣場囚的季節時空座標爲多季，即從交立多節起至交立春節前爲止。

金氣場囚的季節時空座標爲春季，即從交立春節起至交立夏節前爲止。

水氣場囚的季節時空座標爲夏季，即從交立夏節起至交立秋節前爲止。

第五、五行場各自死的季節

木氣場死的季節時空座標是秋季，即從交立秋節起至交立冬節前爲止。

火氣場死的季節時空座標是冬季，即從交立冬節起至交立春節前爲止。

土氣場死的季節時空座標是春季，即從交立春節起至交立夏節前爲止。

金氣場死的季節時空座標是夏季，即從交立夏節起至交立秋節前爲止。

水氣場死的季節時空座標是四季，即辰月、未月、戌月、丑月。

第六節　五行場運行的實證（預測）性

我們知道，世界上運行有規律的事物是可以實證（預測）的。例如，人們熟知的地球圍繞太陽所做的公轉運年週期是365.25天，月球與地球相互運行一週期是一個月，太陽帶領太陽系的家族成員、月球、地球、木星、火星、土星、金星、水星海王星等圍繞銀河系中心——銀心旋轉一周是2.4億年。

地球植物的生長、開花、結果、死亡運動也是有規律的甚至人類的金融活動——股市，其行情的漲落運動也是

有規律可循的。只不過是天體的運動規律相對穩定預測的應驗（實證）率較高，而股市行情的漲落規律相對變化較大，預測的應驗（實證）率較低而已。

五行場的運動相對來講也是比較有規律的。因此，對五行場運動規律的預測應驗率也是比較高的。這是因為，五行場運動的規律性源自地球、太陽、月球、五星等天體運行的規律性。也就是說，五行場運動規律與地球、太陽、月球、五星等天體的運行規律是同步的。天體運行發生變化，五行場運行也隨之發生變化；天體運行相對穩定，五行場運行也同樣相對穩定。

五行場運動規律的理論模型是中醫核心理論之一——五運六氣學說。五運六氣學說中的五運，是指地球與月球、五星等行星相互運動即互動所產生的木、火、土、金、水五種屬性能量場的運動規律（模型）；而六氣是指地球與太陽等恒星互動所產生的木、火、土、金、水五種屬性能量場的運動規律（模型）。

五運五行場又因月球、五星等多天體、多層次、多週期與地球互動而分為三個能量層次；即主運（第一層次能量）、客運（第二層次能量）、和中運（第三層次能量）；六氣五行場又因地球自轉、公轉過程中陽光入射角度的變化，地球自轉軸的傾斜、太陽與地球時空位置變化等因素也分為三個能量層次，即主氣（第一層次能量）、客氣（第二層次能量）和歲氣（第三層次能量）。五運六氣五行場能量的變化及週期節律變化是地球生物（人類、動物、植物、微生物）生長壯老已及生長化收藏規律的根本原因。

　　五行場運動的實證（預測）性，是由五運六氣、藏象、六十甲子、子平術等一整套系統的中醫模型理論來實現的。

　　五行場能量對地球氣候變化、生物命運都有很大影響。地球氣候是五行場能量的載體，但二者並不十分同步，而是相互標誌。地球人類對五行場能量十分敏感，五行場強度旺弱都會對人類產生影響，或健康或疾病。因此，實證（預測）五行場存在的最有力證據是地球個體人的生命四維時空曲線（命運）。而最直觀最真實的實證就是個體人發生疾病或死亡。因為疾病或死亡的發生是不以人的意志為轉移的客觀規律，雖然很殘酷，但卻最真實，不能被「忽悠」或「被腐敗」。

　　為此本書收集了一百位各國名人的生命資訊，並逐一破譯，希望以此來證明宇宙天地五行場與個體人藏象五行場互動的真實存在。

第七節　《黃帝內經》最大特徵：以五行場為基礎的時空統一觀

　　時空統一觀似乎是中國人與生俱來的傳統觀念。從兩三千年前的《周易》所說的：「天地節，而四時成」《節・象》。「終日乾乾與時偕行」《乾・文言》。「關乎天文，以察時變」《賁・象》。到《黃帝內經》所說：「五運相襲，而皆治之，終期之日，週而復始，時立氣布，如環無端，侯亦同法。故曰：不知年之所加，氣之盛衰，虛

實之所起，不可以爲工矣。」「謹侯其時，氣可與期，失時反侯，五治不分，邪僻內生，工不能禁也」《素問・六節藏象論》。直到現在的「與時俱進」。無不處處體現出天人合一、天人全息的時空統一觀念。而在西方，直到二十世紀初才認識到時空是統一的。

最經典的代表是偉大的科學家牛頓。牛頓不僅將時間和空間割裂爲二，還宣佈時間空間與物質存在沒關係。正如偉大的史蒂芬・霍金在《時間簡史》中所說：「1915年以前，人們認爲空間和時間僅僅是個固定的舞臺，事件在其上發生，但舞臺不受事件的影響，甚至在狹義相對論中也是如此。……然而，在廣義相對論中情況完全不同。現在時間和空間是動力量：當一個物體運動時，或者一個力作用時，它影響時間和空間的曲率──而時空結構反過來也影響物體運動和力作用的方式。空間和時間不僅影響宇宙發生的一切，而且受後者影響。……1915年之後的幾十年間，對空間和時間的這個新理解是要變革我們的宇宙觀。正如我們將要看到，一個動態的膨脹的宇宙的觀念已經取代一個本質上不變的宇宙的舊觀念。」

正是東西方時空理念的不同，才形成了今天的以時空統一理念爲指導的「天人合一」，天人全息整體觀的中醫學和以時空分割理念爲指導的還原論的西醫學。天人合一整體觀的中醫的思維形式是象數思維；時空分割還原論的西醫思維形式是邏輯思維。象數思維的成果是陰陽學說、五運六氣學說、藏象學說、子平術等東方文明的標誌；邏輯思維的成果是牛頓力學、物理學、化學、解剖學、基因組學等西方文明的標誌。見圖7-8、7-9。

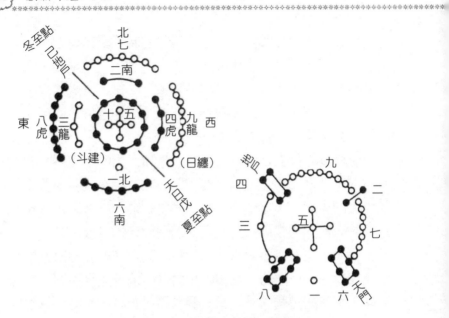

圖7-8 河圖洛書天門地戶圖

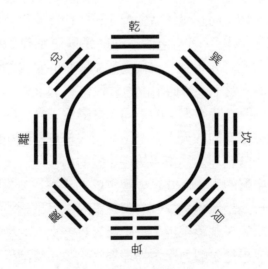

圖7-9 後天八卦方位圖

第八節　宇宙天地五行場是螺旋場

宇宙天地五行場是宇宙自然場（引力場、電磁場、輻射場）與地球環境（引力場、電磁場、大氣圈、水圈自轉軸傾斜等）互動形成的地球大氣圈內的宇宙生物場。它的運行規律就是「五運六氣」五行場模型。五運五行場是月球、五星與地球環境互動形成的「天」之五行場；六氣五行場是太陽與地球環境互動形成的「地」之五行場。

兩千多年前成書的《黃帝內經》對宇宙天地五行場的描述是「上者右行，下者左行」《素問·五運行大論》。在這裏，上指天氣，下指地氣。也就是「天氣右旋、地氣左旋」的意思。田合祿先生在《中醫運氣學解秘》中指出：「太陽的周日視運動——即地球的自轉運動是順時針方向左旋的。而太陽的周年視運動——即地球的公轉運動是逆時針方向右旋的。太陽視運動的左右螺旋運動，是導致生物遺傳密碼DNA雙螺旋結構的本原。」

宇宙天地五行場運行方向的相反——「天氣右旋，地氣左旋」，在地球生命體中的反映很多。例如：地球樹木主幹的扭曲現象；向日葵等作物的趨光現象；一些藤蔓植物如菟絲子、豆角、黃瓜枝蔓的纏繞現象；人類的「髮旋」；人類的「指紋」；大腦左右半球反射區；活細胞中的蛋白質、氨基酸分子左旋、糖、核苷酸分子右旋現象等。應該說正是宇宙天地五行場的螺旋場結構，才使得地球生物始終處在一個相對自穩平衡的場環境中。或者說，

宇宙天地五行場的螺旋結構，是地球生物進化演化的宇宙
物質能量基礎。

第九節　五行場對不同地域人種的影響

　　五行場是太陽、月球、五星（木火土金水五大行星）
等多天體多層次多週期與地球互動所產生的只存在大氣圈
內的宇宙生物能量。地球氣候是五行場的載體，二者同步
不等量。五行場是地球人（生物）生命節律的主宰能量。
宇宙就是由五行場與地球人（生物）相通相應互動的。五
行場特性在不同地域人種身上都有反應，最明顯的是對東
西方人種的影響。

　　東方以中國人為例，東方為木氣場旺地，木氣場在宇
宙時空座標上為東方，為春季。木氣場與人體肝木藏象系
統相通相應互動。肝木藏系統包括肝、膽、筋、關節等組
織器官；肝木象系統包括目、乳頭、前陰等組織器官。木
氣場對中國影響最大的是中國為全球肝病高發區。

　　學術界將肝癌依病理分為三種類型：肝細胞癌，膽管
細胞癌和混合型肝癌。居世界衛生組織估計，肝癌發病率
居世界上主要癌症的第八位。中國是世界上肝癌高發區之
一，年發病率高於10/10萬，每年約有11萬人死於肝癌，
其中男性8萬，女性3萬。占全世界肝癌死亡數的45%。
而在中國，又屬江蘇、福建、廣東、廣西等東南沿海一代
為高發區。其中90%以上為肝細胞癌。排除生活習慣、衛
生條件、飲食條件等因素之外，東方木氣場旺是其中最主

要的原因。

西方以歐美州爲例。西方金氣場旺，金氣場在宇宙時空座標上爲西方、爲秋季。金氣場與人體肺金藏象系統相通相應互動。肺金藏系統包括肺、大腸、骨。肺金象系統包括鼻、咽、皮毛、後陰等。金氣場對歐美地區人群影響最大的是歐美爲肺癌高發區。肺癌是原發性支氣管肺癌的簡稱。是世界範圍內常見的惡性腫瘤之一，嚴重威脅著人類的健康和生命，被稱爲「20世紀的鼠疫」。無論是工業發達國家還是發展中國家，肺癌的發病率及死亡率分列各種腫瘤的第一位和第二位。歐美爲發病率最多地區，亞洲國家次之、拉丁美洲最低。

現代醫學認爲肺癌的發病最重要的因素是吸菸，大氣環境污染與職業接觸也有一定作用。這是有道理的，但金氣場的作用更是不可忽略的最重要的因素之一。要不然，就無法解釋同樣吸菸人群的地區（如中國）肺癌的發病率就比歐美地區低這一事實。

金氣場對歐美地區人群較明顯的還有皮膚癌，皮膚癌是白色人種中最常見的惡性腫瘤之一。因爲皮膚、毫毛是肺金象系統所屬。皮膚癌以澳洲、紐西蘭、南非和美國南部爲高發區。因此，皮膚癌目前已經已經成爲美國腫瘤防治工作中的重要課題。

皮膚癌是發生於被覆體表的皮膚附屬器的惡性腫瘤。其病理類型包括基底細胞癌、鱗狀細胞癌、皮膚原位癌，亦有少見的附件癌，如毛囊癌、皮脂腺癌、汗腺癌等。在中國皮膚癌的發病率較低，根據上海市腫瘤研究所1988年上海市區惡性腫瘤發病率統計資料，除惡性黑色素瘤以外

的皮膚惡性腫瘤發病率虛爲每1.53/10萬。

　　爲什麼歐美地區皮膚癌高發呢，除了紫外線照射、化學物質接觸、電能輻射、癌前病變、遺傳因素等，金氣場旺應該是最重要的因素之一。因爲金氣場與人體肺金藏象系統相通相應互動。

　　肺金象系統就包括人體皮毛，皮爲皮膚，毛爲毫毛。歐美人體表毫毛重而多是歐美人重要的特徵之一。就是說，金氣場是皮毛的主宰能量。因爲金氣場旺，所以歐美人皮毛系統發達，汗毛重而多。因爲金氣場旺，當金氣場受到克制時，金氣場所標誌的皮毛就相應的出現功能障礙。因此，歐美地區白種人患皮膚癌的機率高。

　　金氣場對白種人影響的又一例證是歐美人患大腸癌的機率高。在北美、西歐、北歐、紐西蘭等國，大腸癌往往是第一、第二位常見的內臟惡性腫瘤，年發病率高達每35-50/10萬，大腸癌（包括結腸癌、直腸癌及肛管癌）。

　　在中醫人體系統劃分中，大腸（後陰）屬肺金象系統。中醫學認爲，肺金藏象系統的功能旺弱，是宇宙五行場中金氣場能量旺弱決定的。歐美地區屬金氣場旺的地區，大腸系統是肺金象系統所屬。因此，歐美地區人們大場系統功能相對較旺盛，而旺盛的能量源於金氣場，一旦金氣場受到克制，則肺金系統就可能發生疾病。而肺金象系統器官之一就是大腸（後陰）。

　　這就是西方金氣場旺的例證之一。

第十節 五行場對地球個體人的影響

中醫學是宇宙天人全息系統生命科學，是模型理論。中醫學與西醫學最大的不同是西醫學是以「還原論」理論指導下的解剖學至分子生物學，基因組學再到後基因組學的「系統生物學」的實體科學，而中醫學是在「天人合一」整體觀系統觀指導下的宇宙天人全息系統生命科學，是模型理論，模擬醫學。

中醫學對宇宙天地人（社會）系統的類比最重要標誌就是五行場能量。五行場能量是溝通宇宙天地人（社會）各系統之間的橋樑和紐帶。是各系統之存在、運動、變化的標誌。

一、在中醫體系中，人體肝心脾肺腎也依據對五行場能量的依賴性分為木火土金水五大系統，即肝木藏象系統；心火藏象系統；脾土藏象系統；肺金藏象系統、腎水藏象系統。各藏象系統的實體臟腑器官組織如下：

肝木藏系統：肝、膽、筋、關節等；**肝木象系統**：目、乳頭、爪甲、前陰（男女外生殖器與尿道口的總稱）

心火藏系統：心、小腸、血脈等；**心火象系統**：舌、面、額等。

脾土藏系統：脾、胃、胰、肌肉、血管等。**脾土象系統**：口、唇、乳房、喉、前後陰等。

肺金藏系統：肺、大腸、骨等。**肺金象系統**：鼻、咽、皮毛、後陰等。

腎水藏系統：腎、膀胱、骨、髓、尿道、前列腺等，
腎水象系統：耳、髮、腦髓、前後陰等。

人體藏象五行系統的劃分，不是人為的，是遵循宇宙自然法則的高仿真模型。是中國先哲對人類生命科學的一大貢獻。

二、人體是藏象五行場系統的統一體，是統一場。人體統一場中同時存在木火土金水五大藏象系統五行場。藏象五行場之間的生剋制化運動使人體呈動態平衡。個體人肝脾心肺腎五大系統對五行場能量的喜忌是不同的，這是由個體人出生那一瞬間宇宙四維時空座標中五行場能量對人體的作用旺弱所決定的。

例如：有的人喜歡木氣場和火氣場，厭惡土氣場、金氣場、水氣場。有的人喜歡火氣場、土氣場，而厭惡木氣場、金氣場、水氣場等等。

為什麼會出現個體人對五行場的喜或忌呢，其最主要的原因就是為了實現人體五行場的動態平衡。只有人體五行場的動態平衡才是人體的最佳身心健康狀態。因此，個體人對五行場的喜忌是各不相同、因人而異的。

三、宇宙天地五行場是地球人體五行場的源能量。宇宙天地五行場是地球個體人生命節律的主宰能量。個體人的生、長、壯、老，死都是宇宙五行場與個體人藏象五行場互動的結果。

例如，某個體人藏象系統喜歡土金水三種五行場能量厭惡木火二種五行場能量。在甲午年，正五行場為木氣場和火氣場旺年，木氣場克制土氣場、金氣場和水氣場。則此人的脾土系統、肺金系統、腎水系統因受克制而出現重

度不同的疾病。反之，逢戊申年正五行場爲土氣場
（戊）、金氣場（申）旺年。土生金、金生水，則此人肺
金系統、腎水系統則會因受生助而呈健康態。

實際上，宇宙天地五行場與個體人藏象五行場之間的
相通相應互動關係是很複雜的系統互動。是需要一整套的
破譯規律和破譯程式才能搞清楚的，上面的例子只是簡單
的示意圖而已。

其實，宇宙天地五行場與個體人藏象系統五行場的互
動，對群體之人的影響也是存在的。例如，地球上任何國
家、民族之人，不分男女老少，每個人都有「髮旋」。這
個「髮旋」就是天地五行場與人體五行場互動的結果。因
爲天地五行場的形成是由太陽引力場、電磁場、光輻射場
及月球、五星的引力場與地球的引力場、電磁場互動的產
物。人生在天之下，地之上，必然受到天、地兩大場互動
的影響。天（太陽、月球、五星等）與地（地球）的互動
方向相反（天氣右行，地氣左行）。因此就出現了人的
「髮旋」。

再如，人的指紋是世界上的「唯一」。全世界六十億
人口，絕沒有兩個人的指紋一摸一樣的事發生。就是說
「指紋」也是宇宙天地五行場與人體五行場互動的產物。

同樣道理，現代醫學的最大成果──DNA（遺傳密
碼、基因）的雙螺旋結構形態也是宇宙天地五行場互動的
產物。

爲了更好地瞭解宇宙天地五行場與人體藏象五行場互
動對個體人生命節律的影響，本書共列舉了一百位個體人
生命節律的破譯例證。有興趣的朋友不妨研究一下。

第十一節　中醫體系中的生物生命節律

中醫學認爲，地球人類（生物）是宇宙母系統宇宙能量「氣」所化生的。即《素問·寶命全形論》所說：「人以天地之氣生，四時之法成……夫人生於地，懸命於天，天地合氣，命之曰人。」《靈樞·歲露》說：「人與天地相參也，與日月相應也。」人（生物）是宇宙母系統的子系統。子系統人類與母系統宇宙之間，相通相應互動。子系統人包含母系統宇宙的一切資訊，母系統宇宙的資訊無一例外的都會在子系統人身上得到反應。資訊是宇宙物質能量「氣」運動的總和。母系統宇宙的物質運動節律同樣也應該在人身上得到印證。

就是說，人類（生物）的生命節律，是宇宙物質（天體）運動節律的全息縮影。探索人（生物）生命節律，必須從宇宙天體運動節律入手。

與地球人類(生物)生命節律息息相關的宇宙節律

（一）年節律：

在《創新中醫》中年是以交立春節至下一個交立春節前計算的。年節律是地球圍繞太陽公轉一周形成的。年節律影響人類（生物）生命節律的主要能量是五運模型中的中運和六氣模型中的歲氣。年節律六十甲子密碼標誌是當年的天干（五運中運標誌）地支（六氣歲氣標誌）。

例如：2009年爲己丑年，己爲五運之中運土運標誌，

丑爲六氣歲氣（司天太陰濕土，在泉太陽寒水）標誌。2008年爲戊子年，戊爲五運之中運火運標誌，子爲六氣歲氣（司天爲少陰君火，在泉爲陽明燥金）標誌。年節律是一年之中影響全年氣候五行場的主要能量。對個體人生命年節律影響最大。

（二）季節律：

在這裏季節律是以一年分爲四季即春夏秋冬四季而言的。四季的形成是地球圍繞太陽公轉在軌道上的四維座標點不同而形成的。即黃經315度（立春）至黃經45度爲春天，黃經45度（立夏）至黃經135度爲夏天，黃經135度（立秋）至225度爲秋天，黃經225度（立冬）至黃經315度爲冬天。

春季木氣場旺，夏季火氣場旺，秋季金氣場旺，四季（辰戌丑未月）土氣場旺。五種氣場對人體藏象系統影響是不同的，因此，稱爲季節律。

（三）月節律：

在《創新中醫》中，月的起始日都以節氣爲標準。即交立春節至交驚蟄節前爲正月（寅月），交驚蟄節至交清明節前爲二月（卯月），交清明節至交立夏節前爲三月（辰月），交立夏節至交芒種節前爲四月（巳月），交芒種節至交小暑節前爲五月（午月），交小暑節至交立秋節前爲六月（未月），交立秋節至白露節前爲七月（申月），交白露節至交寒露節前爲八月（酉月），交寒露節至交立冬節前爲九月（戌月），交立冬節至交大雪節前爲十月（亥月），交大雪節至交小寒節前爲十一月（子月），交小寒節至交立春節前爲十二月（丑月）。如此循

環往復。

月節律的標誌是寅卯月木氣場旺，巳午月火氣場旺，申酉月金氣場旺，亥子月水氣場旺，辰戌丑未月土氣場旺。不同的五行場對人的生命節律影響各不相同。月節律的時間為一個月即30天左右。

（四）日節律：

日節律即晝夜循環週期，日節律的形成是地球在公轉過程中因自轉而形成的，是對日光的向背而言。一日為24小時，十二時辰。日節律的六十甲子密碼標誌是紀日的日干支編碼。例如：今天是2009年6月8日，日干支編碼為甲申日。日節律的五行場屬性以日支五行場屬性為主，即今天（2009年6月8日）為金氣場旺。昨天（2009年6月7日）干支編碼為癸未，因此昨天日節律五行場屬性為土氣場旺。

（五）時節律：

時為時辰。一天有24小時，十二個時辰，每個時辰平均為2小時。十二時辰就是夜晚11時（23時）0分到次日1時0分前為「子」時；1時0分到3時0分前為「丑」時；3時0分到5時0分前為「寅」時；5時0分到7時0分前為「卯」時；7時0分到9時0分前為「辰」時；9時0分到11時0分前為「巳」時；11時0分到13時0分前為「午」時；13時0分到15時0分前為「未」時；15時0分到17時0分前為「申」時；17時0分到19時0分前為「酉」時；19時0分到21時0分前為「戌」時；21時0分到23時0分前為「亥」時；時辰與小時的對應，上面的資料只是個平均值。在實際應用中還需要更精確。有關內容可查閱本書

相關章節。

時節律的標誌就是十二地支五行場。即每個時辰五行場是不同的。例如：子時水氣場旺，丑時土氣場旺，寅時木氣場旺……。但是宇宙自然界每個時辰五行場與人體藏象五行場是不同步的。人體藏象系統五行場的旺弱規律是有其特殊性的，用歌訣表示就是：

肺寅大卯胃辰宮，脾巳心午小未中，申膀酉腎心包戌，亥焦子膽丑肝通。

這是人體藏象系統氣血運行旺弱的規律路線圖。就是說，在寅時（3時0分到5時0分前）本是宇宙木氣場旺的時辰，而人體肺金藏象系統的功能卻最活躍。卯時（5時0分到7時0分前）宇宙木氣場旺，而人體大腸（屬肺金藏象系統）系統的功能卻最活躍。其他依次類推。時節律是宇宙天人合一、天人相應規律在人體中的體現。其深層次的作用機理目前還不清楚。但可以肯定的是，這是宇宙物質能量之間自我平衡的宇宙法則，是動態的平衡機制。

時節律告訴我們，子時是人體膽系統（屬肝木藏象系統）的功能最旺盛的時辰，膽系統有疾病的人，子時會明顯呈現出疾病態。膽系統正常的人，這時膽汁排泄暢達，脾胃系統消化功能旺盛。

丑時是人體肝系統功能最旺盛的時辰，肝系統有疾病的人，丑時會明顯呈現出來，同時脾胃系統消化功能此時也會出現疾病態，如腹脹、胃氣上逆等。

寅時人體肺金藏象系統功能最活躍，肺系統功能有問題的人，寅時會出現氣不夠用、咳嗽、氣喘等疾病態。菸癮大的人，寅時會自覺不自覺有吸菸的慾望。而此時吸

菸，對人體肺系統傷害是最大的。從事歌唱類事業的人，如肺系統健康，則此時辰練聲是最佳選擇。如肺系統功能有問題，則此時辰練聲也最容易發現。

卯時人體大腸功能最旺盛，此時排便是理想時辰。大腸系統正常的人，卯時排大便最合理。而大腸系統功能有問題的人，如痔瘡患者，此時疾病會明顯呈現。

辰時人體胃系統功能最活躍，是早餐進食的最合理時間。早餐要吃飽、吃好是符合宇宙自然規律的。現實生活中，一些年輕白領往往早餐非常隨便，應該說這是不良習慣。正確的理念是，早餐要吃飽。這有利於胃的消化吸收功能的正常運行、這是宇宙法則。

因為巳時是脾系統功能最旺盛的時辰，脾系統最重要的功能之一就是消化吸收，這是人類億萬年演化的結果，是宇宙法則、是天意。人類應該順天而行，逆天而行的結果是身體功能的紊亂，久之會出現疾病態的。

午時人體心系統功能最活躍，心系統最重要的功能是主血脈，即血循環功能。心系統功能正常的人，午時血循環功能旺盛，身體機能旺盛。心系統功能有問題的人，午時最容易出現疲勞態。現今的中國社會，午時是大小「酒局」最熱鬧的時刻。而此時飲酒，會加重心系統的負擔。大量飲酒，久之可能傷害心系統的正常運行。增加患中風等疾病的機率。正確的做法是，午時正常飲食，飯後稍事休息（例如午睡），以維護心系統功能的正常運行，保持身心健康。

未時是小腸系統功能最活躍的時辰，小腸是接受經胃初步消化之飲食物的器官，由小腸的蠕動進一步消化吸收

飲食物之精微物質。同時把食物殘渣輸送到大腸。這就是中醫所說的小腸：「主受盛和化物」「必別清濁」的功能。

申時是人體膀胱系統功能最活躍的時辰，膀胱最主要功能是貯尿和排尿。因此，申時如有排尿感覺，應及時排尿。否則，久之會出現膀胱排尿與貯尿功能障礙。酉時是人體腎系統功能最活躍的時辰。腎系統最主要功能是腎藏精、腎主水、腎主納氣。

酉時是中國人晚上「酒局」最多的時辰，酉時大量飲酒（無論白酒、啤酒、還是果酒）都會增加腎的負擔，久之可能會出現水腫等病態。酉時又是腎貯藏精氣的最旺盛時辰。如此時，發生性行為，對男人腎系統功能傷害最重。如酉時飲食過度，則會出現呼吸深度不夠，「氣不夠用」的疾病態。這是腎主納氣功能受到傷害的表現。

戌時是人體心包絡功能最旺盛的時辰，心包絡屬於脾土藏系統，心包絡的功能是由有規律的蠕動維持心臟的運血功能。人體由一天飲食吸收的精微物質，經過各藏象系統的協作化生為血液，在戌時開始呈旺盛的循環狀態，以利人體吸收，為第二天生存工作貯藏能量。戌時人應該入睡，讓機體正常運行。

亥時是人體三焦功能最旺盛的時辰。關於三焦，古今醫家見仁見智，見解多岐。但三焦屬相火應該是共識。筆者從六十甲子藏象密碼中領悟出三焦可能就是脾陽（未）胃陽（辰）之人體陽氣（相火）之最，未戌同屬相火。為人體後天之火源，是人體從飲食物（包括呼吸）中吸收精微物質所化生之「火」。因此，亥時人體後天之火旺，為

人體後天陽氣之源泉。亥時絕不可過量飲水或冷飲食物。如個體人亥時反覺口乾舌燥，則可能是人體陰精缺失的疾病態。

　　地球人類（生物）的生命節律則源自於天地五行場。天地五行場是地球外太空多天體多層次多週期與地球互動的產物。因此，天地五行場也是多層次多週期的宇宙生物能量。天地五行場的多層次多週期運動規律，形成了地球人類（生物）生命節律的多樣性。年節律、月節律、日節律、時節律是最基本的四大節律。地球人類（生物）都以自己的方式自覺遵守著宇宙的生命節律以維繫生命活動。作為「萬物之靈」的人類，更應該自覺遵循宇宙生命節律，這就是中國古人所說的「順天應人」。

第十二節　用六十甲子模型破譯 個體人生命奧秘例證

　　五行的原始意義是五行場，五行場理念是三千年前中國先哲的超前意識。只不過三千年前還沒有場的概念而已，所以古人只用五行來標示五行場。五行場是宇宙目前已知的唯一生物統一場。是地球生物（人類、動植物、微生物）生命的主宰能量場，在《創新中醫》體系中，可以說五行場是最基本也是最重要的理念之一。不理解五行場，就無法讀懂《創新中醫》。破譯地球一切生命之謎，離開了五行場，就是無源之水、無本之木。五行場的全息密碼模型就是六十甲子。

例證040　魏巍：著名軍旅作家因肝癌辭世

2008年8月26日京華時報：8月24日7時18分，曾創作文藝通訊《誰是最可愛的人》的著名散文家、小說家魏巍因肝癌醫治無效在301醫院去逝，享年88歲。

1920年1月16日，魏巍出生於中國河南鄭州。當代詩人，著名散文作家，小說家，畢業於延安抗日軍政大學。1937年抗日戰爭爆發後參加八路軍。1950年底奔赴朝鮮前線，和志願軍一起生活、戰鬥。回國後，發表了一批文藝通訊。其中《誰是最可愛的人》在全國引起了廣泛的影響。從此，「最可愛的人」就成了志願軍的代名詞。

魏巍是一位長期生活在部隊中的頗負盛名的優秀作家。他的詩歌、報告文學、小說、散文、雜文都及時反映現實生活。語言樸實優美，深受讀者喜愛。著作有長篇小說《革命戰爭》三部曲《地球的紅飄帶》《火鳳凰》《東方》等。1983年獲首屆茅盾文學獎。

2007年11月患肝癌住院。2008年8月24日辭世。《百度百科》。

命局編碼　庚申年 己卯月 癸亥日（子丑空）

大運編碼　庚辰 辛巳 壬午 癸未 甲申 乙酉 丙戌 丁亥

起大運年　1930年起大運。

密　　鑰　身弱格。用神。庚、申。忌神：己、卯。

發病資訊　2007丁亥年11月份確診肝癌。2008戊子年8月24日7時18分因肝癌逝。2007年行丁亥大運。

破　　譯　（一）2007丁亥年11月患肝癌。

1. 正五行場資訊

（1）大運天干丁火、流年天干丁火都制命局日干癸水。

（2）大運地支亥水、流年地支亥水都生命局忌神月支卯木。卯木爲肝木藏系統密碼標誌，得亥水生助，預示肝木藏系統可能發生病變。卯木是肝臟密碼標誌。事實是確診肝癌。

2. 合化五行場資訊　丁年爲木運不及之年。木氣場爲忌神，助月支卯木而制日干癸水、日支亥水。木氣場爲肝木藏象系統之本氣，預示肝木系統會發生病變。

3. 沖合五行場資訊　亥年司天（上半年）爲厥陰風木，木氣場旺。在泉（下半年）爲少陽相火，火氣場旺。丁亥年11月份確診爲肝癌，推測發病時間應爲上半年。

4. 資訊綜述　卯木爲最大忌神、得運、年地支亥水生，預示肝木藏系統可能發生疾病，事實是患肝癌。丁亥年爲木運不及，木氣場爲忌神，助卯木，制亥水。預示病情會加重。2007年上半年爲厥陰風木，木氣場旺。據此，推測發病時間當爲2007年上半年。如此，命主在2007年患肝癌是宇宙五行場互動的必然結果。

（二）2008戊子年8月24日7時18分因肝癌辭世。2008行丁亥大運。

1. 正五行場資訊　大運地支亥水，流年地支亥水都生命局月支卯木忌神。卯木得生，預示肝癌病情會加重。

2. 運氣同化資訊　2008年爲戊子年。戊子年爲天符年。天符年發病特點爲發病快而危重。事實是命主在本年仙逝。

例證041 卡拉揚：一代指揮大師因心臟病辭世

1908年4月5日赫伯特・馮卡拉揚出生於奧地利小鎮薩爾茨堡。卡拉揚是20世紀最著名的奧地利指揮家，它具有超強的音樂天賦，驚人的指揮技巧，不可思議的統率樂團的魅力。被譽為二十世紀下半葉歐洲的音樂總監，國際樂團的泰斗。

卡拉揚從1955年起擔任柏林愛樂樂團的藝術指導。經過十幾年的努力，卡拉揚和這個樂團在世界樂團佔據了極其重要的地位。

1989年7月16日，卡拉揚正在為薩爾茨堡音樂節排練威爾地的歌劇《假面舞會》，中午，他突然感到極度不適，他的妻子趕忙來攙扶她，他躺在妻子懷中說：「我看到了上帝朝我微笑。」說完就離開了人世，享年81歲。《百度百科》。

命局編碼 戊申年 丙辰月 庚寅日（午未空）

大運編碼 丁巳 戊午 己未 庚申 辛酉 壬戌 癸亥 甲子 乙丑

起大運年 1908年起大運

密　　鑰 從弱格。用神：丙，寅，辰。

發病資訊 1989年7月16日因心臟病而逝。

破　　譯 1989年行己巳流年、乙丑大運。

1.正五行場資訊

（1）流年天干己土為脾土象系統密碼，為忌神。己土制大運天干乙木用神，為脾土象系統不吉。

（2）流年地支巳火生大運地支丑土，丑土為忌神，

受巳火生增力。增力的丑土制最大用神命局日支寅木。丑土爲脾土藏系統密碼，爲心腦血管標誌。丑土爲患，主人心腦血管系統發病。

2. 合化五行場資訊　己年中運爲土運不及。土氣場生助命局日干庚金不及。己土爲脾土象系統密碼。主人脾土象系統如口唇等不吉。

3. 資訊綜述　在本例中，命主突然而逝最重要的五行場資訊是：流年地支巳火生大運地支丑土，丑土制用神日支寅木。丑土爲心腦血管密碼標誌。巳火爲心火藏系統密碼標誌，爲血液循環系統密碼。巳火起了壞作用，生丑土，丑土增力制用神日支寅木。這就是命主突然發病而辭世的最重要五行場互動資訊。

例證042　王小波：英年早逝的中國最富創造性的作家

王小波，1952年5月13日，生於北京。1968年去雲南插隊。1978年考入中國人民大學學習商品學專業。1984年到1988年在美國匹茲堡大學學習，獲碩士學位後回國。曾任教於北京大學和中國人民大學。後辭職從事寫作。主要作品有，《黃金時代》、《白銀時代》、《青銅時代》、《沉默的大多數——王小波雜文隨筆全編》、《我的精神家園》、《地久天長——王小波小說劇本集》等。

王小波無論爲人、爲文都頗有特立獨行的意味。其寫作標榜「智慧」、自然的人性愛、「有趣」，別具一格，深具批判精神。

王小波用他短暫的生命給世間留下了豐厚遺產。他一生最珍貴的東西是對自由的追求。他是目前中國最富創造

性的作家，他是中國近半個世紀的苦難和荒謬所結晶出來的人才。《百度百科》。

1997年4月11日，因突發心臟病而辭世。

命局編碼　壬辰年 乙巳月 己未日 某某時（子丑空）

大運編碼　丙午 丁未 戊申 己酉 庚戌 壬亥

起大運年　1961年起大運

破譯密鑰　身旺格。用神：乙 壬 辰　　忌神：未 巳

發病資訊　1997丁丑年4月11日。因突發心臟病辭世。1997年行己酉大運。

破譯資訊

1. 提示

心火象系統密碼模型為巳午火。全身血管系統密碼模型為辰丑戌未土，屬脾土藏系統。脾土象系統密碼模型為戊巳土。在《創新中醫》體系中，心臟功能為心火系統與脾土系統協作完成，心系統主血脈（血液），脾系統主血管。血管的蠕動功能是全身血循環的重要功能一部分。心臟實體組織為肌肉構成，肌肉屬脾土藏系統。因此，心臟實體肌肉組織本身病變，是以未戌辰丑土來標示的。

2. 發病時正五行場資訊

流年天干丁火為心火象系統密碼模型，為忌神，生日干己土。預示心火象系統、脾土象系統可能發生病變。

流年地支丑土生大運地支酉金，酉金增力制命局用神辰土。辰土為心腦血管系統標誌，受制預示可能發生心腦血管系統病變。事實是突發心臟病而辭世。

3. 沖合五行場資訊

1997年爲丁丑年，丑年司天（上半年）爲太陰濕土旺，命主在4月11日發病。受制的用神辰土，在土氣場旺季，病情會更加嚴重。這就是，「受制的五行場系統，在本氣旺季，病情會更加顯現或危重」原理。

4.資訊綜述

本例中，命主突發心臟病的最重要的資訊是，流年地支丑土生大運地支酉金，酉金增力後制命局用神年支辰土。辰土爲心腦血管標誌。丑土也是心腦血管密碼標誌，丑土起了壞作用（生酉金，酉金生力制辰土力大）。即辰丑土所標示的心腦血管系統發病較重。另一原因是發病時沖合五行場爲太陰濕土，土氣場旺季。因爲「受制的五行場系統在本氣場旺季病情會更加顯現和嚴重」。

以上就是命主在1997年突發心臟病而辭世的主要五行場互動資訊。

例證043　陳逸飛：英年早逝的一代藝術家

2005年4月11日，新浪娛樂報導；昨日上午8時40分，著名畫家、導演陳逸飛胃出血搶救無效，在上海華山醫院逝世，享年59歲。

陳逸飛，1946年4月14日生於寧波，浙江鎮海人。1965年畢業於上海美術專科學校，進入上海畫院油畫雕刻創作室，曾任油畫組負責人。1980年旅美後，專注於中國題材油畫的研究和創作。經過多年的不懈努力，取得了卓越的成就，成爲聞名海內外的華人畫家。

陳逸飛還是中國著名導演、畫家、視覺藝術家。是中國改革開放後西方世界中最著名的華裔畫家。曾拍攝了多

部電影，還創辦了規模龐大的逸飛集團。

2005年4月6日，陳逸飛因過度勞累導致胃穿孔，住院兩天後又繼續工作，4月10日再度發病，終因上消化道出血而英年早逝。據稱，陳逸飛曾有長期肝病史。《百度百科》。

命局編碼 丙戌年 壬辰月 戊午日 某某時（子丑空）

大運編碼 癸巳 甲午 乙未 丙申 丁酉 戊戌

起大運年 1954年起大運

破譯密鑰 從弱格。用神：辰，壬。忌神：午，丙，戌。

發病資訊 長期肝病史。2005乙酉年胃出血而辭世，行戊戌大運。

破譯資訊

1. 提示

胃爲脾土藏系統所屬臟腑。六十甲子密碼模型爲辰戌丑未土。肝木藏象系統六十甲子密碼模型爲甲乙寅卯木。

2. 發病時正五行場資訊

大運地支戌土制命局用神月支辰土，辰戌土都爲脾土藏系統密碼標誌。預示可能發生脾土藏系統病變。事實是胃出血。

流年地支酉金制命局用神月支辰土，辰土受制，預示脾土藏系統可能發生病變。

3. 發病時運氣同化五行場資訊

2005年爲乙酉年。乙酉年運氣同化五行場資訊爲歲會年。歲會年的發病特點是發病緩慢而持久。據此推測，命

主病情當時間較長。

4.長期肝病史資訊

命主在64至84年間，行甲午、乙未大運。大運天干甲乙木都制命局用神月干壬水。這可能就是命主長期肝病史的主要原因。

例證044　伯尼·馬克：英年早逝的美國著名演員

伯尼·馬克1957年10月15日，出生於美國芝加哥。2001年，與布拉德·喬治、克魯尼共同出演了《十一羅漢》，從而被中國觀眾所熟知。他在片中出色的扮演了一個幽默的賭徒。此後，還接連出演了該片的兩部續集。他在2003年的《霹靂嬌娃》及大片《變形金剛》中也有令人難忘的表現。廣受讚譽的電視情景喜劇《伯尼·馬克秀》從2001年至2006年在美國福克斯電視臺熱播五季。馬克因此兩度獲得了艾美獎喜劇類最佳男主角提名。

伯尼·馬克於2008年8月9日清晨因肺炎併發症在芝加哥一所醫院英年早逝，終年50歲。《美國名人詞典》。

命局編碼　丁酉年 己酉月 庚戌日 某某時（寅卯空）

大運編碼　戊申 丁未 丙午 乙巳 甲辰 癸卯

起大運年　1966年起大運

破譯密鑰　身弱格。用神：己，酉。忌神：戌，丁。

發病資訊　2008戊子年8月9日清晨，因肺炎併發症病逝。終年50歲。

破譯資訊　發病時正五行場資訊

大運天干甲木爲忌神，制流年天干用神戊土，戊土不

生日干庚金。脾土象系統、肺金象系統可能發生病變。事實是肺炎。

流年地支子水爲忌神，制大運地支用神辰土。辰土受制減力，不制命局忌神日支戌土。戌土制日干庚金，脾土藏系統、肺金藏系統可能發生病變。事實是肺炎併發症而辭世。

例證045 鄧麗君：英年早逝的中國流行音樂一代明星

鄧麗君，原名鄧麗筠。1953年1月29日，（壬辰年臘月十五日）出生在臺灣雲林縣褒忠鄉龍岩村。原籍河北省大名縣鄧台村。

鄧麗君是中國流行音樂史上承前啓後的一代明星大師。她演唱的歌曲已經成爲世界文化遺產的一部分。她以妙不可言的鄧氏唱腔和完美的演唱技巧，帶領人們走進真善美的藝術境界裏。她用國語、粵語、閩南語、日語、英語演唱均熟練自如。她演唱的八百首風格各異的經典歌曲老少皆宜。在20世紀最後一年，香港電視臺綜合專業推介與民意選舉的「二十世紀十大中文歌曲」中，鄧麗君名曲《月亮代表我的心》昂首入選。

1995年5月8日，鄧麗君在泰國清邁因氣喘病突發而辭世，享年42歲。《百度百科》。

命局編碼 壬辰年 癸丑月 庚辰日 某某時（申酉空）

大運編碼 壬子 辛亥 庚戌 己酉 戊申 丁未 丙午

起大運年 1955年起大運

破譯密鑰 身弱格。用神：辰，辰。忌神：丑，癸，

壬。

發病資訊 1995年5月8日，氣喘病突發而辭世。1995年為乙亥年。5月8日為辛巳月己亥日。行戊申大運。

破譯資訊

1. 發病時正五行場資訊

流年地支亥水制命局用神年支辰土和日支辰土。亥水為腎水藏系統密碼標誌。亥水制辰土，預示可能發生脾土藏系統與腎水藏系統病變。

亥水為腎水藏系統密碼標誌，腎水藏系統主要功能之一就是「腎主納氣」。中醫認為，呼吸是肺系統與腎系統兩大系統協同完成的功能。肺系統主呼吸，腎系統主納氣，就是決定呼吸的深度。腎水藏系統為害，就會使人呼吸功能紊亂。嚴重時會危及生命。

2. 流年天干乙木制命局日干庚金。庚金為肺金象系統密碼標誌。受制預示肺金像系統可能發生病變。肺金象系統就包括鼻、咽、皮毛等。其中咽是指氣管、支氣管。事實是氣喘病突發而辭世。

3. 資訊綜述

本例中，導致命主氣喘病突發的最重要的因素是「腎不納氣」。亥水為忌神，制命局最重要用神辰土。預示腎水藏系統可能發生病變，這個病變的真實表現就是因腎不納氣而氣喘辭世。

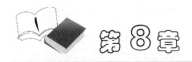

第8章

五運六氣：地球環境中宇宙生物能量──五行場運行規律模型

　　五運，就是木火土金水五種屬性的五行場運行規律模型；六氣，就是厥陰風木、少陰君火、少陽相火、太陰濕土、陽明燥金、太陽寒水六種氣候的運行規律模型。

　　五運六氣模型，是兩千年前中國先哲長期「仰觀天文、俯察地理、中測人事」的科學結晶。是對地球氣候和周圍天體（太陽、月球、木星、火星、土星、金星、水星、28宿、北極星、北斗星）互動形成的氣候，五行場運行規律的高仿真模擬。五運六氣是多天體多層次多週期與地球互動產生的多層次多週期五行場的運行模型。

　　地球人（生物）就是宇宙由五行場能量與地球大氣、水圈互動所化生的。五運六氣能量，是地球人（生物）生命節律的主宰能量。地球大氣圈之外的天體（太陽、月球、五星）等的引力場、電磁場、光輻射場與地球引力場、地球大氣、地球水圈互動形成了宇宙局域性的生物能量──五行場。五行場只存在於地球大氣圈內。五行場的載體是氣候。風性氣候是木氣場，熱、暑性氣候是火氣場，濕性氣候是土氣場，燥性氣候是金氣場，寒性氣候是

水氣場。五行場與氣候同步但不等量。見表8-7、8-9。

五運六氣學說是中國兩千多年前的宇宙天地人（社會）全息系統生命科學。是兩千多年前的理論模型。是世界上最早從宇宙環境探索地球人類生命節律的科學理論。是中醫典籍《黃帝內經》的核心理論之一。離開五運六氣理論，中醫就是無本之木、無源之水，就是不完備的理論。五運六氣模型，本質上是一種預測理論。是對地球環境中氣候、五行場運行規律的一種模擬和預測。是中醫「治未病」的理論基礎。是兩千年前中國古代天文學、算數學、律曆學、氣象學、物候學等當時的高科技集群的結晶。因此，要瞭解學習中醫學，必須首先瞭解學習五運六氣理論。

第一節　五運：月地系統互動形成的地球氣候五行場運動變化規律模型

五運就是木火土金水五種屬性場態能量的運行規律。簡稱五運。五種屬性場態能量（木氣場、火氣場、土氣場、金氣場、水氣場）統稱為五行場，也可稱為五運五行場。

五運是兩千年前中國人對月球、五星（木星、火星、土星、金星、水星）與地球互動產生的氣候、五行場運動變化規律的模擬。是中國古代的模型理論。

中醫體系中，將地球氣候歸結為六種。即風、熱、暑、濕、燥、寒。這六種氣候簡稱為六氣。中醫學認為，五行場是六氣形成的宇宙能量源。六氣是五行場能量所化生的。「天有五行御五位，以生寒暑燥濕風，人有五臟化

五氣，以生喜怒思憂恐」《素問・天元紀大論》。因此，六氣也都具有五行場能量屬性。即風屬木氣場；熱暑屬火氣場；濕屬土氣場；燥屬金氣場；寒屬水氣場。

六氣是五運五行場能量的載體，五運五行場是六氣的能量源，也是六氣的隱態，潛態能量，六氣是五運五行場的顯態、物態。二者是同一事物兩種存在形態。

月球、五星和地球互動過程，實質是地外多天體多層次多週期與地球互動關係。因月球、五星的品質不同，與地球的時空距離不同，運行週期節律不同，對地球氣候、五行場的影響是複雜的，千變萬化的。智慧的中國古人，在長期的觀測實踐中，執簡馭繁，歸納總結出月地系統氣候，五行場變化規律及層次。其規律就是五運，其層次就是五運五行場的主運、客運和中運三個層次。

主運是月球、五星與地球互動形成的地球五季氣候、五行場運行的常態規律模型。是五運氣候、五行場能量的第一層次。

客運是月球、五星與地球互動形成的地球五季氣候、五行場運行的動態規律模型。是五運氣候、五行場能量的第二層次。

中運是月球、五星與地球互動形成的地球全年氣候、五行場運行的動態規律模型。其特點是影響地球全年的氣候、五行場。是五運氣候、五行場能量的第三層次。

兩千多年前的中國人，能如此準確全息的層次分明的類比月球、五星與地球互動形成的地球氣候、五行場運行規律，是當時社會高度發達的天文、律曆、算學、物候學等科學結晶。足以讓今天號稱高科技時代的我們汗顏。

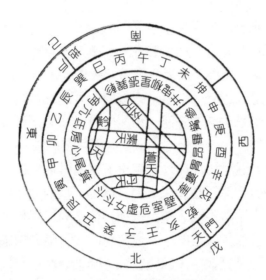

圖8-1　日月五星視運動天象圖

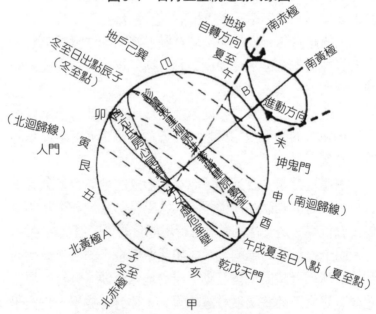

圖8-2　《內經》黃道座標系

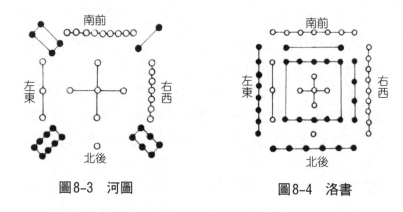

圖8-3　河圖　　　　　　圖8-4　洛書

第二節　主運：月地系統氣候、五行場 五季常態運行規律模型

　　主運的本質是對月球、五星與地球互動形成的地球五季氣候、五行場運行變化常態規律的類比。所謂常態，是相對於變化較大的客運、中運而言。主運是月球、五星與地球多天體、多層次、多週期互動形成的氣候，五行場五季常態運行規律模型。是五運三個層次氣候，五行場的第一層次能量。見表8-1、圖8-5。

1. 主運的起始時間

　　主運從當年正月朔日（正月初一）開始。

　　主運的推算方法是以當年中運年干為基準。如庚年中運為太商，按太少相生原則逆推之，生太商者為少宮，生少宮者為太徵，生太徵者為少商，因此，庚年主運的初運為太角。餘仿此。詳情可參閱圖8-5。用五音建運，按太少相生方法來推算出當年的主運五行場旺弱及運序。

（1）五音建運

五音，即角、徵、宮、商、羽。徵、音ㄓ。中國古代五聲音階中五個音級符號。

《淮南子·本經訓》說：「風雨之變，可以音律知也。」中國古代以五行之理建立音律樂理。因此，五音即合音律，更合於五行之理。用五音太少標誌五運五行場的旺弱，即合音律，又合五行更方便敘述。因此，《素問·金匱真言論》說：「東方青色，入通於肝……其音角。南方赤色，入通於心……其音徵。中央黃色，入通於脾……其音宮。西方白色，入通於肺……其音商。北方黑色，入通於腎功……其音羽。」

角音五行場屬木氣場；徵音五行場屬火氣場；宮音五行場屬土氣場；商音五行場屬金氣場；羽音五行場屬水氣場。因此，古人就以角標誌木運，徵標誌火運，宮標誌土運，商標誌金運，羽標誌水運。這就是五音建運。

（2）太少相生

太者，即太過、有餘；少者，即不及、不足。

五音建運，五運的全息標誌是十天干。十天干分陰陽，即甲丙戊庚壬屬陽；乙丁己辛癸屬陰。陽干屬太，陰干屬少。太者爲五行場太旺，少者爲五行場不足。例如：甲己爲土運，甲爲陽土爲太宮，爲土氣場太過；己爲陰土爲少宮，爲土氣場不足。乙庚爲金運，乙爲陰金爲少商，爲金氣場不足；庚爲陽金爲太商，爲金氣場太過。丙辛爲水運，丙爲陽水太羽，爲水氣場太過；辛爲陰金爲少羽，爲金氣場不足。丁壬爲木運，丁爲陰木爲少角，爲木氣場不足；壬爲陽木爲太角，爲木氣場太過。戊癸爲火運，戊

爲陽火爲太徵，爲火氣場太過；癸爲陰火爲少徵，爲火氣場不足。這就是五運五行場分太少原理。

太少相生，是古人依據陰陽、動靜生克合化原理而制定的五運五行場互動規則。即張介賓所說的：「蓋太者屬陽，少者屬陰。陰以陽生，陽以陰生，一動一靜，乃成易道。故甲以陽土，生乙之少商；乙以陰金，生丙之太羽；丙以陽水，生丁之少角；丁以陰木，生戊之太徵；戊以陽火，生己之少宮；己以陰土，生庚之太商；庚以陽金，生辛之少羽；辛以陰水，生壬之太角；壬以陽木，生癸之少徵；癸以陰火，復生甲之太宮。」

2. 主運的運序

初運爲木運（角），二運爲火運（徵），三運爲土運（宮），四運爲金運（商），五運爲水運（羽）。

3. 主運與五季

初運木運（角）相當於春季，二運火運（徵）相當於夏季，三運土運（宮）相當於長季，四運金運（商）相當於秋季，五運水運（羽）相當於冬季。

4. 主運氣候特點

初運木運多風，二運火運多暑熱，三運土運多濕，四運金運多燥，五運水運多寒。

5. 主運的五行場特點

初運木運爲木氣場旺季；二運火運爲火氣場旺季；三運土運爲土氣場旺季；四運金運爲金氣場旺季；五運水運爲水氣場旺季。

6. 主運氣候、五行場對人體藏象系統的影響

初運爲木運，木氣場旺。與人體肝木象系統首先相通

相應互動。個體人肝木象系統如喜生扶，這時會表現出功能旺盛的健康態；如喜克制，則會出現功能異常或低下的疾病態。

二運爲火運，火氣場旺。與人體心火象系統首先相通相應互動。個體人心火象系統如喜生扶，這時會表現出功能旺盛的健康態；反之，如喜克制，則會出現功能異常或低下的疾病態。

三運爲土運，土氣場旺。與人體脾土象系統首先相通相應互動。個體人脾土象系統如喜生扶，這時會表現出功能旺盛的健康態；如喜克制，則會出現功能異常或低下的疾病態。

四運爲金運，金氣場旺，與人體肺金象系統首先相通相應互動。個體人肺金象系統如喜生扶，這時會表現出功能旺盛的健康態；反之，如喜克制，則會出現功能異常或低下的疾病態。

五運爲水運，水氣場旺。與個體人腎水象系統首先相通相應互動。個體人腎水相通如喜生扶，這時會表現出功能旺盛的健康態；反之，如喜克制，則會表現功能異常或低下的疾病態。

以上只是簡單介紹了一下主運氣候，五行場與個體人同五行場象系統的相通相應互動情況。其實，因爲個體人出生時宇宙四維時空座標的差異，每個人藏象系統對同一五行場的喜忌是有非常大的差別的。即同是初運木氣場旺，有的人喜歡，也有的人不喜歡。這在以後的章節中會作以介紹的，在這裏就不展開介紹了。

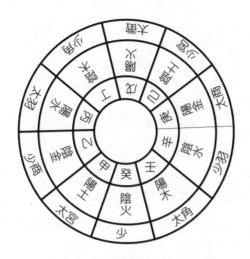

圖8-5　五音建運太少相生圖

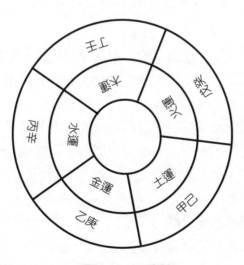

圖8-6　五運圖

表8-1　主運表

運序	初運	二運	三運	四運	終運
五運	木	火	土	金	水
氣候	多風	暑熱	多濕	多燥	多寒

流年主運交運時辰表

流年地支	交運時辰	流年地支	交運時辰
申、子、辰	寅時	寅、午、戌	申時
巳、酉、丑	巳時	亥、卯、未	亥時

註：主運與客運每年起運時間相同，即農曆每年的正月初一。（正月朔日）

第三節　客運：月地系統氣候、五行場五季運行變化規律模型

客運是相對主運而言的。主運相對穩定，年年如此，猶如常住的主人。而客運年年變化，五行一小週期，十年一大週期，猶如往來的客人。

客運對地球氣候、五行場的影響，因月球五星與地球互動中，每年相對時空座標的不同而年年變化，有時變化很大。客運是五行場三個層次氣候、五行場的第二層次能量。見表8-2。

1. 客運的起運日期

客運的起運時間為當年農曆正月朔日，即正月初一。例如，2009己丑年，農曆正月初一為西曆的2009年1月26

日。則2009年的客運從1月26日開始。

2. 客運推算方法

推算客運以當年的中運為初運，然後以五行太少相生的順序，分作五步，行於主運之上，逐年變遷、十年一週期。

如逢甲之年，中運為陽土太宮用事，那麼，該年客運的初運便是太宮，二運為少商，三運為太羽，四運為太角，中運為太徵，其他年份仿此。見表8-2流年客運表。

3. 客運對氣候、五行場的影響：客主加臨

客主加臨，就是將每年輪值的客氣加在固定的主運之上。臨是會合的意思。主運是五運氣候、五行場的常態運行規律。客運是五運氣候、五行場的動態運行規律。二者並不同步，因此出現了氣不承襲現象，這就是客主加臨後出現的太過與不及的氣候五行場。其本質是五運氣候、五行場第一層次能量和第二層次能量疊加後形成的氣候、五行場運行規律模型。正如《素問・六節藏象論》所說：「五運相襲，而皆治之，終期之日，週而復始；時立氣布，如環無端，候亦同法。故曰：不知年之所加，氣之盛衰，虛實之所起，不可以為工矣。」這裏所說的「年之所加」就是客主加臨。

客主加臨會形成多種氣候、五行場的變化。我們逐一簡要介紹一下：

（1）客主加臨後，出現客運五行場生、剋主運五行場。這時的氣候、五行場運行態勢以客運氣候、五行場旺弱為主要運行規律。

（2）客主加臨後，主運生、剋客運。這時的氣候、

五行場運行態勢以主運氣候、五行場運行旺弱爲主要運行規律。

（3）客主加臨後，客運太臨主運少，這時的氣候、五行場運行態勢以客運氣候、五行場旺弱爲主要運行規律。

（4）客主加臨後，客運少臨主運太，即主盛客弱，這時，以主運氣候、五行場旺弱爲主要運行規律。

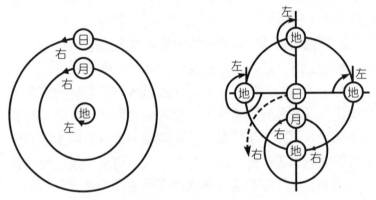

圖8-7　天右旋地左旋

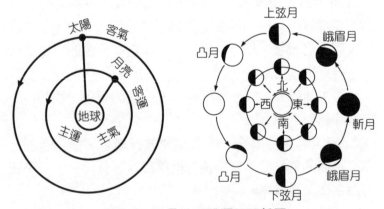

圖8-8　日月地三體運氣關係圖

表8-2　流年客運表

流年天干	初運	二運	三運	四運	終運
壬	太角	少徵	太宮	少商	太羽
癸	少徵	太宮	少商	太羽	太角
甲	太宮	少商	太羽	太角	少徵
乙	少商	太羽	太角	少徵	太宮
丙	太羽	太角	少徵	少宮	少商
丁	少角	少徵	少宮	太商	少羽
戊	太徵	少宮	太商	少羽	少商
己	少宮	太商	少羽	少角	太徵
庚	太商	少羽	少角	太徵	少宮
辛	少羽	少角	太徵	少宮	太商

（引自《中醫運氣學解秘》）

第四節　中運：月地系統互動影響全年氣候、五行場運行規律模型

中運是對月球、五星與地球互動形成的影響全年氣候、五行場運行規律的模擬。是月地系統影響氣候、五行場的第三層次能量。見表8-3。

1. 中運起運時間

中運起運時間也是當年農曆的正月初一（正月朔日）。

2. 中運天干運序

《素問·五運行大論》說：「正五氣之各主歲爾，首甲定運」。就是說，以甲木陽干土運為中運之始。即中運

天干運序是以甲乙丙丁戊己庚辛壬癸順序爲五運中運順序。這是因爲，天氣始於甲，甲己化爲土運的原因。

中運五音建運運序爲甲年太宮——乙年少商——丙年太羽——丁年少角——戊年太徵——己年少宮——庚年太商——辛年少羽——壬年太角——癸年少徵。

3. 中運的五行場盛衰規律

中運用五陽干甲丙戊庚壬紀五行場有餘年；用陰乾乙丁己辛癸紀五行場不足年。有餘爲太爲成數，不足爲少爲生數。中運與主運五行場能量「有餘而往，不足隨之；不足而往，有餘從之」《素問·天元紀大論》。主運和中運五行場，不是不足，就是有餘，沒有平氣。有餘爲五行場過旺，不足爲五行場過弱。

4. 中運對氣候的影響

（1）中運太過，則本年氣候呈本運五行場過旺的現象。如甲年土運太過，則甲年氣候多呈濕性氣候，如戊年火運太過，則戊年氣候多呈暑、熱氣候。

（2）中運不足，則本年氣候可能出現克制本運之五行場所標誌的氣候，還可能出現來復之氣候，詳見下文。

5. 中運不及年對氣候、人體的影響

（1）木運不及之年　《素問·氣交變大論》說：「歲木不及，燥乃大行，生氣失應，草木晚榮。肅殺而甚，則剛木辟著，柔萎蒼乾，上應太白星。民病中清，胠脇痛，少腹痛，腸鳴溏泄，涼雨時至，上應太白星、其古蒼。上臨陽明，生氣失政，草木再榮，化氣乃急，上應太白、鎭星，其主蒼早。復則炎暑流火，濕性燥，柔脆草木焦槁，下體再生，華實齊化。病寒熱瘡瘍疿胗癰痤。上應

熒惑、太白，其穀白堅。白露早降，收殺氣行，寒雨害物，蟲食甘黃，脾土受邪，赤氣後化，心氣晚治，上勝肺金，白氣乃屈，其穀不成，咳而鼽，上應熒惑、太白星。」

　　上文是《內經》對中運木運不及之年氣候，五行場變化及人體發病情況的描述。爲了使讀者更易理解，現將譯文轉錄如下：木運不及之年，金之燥氣反而大行，木的生氣不能與時令相應用研，草木繁榮較晚。由於金氣肅殺過甚，雖爲堅硬之木類，葉亦枯著枝頭，柔軟的草木則萎弱青乾，上則應於太白星光強。人們患腹中清冷，脅與少腹疼痛，腸鳴溏泄等病，涼雨時常降下，上應太白星光強，在五穀則應於青色的穀類不能成熟。若遇到丁卯、丁酉陽明司天之年，燥金主令，木之生氣不得施政，至夏秋主氣火土得旺的季節，草木才開始繁榮，因爲開花結實的時間也很急迫，金氣卯木，土不受制，上則應於太白星與鎮星光強，主草不及早凋落。金氣盛極必衰，衰則木所生之火氣來復，復則炎暑火熱之氣流行，濕氣受熱而乾燥，柔軟脆弱的草木枝葉焦幹枯槁，需自根部重新生長。因而有開花結實並見的現象。人們易患寒熱、瘡瘍、疹、癰、痤等病。在上則應於熒惑星光強，太白星光弱。在五穀則應於白色而堅實的穀類秀而不實。當金氣旺時，則白露提早降下，收劍肅殺之氣得行，寒涼的雨水損害萬物。蟲類喜食味甘色黃之物。脾土乃受邪氣，因而金氣退縮，使稻穀不得成熟。人們易患咳嗽鼻塞之病，上則應於熒惑星光強，太白星興弱。

　　（2）火運不及之年　【原文】「歲火不及，寒乃大

行，長政不用，物榮而下，凝慘而甚，則陽氣不化，乃折榮美，上應辰星。民病胸中痛，脇支滿，兩脇痛，膺背肩胛間及兩臂內痛，鬱冒朦味，心痛暴喑，胸腹大，脇下與腰背相引而痛，甚則屈不能伸，髖髀如別，上應熒惑，辰星，其穀丹。復則埃鬱，大雨且至，黑氣乃辱。病鶩溏腹滿，食欲不下，寒中腸鳴，泄注腹痛，暴攣痿痹，足不任身。上應鎮星、辰星，玄穀不成。」

【譯文】火運不及之年，水之寒氣反而大行，火運的長氣不得爲用，植物生長低垂而不繁榮。嚴寒之氣過甚則陽氣不能化育，生物的榮華受到傷害。上則應於辰星光強。人們易患胸中痛，脇下支撐脹滿，兩脇疼痛，胸、背、肩胛間及兩臂內側疼痛，抑鬱眩冒，頭目不清，心痛，突然失喑，胸腹部腫大。兩脇下與腰背部相互牽引疼痛，甚則身體捲屈不能伸展。髖部和髀部好似分開一樣不相連結。上則應於熒惑星光弱，辰星光強。赤色的穀類不能成熟。水氣盛極必衰，衰則火所生之土氣來復，復則塵埃鬱滯，大雨降下，水氣退縮。人們易患鴨溏泄瀉，腹脹滿，飲食不下，腹中寒冷，腸鳴、泄下如注。腹痛、突然四肢拘攣萎軟麻痹，兩足不能支撐身體等病。上則應於鎮星光強，辰星光弱，黑色的穀物不能成熟。

（3）土運不及之年　【原文】「歲土不及，風及大行，化氣不令，草木茂榮，飄揚而甚，秀而不實，上應歲星，民病飧泄霍亂，體重腹痛，筋骨繇復，肌肉瞤酸，善怒，藏氣舉事，蟄蟲早附，咸病寒中，上應歲星、鎮星，其穀齡。復則收政嚴峻，名木蒼雕，胸脇暴痛，下引少腹，善太息，蟲食甘黃，氣客於脾，齡穀乃減，民食少失

味，蒼穀乃損，上應太白、歲星，上臨厥陰，流水不冰，蟄蟲來見，藏氣不用，白乃不復，上應歲星，民乃康。」

【譯文】土運不及之年，木之風氣反而大行，土運的化氣不得施令，草木雖然生長茂盛繁榮，但風吹飄動嚴重，由於缺乏土的化氣，則秀而不能成實，上則應於歲星光強。人們易患飧泄霍亂，身體沉重，腹部疼痛，筋骨反覆搖動，肌肉動瘈酸痛，喜怒等病。土運不及則水不受制，故水之藏氣用事，蟄蟲及早歸附於土中，人們大都患中寒之病。上則應於歲星光強，鎮星光弱，黃色的穀類不能成熟。木氣盛極而衰，衰則土所生之金氣來復，復則金之收氣嚴峻，高大的樹木也都枝葉青乾凋謝。人們易患胸脇急劇疼痛，並能牽引少腹部疼痛，喜太息等病。蟲類喜食味甘色黃的植物。邪氣客於脾土，黃色的穀物減產。人們易患食慾減退，口中無味之病。青色的穀類受到損傷。上則應於太白星光強，歲星光弱。若遇到己巳、己亥厥陽司天之年，為少陽相火在泉，歲半之後，地氣這家，相火用事，當寒不寒，所以流水不能結冰，應當蟄藏之蟲，仍見於外，水之藏氣不得為用，火氣用事，則金氣不得來復，上應歲星不變，人們也就健康。

（4）金運不及之年　【原文】：「歲金不及，炎火乃行，生氣乃用，長氣專勝，庶物以茂，燥爍以行，上應熒惑星，民病肩背瞀重，鼽嚏，血便注下，收氣乃後，上應太白星，其穀堅芒。復則寒雨暴至，乃零冰雹霜雪殺物，陰厥且格，陽反上行，頭腦戶疼，延及囟頂發熱，上應辰星，丹穀不成，民病口瘡，甚則心痛。」

【譯文】：金運不及之年，則金所不勝的火炎之氣，

反而大行，金衰木不受制，則木之生氣得以爲用，火的長氣，得以專勝。萬物繁茂，乾燥炎爍之火氣得行，上則應於熒惑星光強。人們易患肩背間亂沉重，鼻塞噴嚏，大便宜下血，泄瀉如注，火勝則金氣被制，故金之收氣晚至，上則應於熒惑星光強，太白星光弱。白色有堅芒的穀類不能成熟。火氣盛極則衰，衰則金所生之水氣來復，水氣復則零雨猝至，降落冰雹、霜雪殺害萬物。寒氣厥逆使陰陽格拒，陽氣反而上升，使頭部及腦戶等處疼痛，並上連頭頂，發熱，在上則應於辰星光強，熒惑光弱，赤色的穀類不能成熟，人們易患口瘡，甚至心痛等病。

（5）水運不及之年　【原文】「歲水不及，濕乃大行，長氣反用，其化乃速，暑雨數至，上應鎮星，民病腹滿身重，濡泄寒瘍流水，腰股痛發，膕腨股膝不便。煩冤足痿清厥腳下疼，甚則跗腫。藏氣不政，腎氣不衡，上應辰星，其穀秬。上臨太陰，則大寒數舉，蟄蟲早藏，地積堅冰，陽光不治，民病寒疾於下，甚則腹滿浮腫，上應鎮星，其主䵂穀。復則大風暴發，草偃木零，生長不鮮，面色時變，筋骨並辟，肉瞤瘛，目視䀮䀮，物疎璺，肌肉胗發，氣並膈中，痛於心腹，黃氣乃損，其穀不登，上應歲星鎮星。」

【譯文】：水運不及之年，則水所不勝的土之濕氣大行，水運不及，火不受制，則火之長氣反而爲用，土之化氣迅速發揮作用，土火二氣得勢，則暑熱早至，雨水頻降，上則應於鎮星光強。人們易患腹部脹滿，身體沉重，濡泄，陰性瘡瘍，流出清稀膿水，腰部與股部疼痛發作，膕、腨、股、膝等處，活動不便，心中煩悶，兩足痿軟厥

冷，腳下疼痛，甚則足背浮腫等病。由於水之藏氣不得施政，腎精易於外泄，則腎氣不得平衡，上則應於鎮星光強，辰星光弱，黑色黍類不能成熟。若遇到辛丑、辛未太陰司天之年，乃太陽在泉。中運與在泉氣同，則嚴寒之氣頻至，蟄蟲提早歸藏土中，地上積結了堅冰，陽氣不能發揮溫煦作用，人們易患寒病於下半身，甚則患腹滿浮腫等病，上則應於鎮星光強，熒惑星光弱，黃色的穀類不能成熟。土氣盛極則衰，衰則水所生之木氣來復，木氣復則大風暴發，草木偃伏，枝葉飄落，萬物生長，色不鮮明，面色時常改變，筋骨拘攣，肌肉瞤動，兩眼視物昏花，物體碎裂，肌肉發生疹病，邪氣內並於高中，疼痛發生於心腹，土氣受損，五穀不能成熟，上則應於歲星光強，鎮星光弱。

6. 中運太過年對氣候、人體的影響

（1）木運太過年　【原文】：「歲木太過，風氣流年，脾木受邪。民病飧泄食減，體重煩冤，腸鳴腹支滿。上應歲星。甚則忽忽善怒，眩冒巔疾。化氣不政，生氣獨治，雲物飛動，草木不寧，甚而搖落，反脅痛而吐甚，衝陽絕者死不治，上應太白星。」

【譯文】木運太過之年，風氣流年，木勝剋土則脾土受邪。人們易患食慾不化的飧泄，食慾減退，身體沉重，煩悶抑鬱，腸鳴，腹部支撐脹滿等病。上則應於歲星光強。若木氣太甚則肝氣過勝，出現精神失意，喜怒，頭眩目暈等頭部疾病。由於脾土的化氣不得安寧，甚則金氣來復，草木被搖動折落，反而患脅痛吐甚等病。若足陽明胃之衝陽脈絕止的，為脾氣已脫，多屬死亡不治之症。木氣之過，盛極必衰，衰則金氣乘之，故上應於太白星光

強。

（2）火運太過之年　【原文】：「歲火太過，炎暑流行，金肺受邪。民病瘧，少氣咳喘，血溢血泄注下，嗌燥耳聾；中熱肩背熱，上應熒惑星。甚則胸中疼，脅支滿脅痛，膺背肩胛間痛，兩臂內痛，身熱骨痛而為浸淫。收氣不行，長氣獨明，雨水霜寒，上應辰星。上臨少陰少陽，火燔焫，水泉涸，物焦槁，病反譫妄狂越，咳喘息鳴，下甚血溢泄不已，太淵絕者死不治，上應熒惑星。」

【譯文】：火運太過之年，炎暑流行，火勝剋金則肺金受邪。人們易患瘧病，呼吸氣少，咳嗽喘促，血外溢或下泄，泄下不止，咽乾耳聾，胸中發熱，肩背發熱等病。上則應於熒惑星光強。若火氣太甚則胸中痛，脅部支撐脹滿疼痛，胸背肩胛間及兩臂內側疼痛，身熱腹痛，而發生浸淫瘡。由於肺金的收氣不得施行，心火的長氣獨盛，火氣盛極必衰，衰則寒水乘之，故有雨冰霜寒之氣。上應於辰星光強。若遇到戊子戊午年為少陰司天，戊寅戊申年為少陽司天，均為火氣太盛，主火氣燔灼，水泉乾涸，萬物焦枯。反而患譫言妄語，狂癲奔跑，咳嗽喘促，呼吸有音等病。火盛於下則血溢泄不止，若太陰肺之太淵脈絕之，為肺氣已脫，多屬死亡不治之症，上則應於熒惑星光強。

（3）土運太過之年　【原文】：「歲土太過，雨濕流行，腎水受邪。民病腹痛，清厥意不樂，體重煩冤，上應鎮星，甚則肌肉萎，足萎不收，行善瘛，腳下痛，飲發中滿食減，四肢不舉。變生得位，藏氣伏，化氣獨治之，泉湧河衍，涸澤生魚，風雨大至，土崩潰，鱗見於陸，病腹滿溏泄腸鳴，反下甚而太谿絕者死不治。上應歲星。」

【譯文】：土運太過之年，雨濕流行，土勝剋水則腎水受邪。人們患腹痛，四肢清冷厥逆，精神不快，身體沉重，心中煩悶等病，上則應於鎮星光強。若士氣太甚則肌肉痿縮，兩足痿軟馳緩不收，行走時喜抽搐，腳下疼痛，脾不能行水，則水飲發病，腹中脹滿，食慾減退，四肢痿軟不能舉動。土位寄於四季，所以土氣致變，是在其得位之時，土能剋水，故水的藏氣潛伏不用，土的化氣獨行主治，因而泉水噴湧，河水氾濫，原來乾涸的沼澤也因得水而能生魚，風雨大至，土崩堤壞，魚類也出現在旺地上，人們則患腹部脹滿，大便溏泄，腸鳴，反而嚴重泄下等病，若是少陰腎之太谿脈絕止，為腎氣已脫，多屬死亡不治之症。上則應於歲星光強。

（4）金運太過之年　【原文】：「歲金太過，燥氣流行，肝木受邪。民病兩脇下少腹痛，目赤痛眥瘍，耳無所聞。肅殺而甚，則體重煩冤，胸痛引背，兩脇滿且痛引少腹。上應太白星。甚則喘咳逆氣，肩背痛，尻陰股膝髀腨足皆病，上應熒惑星。收氣峻，生氣下，草木斂，蒼乾凋隕，病反暴痛，胠脇不可反側，咳逆甚而血溢，太衝絕者死不治。上應太白星。」

【譯文】）金運太過之年，燥氣流行，金勝剋木則肝木受邪。人們易患兩脇下及少腹部疼痛，兩目紅赤疼痛，目眥瘡瘍，耳聾聽不到聲音等病。若金氣肅殺過甚則易患身體沉重，心中煩悶，胸痛牽引到背部，兩脇下脹滿而疼痛，並能牽引到少腹部等病。上則應於太白星光強。若金氣太勝則喘促咳嗽呼吸不利，肩背疼痛，陰、股、膝、髀、足等處，都可發生疼痛之病。金氣勝極必衰，衰則火

氣乘之，故上應於熒惑星光強。由於金運太過，收氣嚴厲，木之生氣不能轉側，咳嗽呼吸不利等病，甚則血溢而出，若足厥陰肝之太衝脈絕之，為肝氣已脫，多屬不治死亡之症。上則應於太白星光強。

　　（5）水運太過之年　【原文】：「歲水太過，寒氣流行，邪害心火。民病身熱煩心躁悸，陰厥上下中寒，譫妄心痛，寒氣早至，上應辰星，甚則腹大脛腫，喘咳，寢汗出憎風。大雨至，埃霧蒙鬱，上應鎮星。上臨太陽、則雨冰雪霜不時降，濕氣變物，病反腹滿腸鳴，溏泄，食不化，渴而妄冒，神門絕者死不治。上應熒惑、辰星。」

　　【譯文】水運太過之年，寒氣節流行，水勝剋火則邪害心火。人們易患身熱煩躁心悸，寒氣厥逆，一身上下內外皆寒，譫言妄語，心痛等病，寒氣先時早至。上則應於辰星光強。若寒氣過甚則患腹部腫大，脛浮腫，喘促咳嗽，睡則汗出，惡風等病。寒氣勝極必衰，衰則土氣乘之，故而大雨降下，塵埃雲霧朦朧鬱滯，上則應於鎮星光強。若遇到丙辰丙戌年，為太陰司天，寒氣太勝，則雨雪冰霜非時而早降，萬物受濕發生變化，反而患腹部脹滿，

表8-3　流年中運表

運序	初運	二運	三運	四運	終運
甲己	土	金	水	木	火
乙庚	金	水	木	火	土
丙辛	水	木	火	土	金
丁壬	木	火	土	金	水
戊癸	火	土	金	水	木

腸鳴溏泄，食穀不化，口渴，言行不正常，頭目冒味而不清爽等病，若手少陰心之神門脈絕止，爲心氣已脫，多屬死亡不治之症。上則應於熒惑光弱，辰星光強。

第五節　六氣：日地系統氣候、五行場運行規律模型

六氣：是中醫學對風、熱、暑、濕、燥、寒六種氣候的簡稱。

六氣的五行場屬性爲：風屬木氣場：熱、暑屬火氣場：濕屬土氣場：燥屬金氣場：寒屬水氣場。

中醫體系中，六氣是對太陽（日）與地球（地）系統互動形成的地球氣候、五行場運動變化規律的模擬。是兩千年前中國人探索日地系統運動變化對地球人（生物）生存狀態影響規律的模型理論。是中國古代生命科學的核心理論之一。

現代科學所謂氣候，是指發生在天空中的風、雨、雷、電、雲、霧、雹、雪、霜等一切大氣物理現象。而天氣，則是指一個地域暫態或較短時間內的冷、熱、風、雨等大氣狀態和現象的總和。天氣是動態的，是永遠變化更新的。氣候則是指某一地域多年的、有規律性的天氣特徵的概括。天氣代表一個較短時間。天氣是氣候的基礎，氣候是天氣的概括。氣候是某一區域的平均天氣狀況，雖然有時是有變化的，但變化是很小的。現代科學認爲，天氣是地球大氣運動的結果，它的能量來源於太陽。氣候源於

輻射因子、環流因數和地理因子。

　　中醫體系中的氣候，既有天氣、氣象、氣候的涵義，也有天象（日、月、五星、28宿等天體的時空座標位置）和物候（人、動物、植物、微生物的時空座標位置及生、長、壯、老已的生存狀態）的內涵。換言之，中醫體系中的氣候，是一個天、地、人（生物）的全息概念。是中國人「天人合一」整體全息觀的體現。整部《黃帝內經》中，所用如：陰陽、五行、藏象、五運、六氣等都是這樣全息的概念。

　　中醫學認為，地球氣候（六氣）的形成，不僅僅是太陽光輻射的結果。而是地球環境（地球自轉、地軸、大氣潮、海洋潮、地理因素等）與日、月、五星等太空天體互動而形成的。日、月、五星等天體與地球互動而形成的宇宙特殊能量──五行場才是地球氣候的能量源。

　　五行場是氣候（六氣）之本；六氣（氣候）是五行場之標。五行場是六氣的場態；六氣是五行場的能量（波、粒）態。五行場是宇宙物質能量資訊的隱象、潛態；六氣是宇宙物質能量資訊的顯象、顯態。

　　中醫學認為，存在於地球大氣圈內的宇宙特殊能量──五行場，是主宰地球生物命運的宇宙能量源。五行場能量的載體是六氣。五行場能量肉眼不可見，而六氣可以感知。因此，探索六氣的運動變化規律就可以預測地球人類與生物（動物、植物、微生物）的生存狀態。這就是中醫典籍《黃帝內經》核心理論──五運六氣的學說的成因。兩千多年前的中國人，已經從宇宙視野探索天地互動規律對地球人（生物）生存狀態的影響。應該說，這是何

等超前的先進的科學理論。而西方社會，直到上世紀六、七十年代，才有學者提出從地球範圍來探索地球生態系統的理論。這就是英國學者ＪＥ拉弗洛克，他在1969年提出了著名的地球生物體理論──蓋亞理論。蓋亞（ＣＡＩＡ）是希臘神話中的大地之女神。拉弗洛克由把整個地球看成蓋亞以強調地球具有類似於生命的屬性。其主要理論是地球由地圈、水圈、氣圈以及生態系統組成的一個生命體。這個生命體是一個可以自我控制的系統，對於外在或人為的干擾具有穩定性。

蓋亞理論實際上是一種深刻的環境理論。蓋亞理論給我們的啓示是：地球作為一整體，其內在聯繫和相互作用十分複雜。我們對此現在所知僅僅是皮毛。蓋亞理論與中醫五運六氣學說相比，高下立判。但相對於西方學者們脫離宇宙環境、獨立地研究基因、蛋白質、鹼基來講，還是有一定積極意義的。至少，是西方「還原論」的一種進步。

中醫學將六氣分為三個層次來探索，這就是：主氣，客氣和歲氣（司天、在泉之氣）。

主氣，是日地系統氣候、五行場能量的第一層次。是對地球一年中六個季節（風季、熱季、火季、濕季、燥季、寒季）的常態氣候、五行場運行規律的模擬。

客氣，是日地系統氣候，五行場能量的第二層次。是對地球六季動態氣候、五行場運行規律的模擬。

歲氣，是日地系統氣候、五行場能量的第三層次。是對地球一年氣候、五行場運行規律的模擬。歲氣包括司天、在泉之氣。

下面，我們將逐一介紹。

六氣的推求方法

在五運六氣學說中，用十天干來標誌五運，用十二地支來標誌六氣。即「天干紀運，地支紀氣」。

1. 六氣的三陰三陽

十二地支標誌六氣，不能離開三陰三陽。六氣是氣候變化的本源，三陰三陽是六氣產生的標象。標本相合，就是風化厥陰，熱化少陰，濕化太陰，火化少陽，燥化陽明，寒化太陽。這就是《素問‧天元紀大論》所說的「厥陰之上，風氣主之；少陰之上，熱氣主之；太陰之上，濕氣主之；少陽之上，相火主之；陰明之上，燥氣主之；太陽之上，寒氣主之；所謂本也，是謂六元。」

2. 十二地支紀氣

《素問‧五運行大論》說：「子午之上，少陰主之；丑未之上，太陰主之；寅申之上，少陰主之；卯酉之上，陽明主之；辰戌之上，太陽主之；巳亥之上，厥陰主之。」上，即指在上的天氣，亦即司天之氣所在的位置。這是說，年支逢子午，則為少陰君火之氣所主；年支逢丑未，則為太陰濕土所主；年支逢寅申，則為少陽相火之氣所主，餘者類推。

年支是標記每年六氣中陰陽，五行場及氣候運行特點的全息標誌。例如，當我們看到2008年干支標誌為戊子時，就會聯想到，2008年六氣是少陰君火主令，立春之後，氣候偏熱，六氣五行場能量以火氣場為主。與人體心火藏系統首先相通相應互動。心火藏象系統功能有問題的人可能會比較容易發作，應加以預防等。

3. 六氣的起始時間

六氣每年的起始時間是固定不移的，即當年交立春節之日、時、是當年六氣氣候、五行場運行的起始點。

4. 六氣學說把一年365.25天分爲六步，每步主二十四節氣中的四個節氣，每步計六十天零八十七刻半（60.875天）這就是《素問・六節象論》所說的「五日謂之候，三候謂之氣，六氣謂之時，四時謂之歲，而各從其主治焉。」這裏所說的六氣謂之時的「時」就是指一年分爲春夏秋冬四季。

5. 六氣與人體藏象系統關係

六氣以十二地支爲標誌，而十二地支又是人體藏象系統中藏系統的全息標誌。

第六節　主氣：日地系統氣候、五行場六季常態運行規律模型

主氣是對一年中六季（風季、熱季、暑季、濕季、燥季、寒季）常態下氣候、五行場運行規律的模擬。是以太陽爲主的天體對地球不同緯度、地域氣候、五行場影響的理論模型。是一年六季氣候、五行場旺弱的常態。是六氣三大層次能量的第一層次。因其因固定不移、年年如此，變化不大，而稱爲主氣。

1. 主氣每年的起始時間都是當年交立春節之日時

如2009年陽曆2月4日（農曆正月初十）子時交立春節。則2009年的主氣就從2月4日（農曆正月初十）子時

開始計算。

2. 主氣位序

主氣共六個位序。初（一）之氣爲厥陰風木；二之氣爲少陰君火；三之氣爲少陽相火；四之氣爲太陰濕土；五之氣爲陽陰燥金我；終（六）之氣爲太陽寒水。見表8-4。

初之氣厥陰風木位於正（寅）月、二（卯）月；二之氣少陰君火位於三（辰）月、四（巳）月；三之氣少陽相火位於五（午）月、六（未）月；四之氣太陰濕土位於七（申）月、八（酉）月；五之氣陽明燥金位於九（戌）月、十（亥）月；終（六）之氣太陽寒水位於十一（子）月、十二（丑）月。

初之氣爲風季，二之氣爲熱季，三之氣爲暑季，四之氣爲濕季，五之氣爲燥季，終（六）之氣爲寒季。

3. 主氣與五行場旺弱

初之氣厥陰風木爲木氣場旺季，二之氣少陰君火和三之氣少陽相火都爲火氣場旺季，四之氣太陰濕土爲土氣場旺季，五之氣陽明燥金爲金氣場旺季，終（六）之氣太陽寒水爲水氣場旺季。

4. 主氣與人體藏象系統關係

初之氣厥陰風木爲風季，氣候呈多風季節，五行場木

表8-4　主氣氣位表

氣位	初之氣	二之氣	三之氣	四之氣	五之氣	終之氣
主氣	厥陰風木	少陰君火	少陽相火	太陰濕土	陽明燥金	太陽寒水
月份	寅、卯月	辰、巳月	午、未月	申、酉月	戌、亥月	子、丑月
六季	風季	熱季	暑季	濕季	燥季	寒季

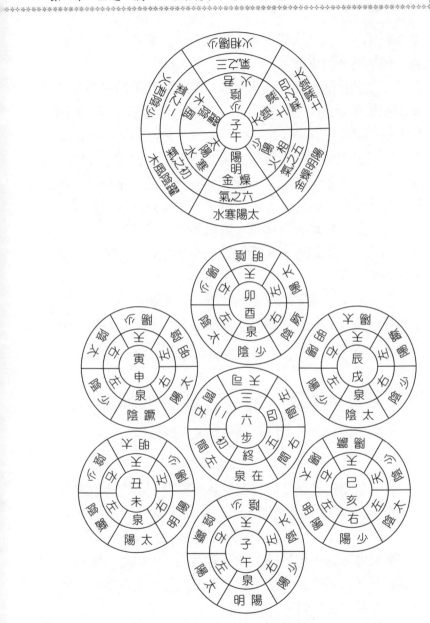

圖8-7　六氣司天在泉間氣圖

氣場旺季，首先與人體肝木藏象系統相通相應互動。是肝病、風病的多發季節。

二之氣少陰君火爲熱季，三之氣少陽相火爲暑季，氣候開始變暖變熱，五行場火氣場旺季，首先與人體心火藏象系統相通相應互動。是心病、火病、暑病多發的季節。

四之氣太陰濕土爲濕季，氣候多濕，五行場土氣場旺季，首先與人體脾土藏象系統相通相應互動。是脾病、濕病的多發季節。

五之氣陽明燥金爲燥季，氣候多燥，五行場金氣場旺季，首先與人體肺金藏象系統相通相應互動。是肺病、燥病的多發季節。

終（六）之氣太陽寒水爲寒季，氣候多寒冷，五行場水氣場旺季，首先與人體腎水藏象系統相通相應互動。是腎病、寒病多發季節。見表8-4《主氣氣位表》

第七節　客氣：日地系統六季動態氣候、五行場運行規律模型

客氣是相對於主氣而言，主氣相對穩定不移，而客氣年年變化，六年一小週期，十二年一大週期，因此叫客氣。

客氣與主氣，相對穩定的主氣爲地氣，相對動態的客氣爲天氣。這是中醫「陰主靜、陽主動」、「天爲陽、地爲陰」的理念劃分的。

客氣的運行也分爲六步，先三陰，厥陰爲一陰在前，

少陰爲二陰居中，太陰爲三陰在後，後三陽，少陽爲一陽在前，陽明爲二陽居中，太陽爲三陽在後。

客氣六步隨年支的改變而年年變化。

客氣的推算方法

年支是確定客氣的基準。

1. 首先確定當年司天、在泉之氣

（1）司天之氣。司天，就是輪值主司天氣的意思，也就是當令的氣候、五行場。司天，象徵在上，主上半年的氣候、五行場變化。司天之氣氣位在六氣的三之氣位上。

司天之氣的推算方法如《素問·天元紀大論》所說：「帝曰：其於三陰三陽合之奈何？鬼臾區曰：子午之歲，上見少陰；丑未之歲，上見太陰；寅申之歲，上見少陽；辰戌之歲，上見太陽；巳亥之歲，上見厥陰。」即凡子午之歲，則爲少陰君火司天；丑未之歲，則爲太陰濕土之天；寅申之歲，則爲少陽相火司天；卯酉之歲，則爲陽明燥金司天；辰戌之歲，則爲太陽寒水司天；巳亥之歲，則爲厥陰風木司天。

詳見下面表8-5。《流年客氣表》

（2）在泉之氣。在泉之氣統管下半年的氣候、五行場運行。其氣位在六氣之終之氣。

在泉之氣與司天之氣是相互對應的。凡一陰司天，則必是一陽在泉；二陰司天，則必是二陽在泉；三陰司天，則必是三陽在泉。反之也如此。即子午少陰君火與卯酉陽明燥金相對，兩者互爲司天在泉；寅申少陽相火與巳亥厥

陰風木相對，兩者互爲司天在泉。

客氣是以陰陽爲序的，所以輪値的司天在泉，總是一陰一陽，二陰二陽，三陰三陽相對，反之陽氣司天也是一樣。

爲了直觀，請看下面的表8-6《流年歲氣表》。

2. 其次要確定間氣

客氣除司天在泉之氣外，其餘的初之氣、二之氣、四之氣、五之氣統稱爲「間氣」。《素問・至眞要大論》說：「帝曰：間氣何謂？歧佰曰：司左右者，是謂間氣也。帝曰：何以異之？歧佰曰：主歲者紀歲，間氣者紀步也。」

司天之氣與左右間氣氣位關係如《素問・五運行大論》所說：「諸上見厥陰，左少陰，右太陽。見少陰，左太陰，右厥陰。見太陰，左少陽，右少陰。見少陽，左陽明，右太陰，見陽明，左太陽，右少陽。見太陽，左厥陰，右陽明。所謂面北而命其位，言其見也。」

在泉之氣與左右間氣氣位關係與司天之氣的左右間正相反。即《素問・五運行大論》所說：「何謂下？歧佰曰：厥陰在上，則少陰在下，左陽明，右太陰。少陰在上，則陽明在下，左太陽，右少陽。太陰在上，則太陽在下，左厥陰，右陽明。少陰在上，則厥陰在下，左少陰，右太陽。陽明在上，則少陰在下，左太陰，右厥陰。太陽在上，則太陰在下，左少陽，右少陰。所謂面南而命其位，言其見也。」這裏所說的左右，是指面向南方時所見的位置，它和司天面向北方所定的左右恰恰相反。左間在初之氣，右間在五之氣。見下表8-5《流年客氣表》。

3. 客氣起始時間

客氣起始也是從當年交立春節之日時爲基準。

表8-5　流年客氣表

氣位	初之氣	二之氣	三之氣	四之氣	五之氣	終之氣
左右間	左間	右間	司天	左間	右間	在泉
子午年	太陽	厥陰	少陰	太陰	少陽	陽明
丑未年	厥陰	少陰	太陰	少陽	陽明	太陽
寅申年	少陰	太陰	少陽	陽明	太陽	厥陰
卯酉年	太陰	少陽	陽明	太陽	厥陰	少陰
辰戌年	少陽	陽明	太陽	厥陰	少陰	太陰
巳亥年	陽明	太陽	厥陰	少陰	太陽	少陽
月份	寅卯月	辰巳月	午未月	申酉月	戌亥月	子丑月

表8-6　流年歲氣表

流年地支	子午	丑未	寅申	卯酉	辰戌	巳亥
歲氣	司天在泉	司天在泉	司天在泉	司天在泉	司天在泉	司天在泉
氣候五行場	少陰陽明	太陰太陽	少陽厥陰	陽明少陰	太陽太陰	厥陰少陽
	君火燥金	濕土寒水	相火風木	燥金君火	寒水濕土	風木相火

4. 客氣的動態變化

客氣自身運行主要有兩種動態變化，即客氣的勝復變化；客氣的不遷正，不退位。

（1）客氣的勝復變化

一年之中，若上半年發生某種太過的勝氣，則下半年即有與之性質相反的復氣發生。即客氣的勝復變化。這是氣候變化在異常情況下的一般規律，是大自然的調節機制。

勝，是指偏勝之氣，是氣的主動抑制作用；復，是指

報復之氣，是氣的被動反彈作用。如上半年熱氣偏勝，則下半年即有寒氣來復。

（2）客氣不遷正，不退位。

不遷正，是指值年的司天之氣不能應時而至，原因多由前一司天之氣太過，以致影響值年司天之氣，因此氣候失常。

不退位，就是舊的司天之氣太過，留而不去，至次年在氣候變化方面應出現上一年歲氣的特點，使整個客氣的正常運行失序。

例如：巳亥年厥陰風木司天，如果風木之氣太過，留而不去，至下一年在氣候方面仍呈現厥陰風木的特點，這就是不退位。客氣的不退位，使左右四間氣自然也應升而不能升，應降而不能降，使整個客氣節的運行規律被打亂，這就會對人與生物的功能造成紊亂。

5. 客主加臨

客主加臨就是客氣加臨於主氣之上。也就是客氣氣候、五行場能量疊加在主氣之上。客主加臨，可能出現三種情況：

（1）主客之氣是否相得。客氣加於主氣之上，凡主客之氣五行場爲相生關係，或主客之氣五行場屬性相同，就是相得。凡相得者，則氣候、五行場運行正常，人體不易發生疾病。如主客之氣爲相克關係，就爲不相得。如不相得，則氣候、五行場運行反常，容易引發疾病。如《素問‧五運行大論》所說：「氣相得則和，不相得則病。」

（2）主客之氣的順逆。凡客氣勝（克）主氣爲順；主氣勝（克）客氣則爲逆。即《素問‧至真要大論》所

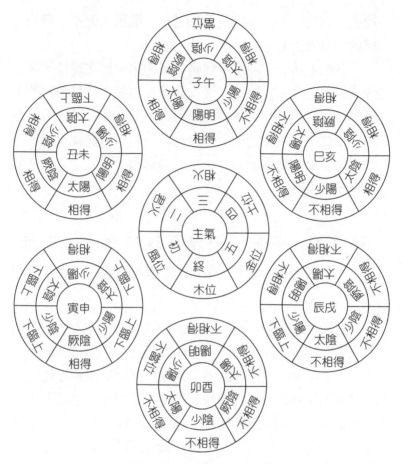

圖8-8　客主相加逆順圖

說：「主勝逆，客勝從」。從即順從和順之意。順則人體不易發病，逆則人易發病。

　　（3）君火與相火的加臨。君火為主，相火為從。君火為客氣加臨於主氣相火之上時，稱為順；當相火為客氣，君火為主氣時，相火加臨於君火之上則為逆。這就是

所謂「君位臣則順，臣位君則逆」。順則人體不易發病，逆則容易發病。

主氣主常令，固定不變是六氣的第一層次能量，客氣輪流值年，是六氣的第二層次能量。客氣主時是短暫的，如果主氣制勝客氣，則客氣的作用就受到抑制，所以為逆；相反，客氣制約主氣，但為時短暫，很快就會過去，因而對主氣的影響不甚，所以是為順和。這就是主客之氣順和逆的道理。

第八節　歲氣：日地系統年氣候、五行場運動變化規律模型

歲氣，是影響全年（歲）氣候、五行場運動變化的日地系統第三層次能量的模型。歲氣由司天和在泉共同組成。

其中司天之氣主司上半年氣候、五行場運動變化，同時對下半年氣候、五行場也有影響；其中在泉之氣主司下半年氣候、五行場運動變化。歲氣也屬於客氣，其中司天、在泉之氣各具雙重身份，既是客氣的三之氣（司天）、終之氣（在泉），主司一季之氣候、五行場運行，同時，還是歲氣的組成部分，各主司半年的氣候、五行場運行。這是由太陽與地球互動中諸多因素影響而形成的特定規律。

歲氣對全年氣候、五行場影響很大，如《素問‧至真要大論》所說：「黃帝問曰：五氣交合，盈虛更作，余知之矣。六氣分治，司天地者，其至何如？岐伯再拜對曰：

明乎哉也，天地之大紀，人神之通應也？厥陰司天，其化以風；少陰司天，其化以熱；太陰司天，其化以濕；少陰司天，其化以火；陽明司天，其化以燥；太陽司天，其化以寒。以所臨藏位，命其病者也。」因為司天、在泉為主位之氣，主司一年的氣候、五行場運動。所以根據司天在泉之氣與其所對應的藏象系統的關係就可判定疾病的部位所在，這對於生命科學是很重要的。

下面，我們就分別作以介紹。

一、歲氣的推算方法

歲氣的推算，由當年年支來確定。即《素問·天元紀大論》所說：「子午之歲，上見少陰；丑未之歲，上見太陰；寅申之歲，上見少陽；卯酉之歲，上見陽明；辰戌之歲，上見太陽；巳亥之歲，上見厥陰。少陰所謂標也，厥陰所謂終也。」張景岳注：「標，首也。終，盡也。六十年陰陽之序，始於子午，故少陰謂標；盡於巳亥，故厥陰為終。」

1. 司天之氣的推算方法

「子午之歲，上見少陰」就是說，凡年支為子或午之年，司天之氣為少陰。這裏所說的「上」是天的意思，而「下」是地的意思。《素問·天元紀大論》說：「歲半以前，天氣主之；歲半以後，地氣主之」。這裏所說的「天氣」就是司天之氣，「地氣」就是在泉之氣。

「丑未之歲，上見太陰」是說，凡年支為丑或未之年，司天之氣為太陽。

「寅申之歲，上見少陽」是說，凡年之為寅或申之

年，司天之氣爲少陽。餘仿此。

2. 在泉之氣的推算方法

在泉之氣與司天之氣是一一對應的。即子午少陰君火與卯酉陽明燥金相對，兩者互爲司天在泉，如子午少陰君火司天之年，則在泉之氣必是卯酉陽明燥金。反之，如卯酉陽明燥金司天，則必是子午少陰君火在泉。如前表所示。8-6《流年歲氣表》

二、歲氣的起始時間

每年歲氣的起始時間也是以當年交立春節日時爲基準。即交立春節之日時爲當年歲氣的開始。

三、歲氣的司天在泉之氣實際上是同時存在的

即在北半球爲司天之氣時，在南半球則爲在泉之氣。因此說，司天在泉之氣一年之中是同時存在。對此，田合祿先生在《中醫運氣學解秘》一書中，有詳細的論證。有興趣的讀者朋友不妨找來看看，相信一定會大有裨益的。

四、歲氣氣候、五行場對人體藏象系統 和生物的影響

1. 司天之氣對人體藏象系統和生物的影響

《素問・至真要大論》對此有詳細論述，我們選擇其中一節供參考。

【原文】「帝曰：善。天氣之變何如？岐伯曰：厥陰司天，風淫所勝，則太虛埃昏，雲物以擾，寒生春氣，流水不冰。同病胃脘當心而痛，上支兩脇，鬲咽不通，飲食

不下，舌本強，食則嘔，冷泄腹脹，溏泄瘕水閉。蟄蟲不去。病本於脾。衝陽絕，死不治。」

「少陰司天，熱淫所勝，怫熱至，火行其政。民病胸中煩熱，嗌乾，右胠滿，皮膚痛，寒熱咳喘。大雨且至。唾血血泄，鼽衄嚏嘔，溺色變，甚則瘡瘍胕腫，肩背臂臑及缺盆中痛，必痛肺䐜，腹大滿，膨膨而喘咳。病本於肺。尺澤絕，死不治。」

「太陰司天，濕淫所勝，則沉陰且布。雨變枯槁。胕腫骨痛陰痹，陰痹者，按之不得，腰背頭項痛，時眩，大便難，陰氣不用，饑不欲食，咳唾則有血，心如懸。病本於腎。太谿絕，死不治。」

「少陽司天，火淫所勝，則溫氣流行。金政不平。民病頭痛，發熱惡寒而瘧，熱上皮膚痛，色變黃赤，傳而為水，身面胕腫。腹滿仰息，泄注赤白，瘡瘍，咳唾血，煩心胸中熱，甚則鼽衄。病本於肺。天府絕，死不治。」

「陽明司天，燥浮所勝，則木乃晚榮，草乃晚生，筋骨內變。民病左胠脇痛，寒清於中，感而瘧，大涼革候，咳，腹中鳴，注泄鶩溏。名木斂，生菀於下，草焦上首。心脇暴痛，不可反側，嗌乾面塵，腰痛，丈夫㿗疝，婦人少腹痛，目眛眥瘍，瘡痤癰。蟄蟲不見，病本於肝。太衝絕，死不治」。

「太陽司天，寒淫所勝，則寒氣反至，水且冰，血變於中，發為癰瘍，民病厥心痛，嘔血血泄鼽衄，善悲，時眩仆。運火炎烈，雨暴乃雹。胸腹滿，手熱肘攣掖腫，心澹澹大動，胸脇胃脘不安，面赤目黃，善噫嗌乾，甚則焙色焙，渴而欲飲。病本於心。神門絕，死不治。所謂動

氣，知其臟也。」

【譯文】「黃帝說：好。司天之氣變化是怎樣的呢？岐伯說：厥陰司天之年，風氣淫其所勝的土氣，則太空中塵埃昏暗，雲物擾動，寒冷的季節發生春令，流水不得結冰。人們易患胃脘當心而痛，向上支掌兩脇，胸鬲咽喉不通暢，飲食不下，舌根強直，食下則嘔吐，寒泄腹脹，鴨溏泄瀉，瘕病，水閉不通等病。蟄蟲不欲歸藏。病本在於風邪傷脾。若衝陽脈絕者，乃脾之真氣已脫，多屬不治的死證。」

「少陰司天之年，熱氣淫其所勝的金氣。鬱熱乃至，火行其政。人們易患胸中煩熱，咽乾，右胠部脹滿，皮膚疼痛，惡寒發熱，咳嗽喘息等病。大雨有時而至。發生唾血泄血，鼻寒衄血。噴嚏，嘔吐，弱色變，其則瘡瘍浮腫，肩背臂臑及缺盆中痛，心痛肺脹，腹大脹滿，喘咳等病。病本在於熱邪傷肺。若尺澤脈絕者，乃肺之真氣已脫。多屬不治的死證。」

「太陰司天之年，濕氣淫其所勝的木氣，則陰沉之氣布於天空，雨水浸漬，草木枯萎。發生浮腫骨痛陰痹等病，陰痹病，按之不知痛處，腰脊頭項疼痛，時時眩暈，大便難，陽痿不舉，饑不欲食，咳嗽唾血，心懸而不寧等病。病本在於濕邪傷腎。若太谿脈絕者，乃腎之真氣已脫，多屬不治的死證。」

「少陽司天之年，火氣淫其所勝之金氣，則溫氣流行，金之政令不得平靜。人們易患頭痛，發熱惡寒而為瘧病，熱在上部，皮膚痛，顏色變為黃赤，進一步傳變則成為水病，身面浮腫，腹滿，仰面喘息，泄瀉如注，下利赤

白，瘡瘍，咳嗽唾血，心煩，胸中熱，甚則鼻塞衄血等病。病本在於火邪傷肺。若天府脈絕者，乃肺之真氣已脫，多屬不治的死證。」

「陽明司天之年，燥氣淫其所勝之木氣，則樹木繁榮推遲，草類生長較晚，筋骨發生變化。人們易患左胠脇部疼痛，寒涼之氣感受於內，則發生瘧病，大涼之氣改變氣候，發生咳嗽，腹中雷鳴，鴨溏泄瀉等病。大木收縮而不繁榮，鬱於下部而不生發，草的上部焦枯。發生心脇急劇疼痛，不能轉側，咽乾，面色如塵，腰痛，男子易患疝病，女子易患少腹疼痛，目視不清，眼角瘡瘍，痤瘡癰瘍等病。蟄蟲於歸藏時反而出現。病本在於燥邪傷肝。若太衝脈絕者，乃肝之真氣已脫，多屬不治的死證。」

「太陽司天之年，寒氣淫其所作弄的火氣，則不當寒時寒氣反至，水將結冰。血脈變化於內，發生癰瘍，人們易患厥心痛，嘔血，血泄，鼻塞衄血，喜悲，時有眩暈仆倒等病，若遇中運之火炎烈，則暴雨乃與冰雹俱下。發生胸腹脹滿，手熱，肘部拘攣，腋腫，心中跳動不寧，胸脇與胃脘部不得安靜，面赤目黃，善噯氣，咽乾，甚則色黑如炲，口渴欲飲等病。病本在於寒邪傷心。若神門脈絕者，乃心之真氣已脫，多屬不治的死證。這就是所說的診察脈之動氣，以測知臟真的存亡。」

2. 在泉之氣對人體藏象系統和生物的影響

《素問・至真要大論》對在泉之氣有詳細論述。我們選其中部分章節供參考。

【原文】「歲厥陰在泉，風淫所勝，則地氣不明，平野昧，草乃早秀。民病灑灑振寒，善伸數欠，心痛支滿，

兩脇裏急，飲食不下，鬲咽不通，食則嘔，腹滿善噫，得後與氣，則快然如衰，身體皆重。」

「歲少陰在泉，熱淫所勝，則焰浮川澤，陰處反明，民病腹中常鳴，氣上沖胸，喘不能久立，寒熱皮膚病，目瞑齒痛項腫，惡寒發熱如瘧，少腹中痛，腹大，蟄蟲不藏。」

「歲太陰在泉，草乃早榮，濕淫所勝，則埃昏岩谷，黃反見黑，至陰之交，民病飲積心痛，耳聾渾渾焞焞，嗌腫喉痹，陰病血見，少腹痛腫，不得小便，病中頭痛，目似脫，項似拔，腰似折，髀不可以回，膕如結，腨如別。」

「歲少陽在泉，火淫所勝，則焰明效野，寒熱更至。民病注泄赤白，少腹痛，溺水，甚則血便，少陰同候。」

「歲陽明在泉，燥淫所勝，則霜霧清瞑。民病喜嘔，嘔有苦，善太息，心脇痛不能反側，甚則嗌乾面塵，身無膏澤，足外反熱。」

「歲太陽在泉，寒淫所勝，則凝肅慘慄。民病少腹控睪，引腰脊，上沖心痛，血見，益痛頷腫。」

【譯文】「厥陰在泉之年，風氣淫其所勝之土氣。則地氣不明，平原曠野昏暗不清，草類提早結實。人們易患灑灑然振慄惡寒，喜伸展頻呵欠，心痛支撐脹滿，兩脇部拘急，飲食不下，胸鬲及咽部不通暢，食入則嘔，腹部脹滿，多暖氣，得大便通下或失氣後，便覺得快然而病已減退，身體沉重等病。」

「少陰在泉之年，熱氣淫其所勝之金氣，則熱焰之氣浮現於川澤之上，陰暗之處反見明亮。人們易患腹中時常雷鳴，氣上沖胸，喘息不能久立，惡寒發熱，皮膚疼痛，目視不清，齒痛，項腫，惡寒發熱如瘧狀，少腹中痛，腹

大等病，蟄蟲不得閉藏。」

「太陰在泉之年，草類提早開放，濕氣淫其所勝之水氣，則岩石之中，塵埃昏暗，黃色見於北方黑色之處，土氣與水氣相交。人們易患水飲積聚，心痛、耳聾，耳中混亂不清，咽腫喉，陰病有出血之症，少腹腫痛，小便不通，氣上沖頭痛，目如脫出，項如外拔，如斷折，髖部不能轉動，膝彎結滯不靈，如裂開等病。」

「少陽在泉之年，火氣淫其所勝之金氣，則郊野熱光明，寒熱交替發作。人們易患泄瀉如注，下利赤白，少腹痛，小便赤，甚則便血等病。其餘證候與少陰在泉相同。」

「陽明在泉之年，燥氣淫其所勝之木氣則霧氣清冷昏暗。人們易患喜嘔、嘔吐苦味，喜太息，心與脅部疼痛不能反側，甚則咽乾，面色如塵，身體乾枯而不潤澤，足部外側反熱等病。」

「太陽在泉之年，寒氣淫其所勝之火氣，則陰凝肅殺淒慘慄冽。人們易患少腹連及睪丸而痛，牽引腰脊，上沖心痛，以及失血，咽喉與頷部腫痛等病。」

第九節　運氣同化：五運五行場與六氣五行場屬性相同之年人類的發病規律模型

運氣同化，就是五運五行場屬性與六氣五行場屬性相同之年，天地五行場同類化合。（疊加）從而形成一年之中同一五行場偏旺的氣候、五行場運行規律。如木同風化、火同暑熱化，土同濕化，金同燥化，水同寒化。天地

五行場屬性相同，失去了對立統一，相互制約、相互依存的動態平衡。這時，會對地球人類與生物生存狀態產生很大的影響。先哲早在兩三千年前就認識到了宇宙天地五行場的這種特殊變化運行規律及對人類生存的危害，這就是運氣同化規律模型。簡要介紹如下。

運氣同化規律模型有天符、同天符、歲會、同歲會、太乙天符五種類型。見表8-8。

1. 天符年（為執法）

天符，是指歲運之氣與司天之氣的五行場屬性相符合。即《素問・六微旨大論》所說：「土運之歲、上見太陰；火運之歲，上見少陽，少陰；金運之歲，上見陽明；木運之歲，上見厥陰；水運之歲，上見太陽。」

「土運之歲，上見太陰」即己丑、己未年，中運土運與太陰濕土之氣司天同化。故此二年為天符年民。」

「火運之歲，上見少陽、少陰」。即戊寅、戊申、戊子、戊午四年。中運為火運，寅申年少陽相火司天，子午年少陰君火司天，火運與司天的暑熱之氣同化，故為天符年。」

「木運之歲，上見厥陰」即丁巳、丁亥年。丁為木運，巳亥為厥陰風木司天，木運與司天的風氣同化，故此二年為天符年。」

「水運之歲，上見太陽」即丙辰、丙戌年。丙為水運，辰戌年太陽寒水司天，水運與司天的寒水之氣同化，故此二年為天符年。」

「金運之歲，上見陽明」，即乙卯、乙酉年。乙為金運，卯酉陽明燥金天，金運與司天的燥氣同化，故此二年

為天符年。

因為歲運的五行場屬性與客氣司天的五行場屬性相同，所以稱為「天符」。即《素問・天元紀大論》說的：「應天為天符」。

天符年中運與司天之氣五行場屬性相同，造成一氣偏勝的場態環境，這就打破了天地五行場之間相互制約的動態平衡。因此，對人體和其他生物造成功能紊亂或加重病情。對此，先哲總結出天符年人體發病為「發病快而危重」的特點。

2. 歲會年（為行令）

歲會，是指歲運與歲支的五行場屬性及其所示的正位相同，因此稱為歲會。《素問・六微旨大論》說：「木運臨卯，火運臨午，土運臨四季，金運臨酉，水運臨子，所謂歲會，氣之平也。」這裏所說的「臨」，就是木運加臨本氣。如丁卯年，丁為木運，卯為東方，為木氣場的正位，因此稱「木運臨卯」。

戊午年，戊為火運，午在南方屬火，為火氣場的正位，故稱「火運臨午」。

甲辰、甲戌、己丑、己未四年，甲己為土運，而辰戌丑未是土氣場旺的東南方、西南方、東北方、西北方。因此稱「土運臨四季」。

乙酉年，乙為金運，酉在西方金氣場的正位，故稱「金運臨酉」。

丙子年，丙為水運，子在北方水氣場的正位，故稱「水運臨子」。

以上八年為水運年。

凡逢歲會年，人體發病的特點是：發病緩慢而持久。即「中行令者，其病徐而持」。

3. 同天符年（為執法）

凡逢陽干之年，太過的歲運之氣與客氣的在泉之氣相合而同化者，就為同天符年。《素問·六元正紀大論》說：「太過而同天化者三……甲辰、甲戌太宮，下加太陰；壬寅，壬申太角，下加厥陰；庚子、庚午太商，下加陽明，如是者三。」又說：「太過而加同天符。」這是說，在六十年中，歲運太過而與客氣在泉相合的有三，即甲辰、甲戌、壬寅、壬申、庚子、庚午六年。

甲辰、甲戌年，為太宮，屬土運太過之年。而客氣的在泉之氣又是太陰濕土，土氣場旺。於是太過的土運與濕氣相合而同化為土氣場。

壬寅、壬申年，壬為陽太角用事，是木運太過之年。而客氣的在泉之氣是厥陰風木，木氣場旺。因此，太過的木運與風氣相合而同化為木氣場。

庚子、庚午年，庚為陽金太商用事，屬金運太過，而客氣的在泉之氣為陽明燥金，太過的金運與燥氣相合而同化為金氣場。

以上六年都是太過的歲運與在泉之氣相合同化。因此叫「同天符年」。同天符年人的發病特點是發病快而危重。

4. 同歲會年（為行令）

凡逢陰干之年，不及的歲運與客氣的在泉之氣相合而同化的年份，就叫同歲會年。如《素問·六元正紀大論》所說：「不及而同地化者三，癸巳、癸亥少徵，下加少

陽。辛丑、辛未少羽，下加太陽。癸卯、癸酉少徵，下加少陰，如是者三。」又說：「不及而加同歲會也。」在六十年中，「同歲會年」共有六年。其中，癸卯、癸酉、癸巳、癸亥、是陰乾之年，歲運為火運不及，而客氣的在泉之氣分別是少陰君火（熱）和少陽相火（暑）在泉，故歲運與在泉之氣相合而同化。辛丑、辛未年，歲運為水運不及；丑未都是太陽寒水在泉，故不及的歲運與客氣的在泉之氣相合而同化

　　以上六年，都是不及的歲運與在泉之氣相同，所以都叫「同歲會年」。同歲會年人的發病特點是：發病緩慢而持久。即「中行令者，其病徐而持」。

5. 太乙天符年（為貴人）

　　太乙天符，是指既是天符，又是歲會的年份。《素問・六微旨大論》說：「天符歲會如何？岐伯曰：太乙天符之會也。」六十年中，戊午、乙酉、己丑、己未四年，均屬太乙天符年。太乙天符年是指歲運與司天之氣、歲支之氣的五行場屬性三者都相同。例如：戊午年，戊為火運，午為少陰君火司天，這樣，既是歲運與司天之氣同氣的「天符年」又是歲運與歲支同氣屬性南方正位的歲會年。因此戊午年為太乙天符年。

　　乙酉年，乙為金運，酉為陽明燥金司天，既是歲運與司天之氣同氣的「天符年」，又是歲運與歲支同居西方正位的「歲會年」。因此，乙酉年也是太乙天符年。

　　己丑、己未年，己為土運，丑未為太陰濕土司天，丑未又為土之正位，故此二年，歲運少宮與司天之氣及歲支土位相合，五行場相同。因此，己丑、己未年也為太乙天

表8-7　五運六氣全息表

五運	本運	火運	土運	金運	水運
六氣	厥陰	少陰少陽	太陰	陽明	太陽
五色	蒼	丹	黃	白	黑
五星	上應歲星	上應熒惑星	上應鎮星	上應太白星	上應辰星
五音	角	徵	宮	商	羽

表8-8　運氣同化年發病特點

同化特點	運氣同化流年	發病特點
天符執法	己丑、己未、己卯、己酉、丙辰、丙戌、丁巳、丁亥、戊子、戊午、戊寅、戊申	發病快而危重
歲會行令	甲辰、甲戌、己丑、己未、己卯、己酉、戊午、戊子	發病緩慢而持久
同天符	甲辰、甲戌、庚子、庚午、壬申、壬寅	發病快而危重
同歲會	辛未、辛丑、癸卯、癸酉、癸巳、癸亥	發病緩慢而持久
太乙天符	己丑、己未、乙酉、戊稈	發病急劇多死

表8-9　五運六氣五行場層次表

五　運			六　氣		
層次	運	五行場資訊	層次	氣	五行場分類
第一層	主運	正五行場	第一層	主氣	正五行場
第二層	客運	正五行場	第二層	客氣	正五行場
第三層	中運	合化五行場	第三層	歲氣	沖合五行場

符年。

　　太乙天符年人的發病特點是：其發病急劇而多亡。即「中貴人者，暴而死」。見表8-8《運氣同化年發病特點》

第十節　五運六氣本質是宇宙與地球生態環境

　　五運六氣模型是中國先哲對地球周圍天體多層次多週期與地球互動的高仿真模擬。其本質是宇宙與地球生態環境。

　　從生態角度講，凡是生物周圍存在著的物質，都是生物的環境。生態環境由多種因素組成，最主要的是化學因素和物理因素。化學因素是組成環境的物質成分。如純淨水是由氧和氫組成。又如空氣，基本上是由氧氣、氮氣、二氧化碳組成。物理因素，主要是指聲、光、電、磁、力、熱、放射性等物質運動時產生的現象，如大氣壓力、水的溫度，太陽輻射等。

　　五運六氣模型探索的是太陽、月球、五星等天體的引力場、電磁場、光輻射場與地球引力場、電磁場、地球大氣、地球水圈、地球光照等互動產生的五運場與氣候運行規律，常態下的宇宙場與地球氣候是地球生物進化的物質能量源。異常情況下的宇宙場如銀河系超新星爆發，太陽系運行到銀盤邊緣區，太陽系運行出銀河系旋臂區，小行星撞擊地球，地球磁極翻轉等則可能導致地球生物大滅絕。應該說，這就是五運六氣模型中的宇宙生物環境。宇宙生態環境是地球生物命運的主宰能量，這就是中醫「天人合一」理念的內容之一。現在，這種理念也正在被更多的人接受或認可。《科教論壇》一篇《宇宙力量控制地球上的生命》的文章就是例證。文章不長，我們摘錄如下：

　　「最近科學家的最新研究提出，地球上的物種興衰是因太陽系穿越銀河系所致。因此，推測有地外因素、人類未知的宇宙力量控制著地球上的生命。

　　據美國《生活科學》4月23日報導，科學家們表示，由於太陽系穿越碟盤狀的銀河系運行，因此地球上的物種興衰可能與太陽系的這種起伏運動有關。

　　兩年前，加州大學伯克利分校的科學家就已發現，海洋化石的記錄表明，生物多樣性也就是這個星球不同物種生存的數目，是以6200萬年為週期增加和減少。地球上的生物至少發生過兩次大規模滅絕。一次在2.5億年前的二疊紀，另一次在約4.5億年的奧陶紀。這兩次都對應用生物多樣性週期的高峰期，而這些事實不能被進化論所解釋。

　　當我們的太陽系朝向或遠離銀河系的中心運行，也是在向上和向下的穿過銀河系平面，這個完整的上升和下降的週期為6400萬年——類似於地球生物多樣性的週期。

　　堪薩斯大學的這項研究獨立證明了生物多樣性的週期，並提出一個新穎學說，即太陽系在銀河系旅行是地球物種興衰的原因所在。研究人員說，一般情況下，我們銀河系的磁場會擋住『星系風』以保護我們的太陽系，但每隔6400萬年，太陽系的週期性旅行會使自己置於銀河系平面上。研究人員艾鈞思，來勞特表示，當我們的太陽系走出銀河系磁片之外，我們缺少保護，所以地球會接觸到更多的宇宙射線。

　　該大學的古生物學家布魯斯・利伯曼認為，地球暴露在宇宙射線下，致使生物受到直接或間接的影響。此輻射可能會導致生物體發生較高比率的基因突變，或干擾他

們，而ＤＮＡ損傷可能導致諸如癌症這樣的疾病。此外，宇宙射線還與雲量增加有關，由雲阻止更多的太陽輻射導致地球降溫。它們還與大氣中的分子相互作用產生氮氧化物。這種氣體侵蝕地球的臭氧層，而臭氧層保護我們免受太陽有害的紫外線輻射。

如果未來的研究進一步證實銀河系和生物多樣性有關，將會迫使科學家們拓寬思路，找出更多影響地球生命的地外因素。利伯曼說：『也許不只是考慮地球上的氣候和地質構造，還必須開始更多的思考外星環境。』這就是說，西方科學家已經開始認識到宇宙環境也是地球生物的生態環境並將進一步拓寬思路來探索它。」

同樣，地球生態環境如大氣、水圈、土壤（岩石圈），陽光，地域等如受到破壞和污染時，也會影響生物的生命節律或生物滅絕。如山崩、海嘯、地震、大洪水、乾旱、奇寒（冰川期）火山爆發等。除了這些目前人類還無法抗拒的自然災害之外，人類自覺不自覺地破壞、污染行為，也是對地球生態環境的破壞。如過度地砍伐森林植被，過度地開採地下水、二氧化碳等有害氣體的過度排放，原子彈，核子試驗產生的放射性污染，江河湖泊水源的過度利用，污染廢料的排放，塑膠袋的丟棄等，更加劇了地球生態環境的破壞。

宇宙生態環境和地球生態環境的破壞或污染，導致地球生物生命的主宰能量是——五運六氣五行場的破壞或污染。直接對地球人類生命節律造成威脅。其後果就是人類患惡性腫瘤如癌症人群的增多。傳染性疾病如「非典」、Ａ型流感等疾病的頻繁暴發等。

因此，保護生態環境，宣導天人合一、天人和諧理念，也是中醫宇宙天人全息系統生命科學的內容之一。

第十一節　五運六氣學說的生命科學意義

五運六氣學說是中國古代哲人的偉大科學發現和發明，對於現代人來說，它太超前了。以至於直到今天，我們還不能全部領會破譯它的深刻內涵。下面，就將今天我們能夠領悟的部分介紹給朋友們。

（1）五運六氣學說告訴我們，宇宙中除了人們已知的引力場、電磁場、輻射場之外，還存在一個宇宙生物場——五行場。

五行場是宇宙天體太陽、月球、五星、28宿等引力場、電磁場、輻射場與地球引力場、電磁場、大氣流、洋（水）流等物質能量互動產生的宇宙生物能量場。五行場只存在於有強大的引力場和電磁場、有足夠的大氣（氮氣、氧氣、二氧化碳等）水（地球水量）和有恒星適度光輻射的地球環境中。

正是五行場能量與地球環境的互動，才化生了地球人類、動物、植物和微生物。而不具備地球條件的其他行星如水星、火星、金星等就不存在五行場。因此，也不可能存在地球模式的生物，更不可能存在地球「人」。因此，我們說，五行場是宇宙特殊生物能量場。是目前人們還不熟悉的但卻客觀存在的宇宙場。

（2）五運六氣學說告訴我們，五行場運行是有其獨

特的不同於引力場、電磁場和輻射場的特定規律。

　　五行場的特定規律體現在五運的主運、客運和中運三個層次多個週期中。同時，也體現在六氣的主氣、客氣和歲氣三個層次多個週期中。正是五運六氣多層次、多週期的五行場能量，才化生出地球上千姿百態、萬物紛繁的人類、動物、植物和微生物。也就是說，地球生物的差異是五行場能量差異造成的。地球生命是宇宙五行場運動、互動的產物。是宇宙物質能量的資訊流。五行場資訊，就是地球生物的生命資訊。五行場的多層次多週期是地球生物生命節律的能量源。地球生物生命資訊是宇宙五行場資訊的縮影。地球個體生物中蘊藏著宇宙的全部資訊。

　　（3）五運六氣學說告訴我們，五運六氣五行場是地球生物（人類、動物、植物、微生物）生命的化生能量。是地球生物生命節律的主宰能量。研究探索地球生物生命規律，必須首先研究五運六氣五行場運行規律，否則，就是不完整的生命科學或「混沌」狀態的生命科學。《創新中醫》書中所舉100位各國名人例證就是對此論點的最好論據。

　　（4）五運六氣學說告訴我們，地球上發生的對人類生命危害極大的傳染性疾病（疫病）如1998年（戊寅年）在中國發生的上海A肝大暴發，2003年（癸未年）在中國廣東暴發的「非典」，2009年（已丑年）的A型AINI流感的暴發，都是五運六氣五行場能量對地球氣候、病毒（滋生條件）的影響而引發的。研究探索疫病發生規律也離不開五運六氣學說。

　　（5）五運六氣學說，為中醫對個體人生命節律預測奠定了理論基礎。

　　《創新中醫》向《周易》理念回歸，引入了能夠預測個體人生命節律的《八字預測術》。豐富了中醫診斷學的內容，拓展了中醫「治未病」的空間。爲東方版「ＤＮＡ」工程構建了一個巨大的平臺。而《八字預測術》理念正是源自《黃帝內經》的五運六氣學說。

第十二節　《黃帝內經》對群發性疫病的預測

　　宇宙萬事萬物的運行都是有其自身的運行規律可循的。大至恒星、行星、中子星，小到原子核、電子、質子、中子等基本粒子。愛因斯坦的相對論，就是研究宇宙大尺度物質運動規律的經典理論。而玻爾、薩金等則是探索微觀世界物質運動規律（量子力學）的大師。地球生物，人類、動物、植物、包括微生物，其生命節律也都是有規律可循的。例如作物的春種秋收，鼠類的晝伏夜出，熊蛇的冬眠，鳥類的遷徙等等。疾病的發生是否也有規律可循呢，答案是肯定的。早在兩三千年前，中國先哲就已經對疾病的發生規律作了理論性的概括，那就是五運六氣學說指導下的群發性疫病發病趨勢的預測模型理論。對此，田合祿先生大作《中醫運氣學解秘》有詳盡的論證。我們據此，作一簡要介紹。

　　（1）《內經》中《素問·刺法論》對未來三年疫病的理論預測爲，「假令甲子，剛柔失守，剛未正，柔孤而有虧，時序不令，即音律非從，如此三年，變大疫也……

又有下位已卯不至，而甲子孤立者，次三年作土癘」。

「假令丙寅，剛柔失守，……如此即天運失序，後三年變疫。……又有下位地甲子辛巳柔不附剛，亦名失守，即地運皆虛，後三年變水癘……。」

「假令庚辰，剛柔失守，上位失守，下位無合……如此則天運化易，三年變大疫。……又或在下地甲子乙未失守者，即乙柔干，即上庚獨治之，亦名失守者，即天運孤主之，三年變癘，名曰金癘……。」

「假令壬午，剛柔失守，……三年大疫，……、如木疫之法。」

「假令戊申，剛柔失守……三年之中，火疫至失，……」

在這裏，先哲對疫癘發病預測的理論模型分爲兩大態勢，一是氣候、五行場運行正常，則不發病。二是氣候、五行場運行異常，即「剛柔失守」。則後三年變大疫。而且對發生疫癘的類型也做出了定位的預測。即如甲子年剛柔失守，則後三年可能發生土疫。土疫即脾土系統之疫病。如丙寅年剛柔失守，則後三年可能發生水疫。水疫即腎水系統疫病。如庚辰年剛柔失守，則後三年可能發生金疫。金疫即肺金系統疫病。如壬午年剛柔失守，則後三年可能發生木疫。木疫即肝木系統疫病。如戊申年剛柔失守，則後三年可能發生火疫。火疫即心火系統疫病。

這就是說，先哲設計的干支模型本身就預設了發病和不發病的兩大要素。每年的氣候、五行場運行的實際資料，滿足了發病剛柔失守的條件，就可能發生相應的疫病；如滿足了不發病的條件「剛柔合和」，則不發病。以上是先

哲在《黃帝內經》中構建的未來三年疫病的預測模型。

（2）《黃帝內經》中《素問・本病論》關於當年疫病預測的理論模型

「黃帝問曰：天元九窒，余已知之，願聞氣交，何名失守？岐伯曰：謂其上下升降，遷正退位，各有經論，上下各有不前，故名失守也。是故氣交失易位，氣交乃變，變易非常，即四時失序，萬化不安，變民病也。

帝曰：升降不前，願聞其故，氣交有變，何以明知？岐伯曰：昭乎哉問！明乎道也，氣交有變，是爲天地機，但欲降而不得降者，地窒刑之。又有五運太過，而先天而至者，即交不前，但欲升而不得其升，中運抑之。但欲降而不得其降，中運抑之。於是有升之不前，降之不下也，有降之不下升而至天者，有升降俱不前，作如此之分別，即氣交之變，變之有異，常各各不同，災有微甚者也。」

「……是故辰戌之歲，本氣升之……久而化鬱，即大風摧拉、折損鳴紊。民病卒中偏，手足不仁。」

「是故巳亥之歲，君火升天……日久成鬱，即暴熱乃至，赤風腫翳，化疫，溫暖作，赤氣影響化火疫……。」

「是故子午之歲，太陰升天……久而伏鬱，即黃埃化疫也，民病夭亡，臉肢府黃疸滿閉，濕令弗布，雨化乃微。」

「是故丑未之年，少陽升天……以久成鬱，即暴熱乃生，赤風氣腫翳，化成鬱……甚則血溢。」

「是故寅申之年，陽明升天……久而化鬱，……民病脅滿悲傷。寒鼽嚏嗌乾，手拆皮膚燥。」

「是故卯酉之年，太陽升天……久而成鬱，冷來客熱，冰雹卒至。民病厥逆而噦，熱生於內，氣　於外，足

脛疼痛，反生心悸懊熱，暴煩而複厥。」

　　以上是當年氣候、五行場升之不前而易發生的病變的預測理論模型。此理論模型亦預設了兩種可能發生的態勢，即不會發生疫病之年和可能發生疫病之年。不發病之年的條件是氣候，五行場運行正常，因此不發病。可能發生疫病之年的氣候，五行場運行條件是「升之不前」及後文所說的「降之不下」。

　　《黃帝內經》對疾病發生的根本原因歸結爲宇宙天地之間，氣候，五行場運行的異常所致。即宇宙天地五行場「升降失常」（升之不前，降之不下）。因天地五行場升降失常，導致氣候、五行場「鬱發」。《素問·刺法論》說：「升降不前，氣交有變，即暴鬱。」鬱者，抑鬱不暢的意思。鬱發，因鬱而發。被抑鬱的氣候、五行場能量一旦「暴鬱」而發，則宇宙間致病氣候、病毒、病菌、五行場能量就會使人的疫病發作。而人發病的根本原因是由於宇宙天地五行場運行「失守」而導致的人體藏象五行場的「失衡」。

第十三節　五運六氣只有與子平術聯動才能夠預測個體人發生疾病趨勢

　　五運六氣是先哲在兩三千年前發現的宇宙天地五行場運行規律（模型），五運六氣模型可以預測六十年宇宙五行場運動變化規律。同時，五運六氣對六十年間地球氣候變化規律也有預測價值。但相對而言，五運六氣對六十年宇宙五行場運運變化規律的應驗率要高於對地球氣候運動

變化規律的應驗率。也就是說，用宇宙天地五行場運動變化規律來定義五運六氣更加科學。

五運六氣能夠預測宇宙天地五行場六十年一週期的運動變化規律，適用於地球各大洲，是普適規律。對地球上一百八十多個國家或地區，六十多億人，五運六氣規律都適用，這是無可質疑的。但是，地球六十億人對宇宙天地五行場的喜忌各不相同，也是事實。就是說，同樣的五行場變化，有些人很適應，表現為健康態；有些人不適應，表現為疾病態，五運六氣理論不能真實地反映個體人的健康與疾病規律。怎樣使宇宙天地五行場運動變化和個體人的生命節律統一接軌呢。一千五百年前的先哲在理論架構上解決了這個大難題，這就是能夠統一宇宙天地五行場變化與個體人生命節律的（子平術），也就是人們常說的「八字算命術」。

《子平術》用個體人出生那一刻的宇宙年、月、日、時四維座標點的全息密碼標誌（六十甲子）作為切入點，將個體人納入到宇宙天地五行場的大循環系統中。這樣，在理論上，就解決了宇宙天地五行場運行規律——五運六氣與個體人藏象五行場的全息互動這個大難題。

地球上所有國家或地區的任何人，只要他（她）按《子平術》的規律，以自己出生時的年、月、日、時四個宇宙四維時空座標點的甲子資料為基礎，按一定的規律和程式進行甲子運算，都可以對自己（或其他人）的生命節律進行預測。都可以相對準確地提前知道自己在以後的某些時空段中，健康與疾病的資訊。

《子平術》是對五運六氣理論的再創新，她天才地解

決了宇宙天地五行場與地球個體人藏象五行場全息互動規律的宇宙難題。爲地球人類創造出一整套預測個體人生命節律的程式、方法。西醫學在個體人生命節律的預測上，只是平面的二維的發現了個體人一生可能發生的疾病。這就是西醫學或現代生命科學爲之驕傲的「基因組學」。《子平術》卻能夠全息地預測個體人出生後任一年的生命節律（健康、疾病等）。

　　五運六氣理論只有和子平術聯動，才能夠預測個體人的生命節律或者說發病趨勢。這就是《創新中醫》的核心內容之一。

第十四節　用六十甲子模型破譯
個體人生命奧秘例證

　　五運六氣是兩三千年前中國先哲總結而成的宇宙天地五行場能量運動規律模型。宇宙天之五行場（五運五行場）六十甲子模型爲十天干；宇宙地之五行場；（六氣五行場）六十甲子模型爲十二地支。。十天干標誌五運五行場的三個層次（主運、客運、中運）；十二地支標誌六氣五行場的三個層次（主運、客運、歲運）。領悟了這個理論，對破譯宇宙天地人（社會、生物）的奧秘就相對容易了。

　　例證046　史蒂芬·霍金：身殘志堅的當代偉大物理學家

　　當代最偉大的物理學家史蒂芬·霍金，1942年1月8

日出生於英國牛津。他用畢生精力研究宇宙「黑洞」這一普通物理學原理不再適用的時空領域和宇宙起源的大爆炸原理。他提出的黑洞能發射輻射（霍金輻射）的預言現在已是一個公認的假說。

霍金的研究工作在科學界遠不及他的暢銷書《時間簡史》出名。他這本銷量達到2500萬份的暢銷書對量子物理學和相對論作了大量介紹。1965年，霍金被授予博士學位。他的研究表明：用來解釋黑洞崩潰的數學方程式。也可以解釋從一個點開始膨脹的宇宙。1974年，霍金被選為皇家學會會員。他繼續證明，黑洞有溫度，黑洞發出的熱輻射，以及氣化導致品質減少。

1962年，霍金被診斷患有運動神經元疾病。

2004年春天，霍金因肺炎反覆發作，住院3個月。（來自吳忠超先生為中國版《時間簡史》作的譯者序。《百度百科》）。

下面，我們用《創新中醫》預測法來實證一下霍金先生發病的各層次五行場資訊。

命局編碼　辛巳年 辛丑月 辛酉日 某某時（子丑空）

大運編碼　庚子 己亥 戊戌 丁酉 丙申 乙未 甲午 癸巳

起大運年　1943年起大運。

破譯密鑰　身弱格。用神：酉、辛。忌神：巳。

發病資訊

1. 1963年癸卯年，患運動神經元病（肌萎縮性側索硬化症）。行戊戌大運。

2. 2004年甲申年春，肺炎住院。行甲午大運。

破譯資訊

1. 1963年癸卯年，患肌萎縮性側索硬化症。

（1）發病時正五行場資訊　流年天干癸水合絆大運天干戊土。戊土減力不能生助命局用神年干辛金、月干辛金、日干辛金。預示脾土象系統（口、唇、乳房、喉、四肢）可能發生病變，肺金象系統（鼻、咽、皮毛等）腎水象系統（耳、發、腦髓）可能發生病變。事實是患肌萎縮性脊髓側索硬化症。

（2）流年地支　卯木合大運地支戊土，戊土增力。增力的戊土制命局用神日支酉金。預示脾土藏系統、肺金藏系統可能發生病變。事實是脾土經脈藏系統手少陽三焦經，肺金經脈藏系統手太陰肺經發生了病變。

（3）發病時合化五行場資訊　癸年為火運不及之年，火氣場制命局用神辛金。預示心火象系統（舌、面、額、目）可能發生病變。

本病是由心火象系統、肺金象系統、脾土象系統、腎水象系統互動而發生的象系統病變。同時，還有三個藏系統（卯、戌、酉）互動發生了本病。

2. 2004年甲申年春，因肺炎住院三個月。2004年行甲午大運。

（1）發病時正五行場資訊　大運天干甲木、流年天干甲木，都制命局辛金。預示可能發生肝木象系統、肺金象系統病變。事實是因肺炎住院。

大運地支午火、制流年地支用神申金。預示肺金藏系統可能發生病變。事實是患肺炎。

（2）發病時沖合五行場資訊　2004年甲申年，甲申

上半年（司天）爲少陽相火旺。火氣場制命局用神辛金、酉金，因此，患肺炎。

（3）山翁點評　本例命主2004患肺炎的甲子密碼模型辛金、酉金五行場互動關係比較直觀易懂。而1963癸卯年、行戊戌大運時患肌萎縮性脊髓側索硬化症的甲子密碼模型不十分直觀。我們下面就詳細破譯一下發病的臟腑、經脈關係。

在本例肌萎縮性脊髓側索硬化症，是由四個象系統（心火象系統、肺金象系統、脾土象系統、腎水象系統）互動，三個藏系統（肝木藏系統、脾土藏系統、肺金藏系統）互動引發的本病。是多系統（多基因）病。病位在戊土，卯木、酉金三個經脈藏象系統。

1. 戊土爲脾土經脈藏系統密碼模型，爲手少陽三焦經。手少陽三焦（戊）經，起於無名指端，向上行於小指、無名指之間，沿手背出於前臂外，向上通過肘尖，沿上臂外側、上達肩部，進入缺盆部，分佈於胸中，散絡於心包、過橫膈，從胸至腹。胸中支脈，從胸向上，出於缺盆，上走頸旁，連繫耳後，上行額角，而下行至面頰部、到達眼下部。耳部支脈，從耳後進入耳中，走耳前，交叉於面頰部，到達目外眥。這也是本例肌萎縮脊髓側索硬化症頭面、上肢病變部位的主要病位。

2. 卯木爲足厥陰肝經。爲肝木經脈藏系統密碼模型。足厥陰肝經（卯）起於足大趾，上循足跗上廉，上膕內廉，循股陰，入毛中，過陰器，抵小腹，挾胃屬肝絡膽，上貫膈，布脅肋，循咽喉之後，上入頏顙，連目系，上出額，與督脈會於巔，其支者，從目系下頰裏、環唇內。這

是本例的下肢病變的主要病位。

　　3.手太陰肺經（酉）。爲肺金經脈藏系統密碼模型。手太陰肺經起於中焦，下絡大腸，循胃口、上膈、屬肺、出腋下、下肘中，循魚際，出大指之端，其支者，從腕後直出次指內廉、出其端。這是本例的上肢、胸中病變的主要病位。

附：肌萎縮性脊髓側索硬化症

　　肌萎縮性脊髓側索硬化症，簡稱AIS。是一種選擇性侵犯運動神經系統變性致命性疾病。是累及上運動神經元（大腦、腦幹、脊髓）又累及下運動神經元（顱神經核、脊髓前角細胞）及其支配的軀幹，四肢和頭面部肌肉的一種慢性進行性變性疾病。

　　臨床常表現爲上、下運動神經元合併受損的混合性癱瘓。除球麻痹外，還可有舌肌萎縮，舌肌纖顫，上肢多見遠端爲主的肌肉萎縮，以大魚際肌、骨間肌爲著。同時伴有肌束顫動，感覺正常。雙下肢呈痙攣性癱瘓，肌張力增高，腱反射亢進，雙側病理反射陽性，呼吸肌受累則出現呼吸困難。

　　AIS病因和基因、環境因素、自體免疫有關。全世界每年10萬人當中約0.8人會罹患此症。男性發生率又高過女性。

　　例證047　著名導演謝飛勇戰非典

　　2003年《每日新報》以「大戰非典謝飛得勝」爲題，報導了著名導演謝飛戰勝非典的傳奇故事。

　　報導說，謝老介紹，剛剛到地壇醫院時胃部有些痙

攣，肺部供氧不足，不能做劇烈運動，而且說話費勁，說兩句就得歇。最難熬的是發病後一週那會兒，整天高燒到39攝氏度多，人都要虛脫了，呼吸非常困難，每說一句話都要使出渾身的力氣。

在入院20天後，謝老憑藉自身頑強的意志，在大夫的精心治療下度過了最危險的病發期。現在謝老已經摘掉了天創呼吸機。但現在他每天仍然要吸氧，而且不能多說話。

謝老能夠這麼快就恢復的原因是他有一個良好的心態。「我一定能治好」

2003年8月16日《新華網》報導「遭遇非典後的謝飛坦言：我看到了生命的力量」。報導說：著名導演，北京電影學院教授謝飛在此間回憶自己遭遇非典病毒經歷時說：「我感到了個體的脆弱，但更看到了生命的力量。」「在中國有一些可愛的生命逝去了。但同時也有令人振奮的一面：當全國上下團結一致，全力防控病毒時。我們也感到了整個中華民族所蘊涵的巨大生命力。」

自4月26日被確診為非典患者後，謝飛在地壇醫院接受了20多天的治療，於5月16日勝利出院。這位61歲的學者是地壇醫院收治的年齡最大的非典患者在住院期間，最讓謝飛難忘的是許多陌生人的關心。「我一共收到了七、八封並不相識的影迷的來信，有的給我寄來了藥方，有的鼓勵我，這讓我很感動。」

謝飛，1942年8月14日生於陝西延安。1965年畢業於北京電影導演系，後留院任教，曾任導演系主任。1985年任副院長、同年被選為中國影協第五屆理事。曾於他人合作導演影片《嚮導》，獲文化部1979年優秀影片獎。1986

年與烏蘭合作導演《湘女蕭蕭》，於1988年獲法國第四屆
蒙彼利埃國際電影節金熊貓獎，第二十六屆西班牙聖賽巴
斯蒂安國際電影節堂吉訶德獎。1989年導演的影片《本命
年》，獲1990年第十三屆電影百花獎最佳故事片獎，第四
十屆西柏林國際電影節銀熊獎。1993年謝飛《香魂女》和
李安《喜宴》同獲金熊獎。《百度百科》。

命局編碼　壬午年 戊申月 已亥日 某某時（辰巳空）

大運編碼　已酉 庚戌 辛亥 壬子 癸丑 甲寅 乙卯
丙辰 丁巳

起大運年　1951年起大運。

破譯密鑰　從弱格。用神：申、亥、壬。忌神：午、
戊。

發病資訊　2003癸未年4月26日，被確診爲「非典」
患者。2003年行甲寅大運。

破譯資訊

1. 提示　「非典」中醫稱爲「金疫」。即肺金藏象系
統疾病。肺金象系統六十甲子密碼模型爲庚辛金；藏系統
六十甲子密碼模型爲申酉金。只有庚辛申酉金爲用神受制
或庚辛申酉金爲害時才可能發生肺金藏象系統疾病。

2. 發病時正五行場資訊　大運地支寅木制命局用神月
支申金和日之亥水。預示肺金藏系統和腎水藏系統可能發
生病變。

流年地支未土，制命局用神月支申金和日支亥水。預
示肺金藏系統和腎水藏系統可能發生病變。事實是患：
「金疫」，即「非典」。

3. 發病時合化五行場資訊　2003年爲癸未年。癸年合

化五行場爲火運不及之年。火氣場生命局忌神月干戊土和日干已土。預示脾土象系統（口、唇、喉等）可能發生病變。

4. 發病時沖合五行場資訊　2003年爲癸未年。未年司天（上半年）五行場爲太陰濕土、土氣場旺季。在泉（下半年）五行場爲太陽寒水、水氣場旺季。上半年濕土氣場旺生命局用神月支申金，預示命主在上半年肺金藏系統（申金）病變會好轉。同時，濕土氣場旺克制命局用神日支亥水，預示命主腎水藏系統病變會比較複雜。

5. 資訊綜述　本例中，脾土象系統戊已土爲忌神，得本年合化五行場生助，戊已土爲（口、唇、喉）的密碼模型，預示病氣可能從口喉而入侵人體。

命局用神申金：亥水受流年地支未土、大運地支寅木制，預示肺金、腎水藏系統可能發生病變。中醫學認爲，呼吸功能是由肺金系統和腎水系統協同作用的結果。「肺主呼氣、腎主納氣」。納氣就是腎系統可以調控呼吸的深度。非典期間，有報導說一些非典患者出現呼吸困難症狀。應該就是腎水系統與肺金系統都受制的原因之一。

沖合五行場資訊告訴我們，2003年上半年爲太陰濕土旺季。土氣場生申酉金我，因此，可以預示命主上半年病情一定會好轉痊癒。

附：傳染性非典型肺炎簡介

傳染性非典型肺炎，又稱爲嚴重急性呼吸綜合症（SARS）是由新型的冠狀病毒引起的一種嚴重性呼吸道疾病，目前已被我國列爲法定傳染病。SARS冠狀病毒（SARS——COD）是單股正鏈RNA病毒，對外界抵抗力

較弱，主要由近距離呼吸道飛沫傳播，SARS患者是主要的傳播源。臨床主要表現爲急性發熱、有流感樣症狀和呼吸道症狀、肺部浸潤病灶，白細胞計數正常或降低，並有明顯的家庭和醫院聚集現象。

例證048　赫德森·洛克：被愛滋病奪走生命的好萊塢明星

赫德森·洛克，男。1925年11月17日出生在伊利諾州的溫內特卡。中學畢業後當郵差，第二次世界大戰期間海軍飛機機修工。1948年被告好萊塢選角經理人看中登上銀幕。1954年在環球公司主演《高尚的慾望》後，成世。死前兩個月，捐獻25萬美元及自傳《我的故事》稿費作爲愛滋病的研究基金。《美國名人詞典》。

命局編碼　乙丑年 丁亥月 乙巳日（寅卯空）

大運編碼　丙戌 乙酉 甲申 癸未 壬午 辛巳

起大運年　1929年起大運。

密　　鑰　身格旺。用神：巳、丁、丑。忌神：亥、乙。

發病資訊　1985（乙丑）年10月2日，因愛滋病逝世。1985年行辛巳大運。

破　　譯

正五行場資訊　大運地支巳火爲用神，受流年地支丑木制。巳火爲心火藏系統密碼標誌，爲血脈標誌。受制預示心火藏象系統的血脈系統可能發生病變。愛滋病的傳播途徑之一就是血液傳染。流年地支丑土爲害，丑土爲脾土藏系統密碼標誌，爲前後陰標誌。預示命主染病途徑可能

爲前後陰系統。事實是因愛滋病情惡化而辭世。

例證049 突發「A流」的哥倫比亞總統烏里韋

阿爾瓦羅・烏里韋・以萊斯，1952年7月4日出生於哥倫比亞第二大城市安蒂奧基亞省省麥德林市。1977年畢業於安蒂奧基亞省大學，獲法律和政治學博士學位。後赴美國哈佛大學深造，獲工商管理碩士學位。1998年至1999年，在英國牛津大學任客座教授。

20世紀70年代，先後擔任麥德林市公共企業資產局長，國家民航局長、麥德林市市長和市政議員。1986年至1994年，烏里韋曾兩次當選國會參議員。1995年至1997年，他任安蒂奧基亞省省省長。

2002年5月，烏里韋以社會人士身份參加大選並當選爲哥倫比亞總統，2006年獲得連任。

2009年8月31日，患「甲流」。很快康復。《百度百科》。

命局編碼 甲午年 庚午月 辛酉日 某某時（子丑空）

大運編碼 辛未 壬申 癸酉 甲戌 乙亥 丙子 丁丑 戊寅。

起大運年 1955年起大運。

破譯密鑰 從弱格。用神：午、甲。忌神：酉、庚。

發病資訊 2009巳丑年8月（壬申月）31日（戊申日）不幸患甲流。

破譯資訊

1. 提示 據專家研究，「甲流」主要侵犯人體肺金藏象系統。肺金藏象系統六十甲子密碼模型爲庚申辛酉金。

2. 發病時合化五行場資訊 2009年8月31日發病。2009年爲己丑年，合化五行場爲土運不及年。土氣場爲忌神生助命局月干庚金，日干辛金，日支酉金。預示本年可能發生肺金藏象系統疾病。

3. 發病時正五行場資訊 2009已丑年，年干已土生助忌神月干庚金、日干辛金，預示可能發生肺金象系統疾病或脾土藏系統疾病。事實是發生了肺金藏象系統疾病──「甲流」。

4. 發病時運氣同化五行場資訊 2009已丑年運氣同化五行場爲天符年。天符年五行場發病特點是發病快而危重。事實是突發「甲流」又很快康復。

例證050 雷根：高壽的美國前總統

羅奈爾得‧威爾遜‧雷根，1911年2月6日出生於伊利諾利州坦皮科。美國政治家。第33任加利福尼亞州州長（1967年──1975年）。第40任美國總統（1981年──1989年）。

在踏入政壇前，雷根也擔任過運動廣播員、救生員、報社專欄作家、電影演員、電視節目演員、勵志講師，並且是美國演員協會領導人。他的演說風格高明而極具說服力，被媒體譽爲「偉大的溝通者」。雷根的總統任期影響了美國1980年代的文化，80年代常被稱爲「雷根時代」。

1984年4月26日至5月1日，雷根應邀對中國進行國事訪問，他是中美兩國建交後首位在任時訪華的美國總統。

1994年11月5日，雷根宣佈他被診斷罹患阿茲海默症。阿茲海默症摧毀了雷根的腦部能力。到2003年底，雷

根進入阿茲海默症末期。2004年6月5日，雷根於家中因肺炎不治辭世。享年93歲。雷根是美國少有的長壽總統之一。《美國名人詞典》。

命局編碼 辛亥年 庚寅月 丁未日 某某時（寅卯空）

大運編碼 己丑 戊子 丁亥 丙戌 乙酉 甲申 癸未 壬午 辛巳 庚辰

起大運年 1912年起大運。

破譯密鑰 從弱格。用神：亥、庚、辛，忌神：未。

發病資訊 1994年11月5診斷出阿茲海默症（老年癡呆症）。2004年6月5日因肺炎辭世。1994年為甲戌年，行巳大運。2004年為甲申年，行庚辰大運。

破譯資訊

1. 1994年甲戌年患阿茲海默症。

（1）發病時正五行場資訊　流年天干甲木制大運天干辛金，命局月干庚金。庚辛金為用神，受甲木制，預示可能發生肺金象系統疾病、肝木象系統疾病。

大運地支巳火、流年地支戌土，都生助命局忌神日支未土，預示可能發生心火藏系統、脾土藏系統病變。巳火戌土。都制命局用神年之亥水。預示可能發生腎水藏系統病變。

（2）發病時運氣同化五行場資訊　1994年為甲戌年。甲戌年運氣同化五行場為同天符年。同天符年發病特點為發病快而危重。

2. 資訊綜述　阿茲海默症又稱老年癡呆症。黃永生先生主編、任繼學先生主審的《中醫內科教學與臨床》（人民衛生出版社1999）對此病定義為：「多由髓減腦消，神

機失用而致，是以呆傻愚笨爲主要臨床表現的一種神志疫病」。其輕者可見神情淡漠，寡言少語，反應遲鈍，善忘等症；重者表現爲終日不語，或閉門獨央，或口中喃喃，言詞顛倒，或舉動不經，忽笑忽哭，或不欲食，數日不知饑餓等。又稱爲「呆病」、「文病」、「愚癡」。本病好發生中老年人，尤其老年人多見。

在本例中，共有肝木象系統、肺金象系統、心火藏系統、脾土藏系統、腎水藏系統五類系統互動而形成阿茲海默症，就是說，阿茲海默症是一種由五大系統五行場互動導致的以腦髓爲根本的全身性病變。其中，年支亥水爲最大用神，受巳火、戌土制。亥水爲腎水藏系統密碼標誌，是腎、膀胱、腦髓、骨髓的模型。亥水受制，在本例中病變爲腦髓病變。這是本例阿茲海默症的病之根。

例證051　阿里：20世紀最偉大的英雄拳王

穆罕默德・阿里，是20世紀拳壇誕生的最偉大的英雄拳王。阿里1942年1月27日，出生在美國肯塔基州的路易斯維爾。他的出現，超越了拳擊、體育、成爲一個時代的偶像。

1977年6月，阿里被診斷患了帕金森綜合症。

1978年9月，飽受帕金森綜合症困擾的拳王阿里，退出了拳壇，結束了自己的職業生涯。退出拳壇的阿里，一直致力於宗教、慈善事業和維護世界和平工作。《美國名人詞典》。

命局編碼　辛巳年　辛丑月　庚辰日　XX時（申酉空）

大運編碼　庚子 己亥 戊戌 丁酉 丙申 乙未 甲午 癸巳 壬辰

起大運年　1945年起大運。

破譯密鑰　身弱格。用神：辰、辛。忌神：巳、丑。

發病資訊　1977年6月，被診斷患帕金森綜合症。1978年9月，退出拳壇。1977年為丁巳年。1978年為戊午年。行丁酉大運。

1. 發病時正五行場資訊　流年天干丁火，大運天干丁火，都制命局用神年干辛金，月干辛金和日干庚金。預示可能會發生心火象系統，肺金象系統病變。

流年地支巳火，制大運地支酉金。酉金為用神。預示可能會發生心火藏系統、肺金藏系統的病變。

大運地支酉金，制命局用神日支辰土，預示可能發生肺金藏系統、脾土藏系統病變。

2. 發病時運氣同化五行場資訊　1977年為丁巳年。丁巳年運氣同化五行場為天符年。天符年的發病特點為發病快而危重。

3. 資訊綜述　帕金森病的發病機理現代醫學還不能完全解釋。從本例看，是三大藏象系統互動而引發的帕金森病變。這三大藏象系統是心火藏象系統，肺金藏象系統、脾土藏象系統。其中，心火藏象系統之丁火、巳火為最大忌神。丁火克制了肺金象系統之庚辛金，巳火克制了肺金藏系統之酉金。還有就是為用神的酉金又制了為用神的辰土。這就是說，本例帕金森病的成因是心、肺、脾三大系統互動的結果。

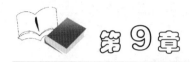

第9章

藏象：人體與宇宙物質能量
互動的全息模型

藏，讀「臟」音。指隱藏於人體內的臟器組織。

象，一是指在體表的五官孔竅等組織器官；二是指顯現於外的人體生理功能和病理現象。

藏象是《創新中醫》體系中，人體表裏與宇宙天地物質能量互動的全息模型。在這裏，全息是指人體（子系統）包含宇宙（母系統）的一切資訊。

藏象學說是中醫研究探索人體在表的五官孔竅、皮毛穴位，在裏的臟腑組織與宇宙天地能量（五運六氣五行場）互動對個體人生命節律影響的宇宙天人全息系統生命科學。是天人合一理念指導下的模型理論，是中醫核心基礎理論之一。

第一節　人體分為藏象兩大系統

人體依陰陽法則分為藏象兩大系統。藏象系統之下，又依據功能不同而再分為臟腑藏象系統、十二經脈藏象系

統（簡稱經脈藏象系統）、和奇經八脈藏象系統（簡稱奇經藏象系統）三大子系統。下面就分別介紹。

一、臟腑藏象系統

（一）臟腑藏系統包括

五臟：肝、心、脾、肺、腎。

六腑：小腸、膽、胃、大腸、膀胱等。

奇恒之腑：骨、髓、脈、女子胞。

其他：胰、肌肉、關節、筋、血管、前列腺、尿道等。

（二）臟腑象系統包括

五官：目、舌、口、鼻、耳。

孔竅：乳、前後陰、臍。

其他：頭、面、額、齒、皮毛、爪甲、淋巴等。

二、十二經脈藏象系統

（一）十二經脈藏系統包括

心、肝、脾、肺、腎、小腸、膽、胃、大腸、膀胱、心包絡、三焦。及經脈循行之組織器官等。

（二）十二經脈象系統包括

十二經脈在體表的組織、器官、穴位等。

三、奇經八脈藏象系統

（一）奇經藏系統包括

腎、胞、心、髓及奇經循行之組織、器官等。

（二）奇經象系統包括

腦、腦髓、頭頂、額、鼻、上唇、咽喉、下頜、面

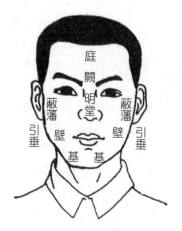

圖9-1　明堂藩蔽圖

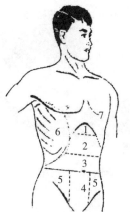

1. 心下
2. 胃脘
3. 大腹
4. 小腹
5. 少腹
6. 脇肋
7. 虛里

圖9-2　胸腹部位劃分圖

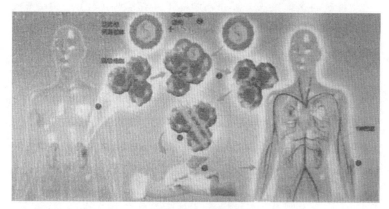

圖9-3　基因

基因是DNA（脫氧核糖核酸）分子上具有遺傳效應的特定核苷酸序列的總稱，是具有遺傳效應的DNA分子片段。

基因位於染色體上，並在染色體呈線性排列。

基因不僅可以透過複製把遺傳資訊傳遞給下一代，還可以使遺傳資訊得到表達。不同人種之間頭髮、膚色、眼睛、鼻子等不同，是基因差異所致。

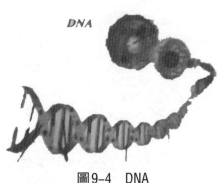

圖9-4　DNA

DNA是脫氧核糖核酸，又稱去氧核糖核酸，是染色體的主要化學成分，同時也是組成基因的材料。有時被稱為「遺傳微粒」，因為在繁殖過程中，父化把它們自己DNA的一部分複製傳遞到子代中，從而完成性狀的傳播。

DNA是由核酸的單位聚合而成的聚合體，每一種核酸由三個部分所組成：含氮鹽基、五碳糖、磷酸根。

核酸的含氮鹽基又可分為四類：鳥類嘌呤（G）、胸腺嘧啶（T）、腺嘌呤（A）、胞嘧啶（C）。

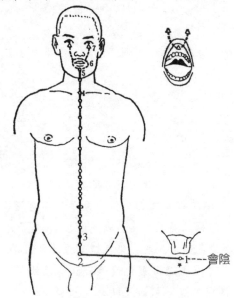

圖9-5　任脈循行示意圖

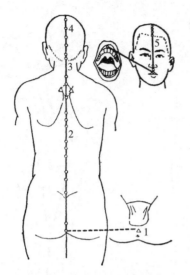

圖9-6　督脈循行示意圖

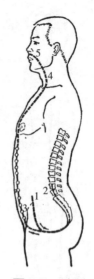

圖9-7　沖脈

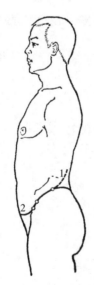

圖9-8　帶脈

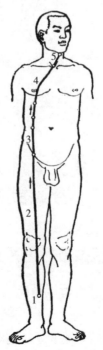

圖9-9　陰維脈

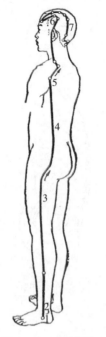
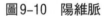
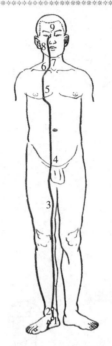
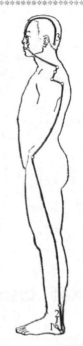

圖9-10　陽維脈　　　圖9-11　陰蹻脈　　　圖9-12　陽蹻脈

頰、目眶下、膕窩、足底、足背、大趾、口角、耳後及相
關穴位。

第二節　藏象系統又依五行場屬性　各分為五大子系統

一、臟腑藏象五行場系統

（一）臟腑藏五行場系統

1. 肝木藏系統包括：肝、膽、筋、關節等。

2. 心火藏系統包括：心、小腸、血脈等。

表9-1 人體藏象系統全息表

	藏系統		象系統		分泌物	情志功能
	甲子模型	實體組織	甲子模型	實體組織		
肝木系統	寅卯	肝、膽、筋、關節	甲乙	目、乳頭、前陰、爪、穴位	淚	魂、怒、呼
心火系統	巳午	心、小腸、血脈	丙丁	舌、面、目、額、穴位	汗	神、喜、笑
脾土系統	辰戌丑未	脾、胃、胰、肌肉、血管、前列腺、淋巴	戊巳	口、唇、乳房、喉、臍、前後陰、穴位	涎	意、思、歌
肺金系統	申酉	肺、大腸、骨	庚辛	鼻、咽、皮毛、後陰、穴位、淺靜脈	涕	魄、悲、哭
腎水系統	亥子	腎、膀胱、骨髓、腦髓、尿道、前列腺	壬癸	耳、髮、腦、前後陰、穴位	唾	志、恐、呻

註：有些組織爲幾個系統所共同主持。如：前後陰、前列腺。

3. 脾土藏系統包括：脾、胃、胰、肌肉、血管、前列腺、尿道等。

4. 肺金藏系統包括：肺、大腸。

5. 腎水藏系統包括：腎、膀胱、胃、骨、髓、前列腺、尿道等。

（二）臟腑象五行場系統

1. 肝木象系統包括：目、乳頭、爪甲、前陰。

2. 心火象系統包括：舌、面、額。

3. 脾土象系統包括：口、唇、乳房、咽喉、前後陰、臍。

4. 肺金象系統包括：鼻、咽、皮毛、後陰、淺靜脈。

5. 腎水象系統包括：耳、髮、腦髓、前後陰。

二、十二經脈藏象五行場系統

（一）十二經脈藏象五行場系統

1. 木氣場：足厥陰肝經（卯）之藏：肝系統；足少陽膽經（寅）之藏：膽系統。

2. 火氣場：手少陰心經（巳）之藏：心系統；手太陽小腸經（午）之藏：小腸系統。

3. 土氣場：足太陰脾經（丑）之藏：脾系統；足陽明胃經（辰）之藏：胃系統；手厥陰心包絡經（未）之藏：心包絡系統；手少陽三焦經（戌）之藏：三焦系統。

4. 金氣場：手太陰肺經（酉）之藏：肺系統；手陽明大腸經（申）之藏：大腸系統。

5. 水氣場：足少陰腎經（亥）之藏：腎系統；足太陽膀胱經（子）之藏：膀胱系統。

（二）十二經脈象五行場系統

1. 木氣場：足厥陰肝經（卯）、足少陽膽經（寅）循行之穴位、組織、器官。

2. 火氣場：手少陰心經（巳）、手太陽小腸經（午）循行之穴位、組織、器官。

3. 土氣場：足太陰脾經（丑）、足陽明胃經（辰）、手厥陰心包絡經（未）、手少陽三焦經（戌）之循行穴位、組織、器官。

4. 金氣場：手太陰肺經（酉）、手陽明大腸經（申）之循行穴位、組織、器官。

5. 水氣場：足少陰腎經（亥）、足太陽膀胱經（子）

之循行穴位、組織、器官。

藏象五行場系統是人體與宇宙天地能量五運六氣五行場系統互動的平臺，人體象系統首先與五運五行場相通相應互動，人體藏系統首先與六氣五行場相通相應互動。然後，藏象系統再互動。人體藏象系統與宇宙五運六氣五行場互動的結果就是個體人喜怒思憂恐，生長壯老死。

就是說，只有人體分為藏（裏）象（表）兩大系統，才能和宇宙天地五行場能量相通相應互動。才能由一定的規則和程式，破譯出個體人的一生的生命資訊。因此，我們說藏象學說是中醫核心基礎理論之一，藏象是人體與宇宙物質能量互動的全息模型。

第三節　中醫藏象系統特點

中醫藏象系統是宇宙天人全息系統模型，是中醫對個體人在宇宙中與天地人（社會）物質能量互動資訊的高仿真模擬。是宇宙自然場（引力場、電磁場、光輻射場，五行場）與個體人互動的資訊模型。具有獨特的生命科學意義。

一、藏像是天人合一、天人相應、天人全息的系統模型

人體象系統是宇宙天能量（五運）與人體在外在表的五官、孔竅、皮毛、穴位相通相應互動互動模型，全息反映五運能量與人體象系統能量互動所產生的各種資訊。

人體藏系統是宇宙地之能量（六氣）與人體在內在裏

的五臟、六腑等組織器官相通相應互動模型，全息反映六氣能量與人體藏系統能量互動所產生的各種資訊。

天人合一是指宇宙（天）與人都處在一個巨系統之中，宇宙（天）爲母系統，人爲子系統。宇宙與人在物質成分上同構。天人相應是指宇宙（天）與人時時刻刻在進行物質能量交換互動。天人全息是指宇宙母系統資訊都可以在子系統人身上體現，即人這個子系統包含宇宙母系統的全部資訊。例如：宇宙在地球大氣圈內的能量資訊——氣候、氣象的微小變化都會在個體人身上得到不同的反應。有人喜歡晴天、熱天；有人喜歡陰天、雨天。又如，銀河系超新星爆發，會導致地球氣候變冷，出現小冰河時期。太陽黑子增多地球氣候會出現乾旱、大洪水等。這些都會在地球個體人身上得到反應。

二、人體藏象系統生理功能旺弱的本質是宇宙 五行場能量與人體五行場能量互動的結果

地球人類是宇宙用物質能量創生的，是宇宙中各種能量（力）相互作用的結果。是宇宙物質演化到一定層次的結晶。是無意識的宇宙用純物質創造的有意識可以理解宇宙的物質最高形態。人體藏象系統（無論母系統還是子系統，或更下一級的子系統）生理功能的本質都是宇宙五行場與人體五行場能量互動的產物。藏系統爲五行場之場態，即人體精氣之源能量；象系統爲五行場之能量（波粒）態，即人體神氣的外在呈現。就是說，人體藏象系統的生理功能等同於人體五行場能量。

地球個體人由於出生那一瞬間的宇宙四維時空座標的

不同而呈現個體性、唯一性。因此，同樣的宇宙五行場能量對人體的作用吉凶是大不相同的。甚至同卵雙胞胎也因出生時刻的差異而對相同的五行場能量表現出不同的喜惡程度。但有一點是相同的，即地球人類的生理功能旺弱，是五行場能量決定的，是宇宙五行場能量與人體五行場能量互動的結果。

現代生物力學研究人體內各種「力」對人體生理功能和病理現象的影響。但現代生物力學只是一種封閉式的生物力學，只從人體內部「力」的運動視野研究探索生命活動。這是不完全的生物力學。中醫學認為，人是宇宙所化生的，是宇宙母系統的子系統。宇宙是開放的母系統，人體也是開放的子系統。宇宙母系統與人體子系統之間時刻在進行物質能量資訊的交流。因此，研究探索人體中的生物力學奧秘，必須從宇宙視野來進行，必須從宇宙天地能量即五運六氣五行場能量運行規律入手，來研究探索人體中「力」的運動規律及其對個體人生命節律的影響。這樣，才能得出客觀真實的生物力學結論。因此，我們說，人體藏象系統生理功能旺弱的本質是宇宙五行場能量與人體五行場能量互動的結果。

這是中醫體系中人體系統的一大特點。

三、六十甲子是宇宙五運六氣與人體藏象系統互動的全息密碼模型

中醫藏象系統是模型理論，研究探索這一模型運動規律的密碼符號是六十甲子。六十甲子密碼是宇宙天地人（社會）的全息符號。即六十甲子中每一符號（干或支）

都儲存著宇宙、天、地、人（社會）的海量資訊。比如，十天干密碼是個體人外貌（長相）符號，又是人體象系統符號；還是個體人家族成員、社會人際關係資訊符號；還是宇宙天系統能量五運五行場資訊符號；還是個體人所在空間（天）方位、季節資訊等。

十二地支密碼是個體人身高符號，又是個體人藏系統符號；還是個體人家族成員、社會人際關係吉凶的符號；還是宇宙地系統能量六氣五行場資訊符號；還是個體人所在地域地勢高低、季節資訊等符號。

（一）六十甲子藏象密碼組合

1. 十天干爲象系統密碼模型

甲乙木爲肝木象系統（目、乳頭、爪甲、前陰）密碼模型。

丙丁火爲心火象系統（舌、面、額）密碼模型。

戊己土爲脾土象系統（口、唇、乳房、喉、前後陰，臍）密碼模型。特定情況下戊己土還爲胰的密碼模型。

庚辛金爲肺金象系統（鼻、咽、皮毛、後陰）密碼模型

壬癸水爲腎水象系統（耳、髮、腦髓、前後陰）密碼模型。

2. 十二地支爲藏系統密碼模型

寅卯木爲肝木藏系統（肝、膽、筋、關節）密碼模型。

巳午火爲心火藏系統（心、小腸、血脈）密碼模型。

辰戌丑未土爲脾土藏系統（脾、胃、胰、肌肉、血管、心包絡、三焦）的密碼模型。

申酉金爲肺金藏系統（肺、大腸、骨）的密碼模型。

亥子水爲腎水藏系統（腎、膀胱、骨髓、尿道、前列

腺）的密碼模型。

3. 藏象五行場屬性相同的干支密碼組合模型

甲寅、乙卯、丙午、丁巳、戊戌、戊辰、己未、己丑、庚申、辛酉、壬子、癸亥共12組。

4. 藏生助象干支密碼組合模型

甲子、乙亥、丙寅、丁卯、戊午、己巳、庚辰、辛丑、壬申、癸酉、丙戌、丁未、癸丑、壬辰。共14組

5. 藏克制象干支密碼組合模型

甲申、乙酉、丙子、丁亥、戊寅、己卯、庚午、辛巳、壬戌、癸巳、戊子、庚寅、辛卯、甲辰、乙巳、戊申、己酉、庚戌、辛亥、丙辰、壬寅、癸卯、甲午、乙未、丙申、丁酉、己亥、庚子共34組。

第四節　個體人藏象模型：生命資訊庫

《創新中醫》體系中的個體人藏象模型，獨具特色，是東方版的「遺傳基因」資訊庫，而且是宇宙天人全息系統生命資訊庫。世界上任何人，只要掌握了破譯規則和破譯程式，都可以從這個生命資訊庫中，發掘出個體人生命四維曲線的宇宙天地人（家族、社會）的海量資訊。雖然這些資訊是對客觀世界真實的模擬，其意義也是巨大的。因《創新中醫》是醫學（生命科學）著作，故不探討人生如工作、財富等內容，只探索個體人生命資訊。

現代分子生物學走到DNA（遺傳基因）這一階段，從生命節律、生命資訊角度看，就應是告一段落了。因為它

雖然可以預測出個體人遺傳基因中有部分疾病資訊基因，但卻不能動態預測可能的發病時間，環境學要素等，而且是否發病也不能預測。《創新中醫》對個體人生命資訊的預測是動態的、系統的、可實證的。預測的基礎條件就是個體人藏象系統密碼。

一、個體人藏象系統密碼模型分三個層次呈現

《創新中醫》汲納了《八字預測術》中個體人命運資訊的程式，將個體人藏象系統密碼模型分為三個層次。即第一層次為人出生年月日時六十甲子編碼組合模型。也就是中國人常說的生辰八字。由四個天干、四個地支密碼組合而成的四組藏象模型。第二層次為大運藏象模型。這是由8-10組藏象編碼組成的在特定時空條件下呈現的人體藏象資訊。第三層次為流年藏象模型。這是個體人從出生開始，每年變換的幾十至上百組藏象資訊模型。

下面就分層次介紹。

第一層次：生辰八字藏象模型

生辰八字就是個體人出生年月日時的六十甲子編碼。例如：某男孩生於2000年10月1日中午十二時。則生辰八字為：庚辰年乙酉月壬辰日丙午時。（具體查閱本書第八章有關內容）這就是這個男孩的生辰八字藏象模型。是他一生生命基礎資訊庫。其中天干庚、乙、壬、丙就包含出生時宇宙天之能量五運資訊；家族成員資訊、社會關係吉凶資訊；本人藏系統資訊；本人身高、健康狀態資訊等。

人體藏象共分為木火土金水五大五行場系統。生辰八字四組干支不可能全部呈現五大系統資訊。

其餘的藏象系統資訊在哪裡體現呢，答案是在大運藏象和流年藏象系統中體現。

上例中年干支編碼爲庚辰，其中庚就是本人肺金象系統密碼模型，蘊藏著本人肺金象系統（鼻、咽、皮毛、後陰）的健康與疾病資訊。而生月干支編碼乙酉中酉金就是本人出生時肺金藏系統密碼模型，蘊藏著本人肺金藏系統（肺、大腸）的健康與疾病資訊。

生日干支編碼爲壬辰，其中壬日干就是本人出生時腎水象系統密碼模型蘊藏著本人出生時腎水象系統（耳、髮、腦髓、前後陰）的健康與疾病資訊。

生月天干乙木，是本人出生時肝木象系統（目、乳頭、爪甲、前陰）的健康與疾病資訊。

出生時時干丙火，是本人出生時心火象系統密碼模型，蘊藏著本人出生時心火象系統（舌、面、額）的健康與疾病資訊。

出生年支辰土，日支辰土，則是本人出生時脾土藏系統密碼模型，蘊藏著本人出生時脾土藏系統（脾、胃、胰、肌肉、血管）的健康與疾病資訊。

出生時支午火，爲本人出生時心火藏系統密碼模型，蘊藏著本人出生時心火藏系統（心、小腸、血脈）的健康與疾病資訊。

因此，我們說生辰八字藏象模型，是個體人生命資訊的基礎資訊庫。有了這個基礎資訊庫，我們才能由一定的規則、一定的程式來破譯、預測個體人的全部生命資訊。這就是個體人藏象密碼模型的第一層次，生辰八字藏象模型的主要內容。

第二層次：大運藏象密碼模型

大運藏象密碼模型是按一定規則順序排列的每十年爲一週期的人體藏象模型。如上例生辰八字藏象模型庚辰、乙酉、壬辰、丙午的大運藏象密碼模型就是：丙戌、丁亥、戊子、己丑、庚寅、辛卯、壬辰、癸巳、甲午、乙未。

本例大運從2003年開始起運。即大運藏象密碼從2003年立春節後起作用。十年一個大運週期。就是說從2003年起，十年內，第一組藏象系統密碼模型丙戌一直在起影響生命節律的作用。十年後的2013年，第二組大運藏象密碼模型丁亥開始起影響生命節律的作用。依次爲戊子、己丑、庚寅等。

和生辰八字藏象密碼模型一樣，大運藏象也是本人生命節律中的藏象資訊。如第一步大運戊子，天干戊土就是本人脾土象系統的密碼模型，蘊藏著本人在2003年至2013年立春節前的脾土象系統（口、唇、乳房、喉、前後陰）的健康與疾病資訊。同樣道理，戊子大運中的子水，就是本人腎水藏系密碼模型，蘊藏著本人在2003年至2013年立春節前的腎水藏系統（腎、膀胱、骨、髓、尿道、前列腺）的健康與疾病資訊。

第三層次：流年藏象密碼模型

流年是指年年月月的時間就像大河流水一樣不停地轉換運動，因此稱爲流年。

流年藏象密碼資訊是從個體人出生當年就開始運行一年爲一週期。如上例中小男孩出生在2000年，2000年干支密碼組合是庚辰，則這個小男孩的第三層次藏象密碼資訊就從庚辰藏象密碼模型開始運行。庚爲肺金象系資訊，

辰爲脾土藏系統資訊。

到2001年立春節（就是辛巳流年）。則爲辛巳藏象系統信心開始運行。辛金爲本人肺金象系統資訊，巳火爲本人心火藏系統資訊。到2002年立春節後，則進入壬午流年。壬爲本人腎水象系統資訊，午爲本人心火藏系統資訊。如此依次往下運行。每個流年藏象密碼都是本人生命節律中的年週期藏象資訊。一直延續運行到本人生命的結束爲止。

由以上介紹，朋友們可能對個體人四維時空曲線藏象資訊的運行有了大概的瞭解。那就是《創新中醫》體系中的個體人生命資訊，是動態的年年都在發展變化的。正是年年發展變化的藏象資訊，才使個體人的生命歷程變得有起有伏、有吉有凶、豐富多彩。也正是年年發展變化的藏象資訊，才是個體人身心健康處於動態的發展變化之中。如果瞭解了個人生命曲線資訊，對個體人來說，如何養生、如何防病、如何治療，就會變成有目的的理性行爲。應該說，這是非常有意義的事。

二、個體人藏象密碼模型的五大特性

個體人藏象密碼模型是宇宙天人全息系統生命科學的核心內容之一。是個體人一生生命歷程四維座標曲線示意圖。是世界上唯一的可以證實（預測）的生命科學模型。這一模型有自己獨特的特性。

（一）層次性

個體人藏象密碼模型對人體藏象資訊的表述有三個層次，即生辰八字藏象密碼模型（第一層）；大運藏象密碼模型（第二層）；流年藏象密碼模型（第三層）。由層次

性表述，使人的生命資訊更多更系統更真實。

（二）時序性

個體人藏象密碼模型對人體生命資訊的表述具有很強的時序性。這種時序性體現在宇宙時空的自然轉移規律上，即年、月、日、時的自然流轉。就是說人生命資訊只有在時空自然流轉中才能真實、有序的呈現出來。大運流年的轉變是不可逆的自然法則。

（三）動態性

個體人藏象密碼模型對生命資訊的表述，具有動態性。動態既是不斷發展變化，動態的生命資訊更真實的反映了宇宙物質運動的自然規律。

（四）系統性

個體人藏象密碼模型對生命資訊的表述，是系統性的表達。宇宙天地能量系統就是五運六氣，個體人藏象系統就是五行場屬性的肝心脾肺腎五大系統。甲木或乙木都是人體肝木象系統的密碼模型，都是肝木象系統的密碼標誌。辰戌丑未土都是人體脾土藏系統的密碼標誌。每一個密碼符號都是系統的全息模型。這是個體人藏象密碼模型的特性之一，是其他模型理論所不具備的特性。

（五）全息性

在這裏，全息是指在人體藏象密碼模型系統中，每一個密碼符號都四宇宙天地人（家族、社會）資訊的全息模型。即一個密碼模型中包含宇宙天地人（家族、社會）的全部資訊。這也是其他模型理論所不具備的特性。

（六）預測（實證）性

《創新中醫》汲納了「八字預測術」模型理論。是個

體人藏象密碼模型具備了預測的功能。雖然這種預測只是系統模型的預測，但也為我們提供了海量的生命資訊。

第五節　藏象模型的生命科學意義

藏象模型的建構，實現了個體人與宇宙天地能量（五運六氣）的互動與接軌。為探索個體人生命節律與五運六氣能量關係搭建了比較理想的平臺。這對中國特色的生命科學研究意義是巨大的。

1. 藏象模型的建構，為動態破譯個體人生命節律資訊，提供了一個巨大的研究探索空間。現代科學各領域中的前沿理念和技術，都可以在藏象模型平臺中得以實施和驗證。

2. 藏象模型、五運六氣模型與八字預測模型的結合，為人類全息研究破譯惡性腫瘤（癌症）發生的宇宙四維座標曲線資訊提供了巨大的平臺。任何現代高科技理念和技術，都可能在這個領域中佔有一席之地。

3. 藏象模型、五運六氣模型與八字預測模型的結合，為研究探索破譯人類思維（意識）的奧秘提供了一條新的途徑。促使科學家們從宇宙視野來研究思維（意識）的本質。

4. 藏象模型、五運六氣模型與八字預測模型的結合。為研究探索宇宙能量與生命節律（健康、疾病、快樂、抑鬱、壽限等）提供了比較規範的可以重複驗證的模型理論。為「治未病」奠定了理論基礎。

5. 藏象模型、五運六氣模型與八字預測模型的結合。

爲開發研製新藥（中藥、西藥）拓展了空間。

第六節　肝木藏象系統主要生理功能

《中醫診斷學》（吳敦序主編，1995版）對肝木系統的表達是：肝位於腹腔，橫隔之下，右肋之內。

肝的主要功能是：主藏血和主疏泄。肝在體合筋，其華在爪，在竅爲目，在志爲怒，在液爲淚。肝與膽的聯繫不僅是足厥陰肝經與足少陽膽經相互絡屬於肝膽之間而互爲表裏，而且肝與膽本身也直接相連，肝在五行中屬木，在陰陽中爲陰中之陽。

《創新中醫》將肝木系統分爲臟腑藏象與經脈藏象兩大子系統。

事實上，這裏所說的人體各藏象系統的主要生理功能是藏系統的主要功能。因爲藏爲本，象爲標；藏爲陰，爲場態能量；象爲陽，爲波粒態能量。

一、肝木藏腑藏象系統實體組織器官

（一）藏系統實體：肝臟、膽腑、筋（關節）。
（二）象系統實體：目、乳頭、爪甲、前陰、穴位等。

二、《中醫基礎理論》關於肝木系統主要生理功能的論述

（一）肝藏血
是指肝有貯藏血液、調節血量及防止出血的功能。

（二）肝主疏泄

疏，即疏通；泄，即發散。肝主疏泄，是指肝具有保持全身氣機疏通暢達，通而不滯，散而不鬱的作用。肝主升、主動、主散的生理特點，是調暢全身氣機，推動血和津液運行的一個重要環節。

（三）膽的主要生理功能是：

1. 貯存膽汁
2. 排泄膽汁
3. 主決斷

（四）肝在體合筋

筋，包括現代所稱的肌腱、韌帶和筋膜。筋的功能是：

1. 連接約束骨節
2. 主持運動
3. 保護內臟

三、《正常人體解剖學》（嚴振國主編 1995 版）對肝木系統主要生理功能的表述

肝是人體中最大腺體，也是最大消化腺。呈棕紅色，質軟而脆，受暴力打擊易破裂出血。

肝的主要功能是：

（一）參與物質代謝

肝幾乎參與體內的一切代謝過程，人們稱它為物質代謝的「中樞」。它是肝內糖、脂類、蛋白質等合成與分解、轉化與運輸、貯存與釋放的重要場所。也與激素和維生素的代謝密切相關。

（二）分泌膽汁

肝細胞分泌膽汁，幫助腸道內脂肪的消化和吸收，並促進脂溶性維生素的吸收。

（三）排泄吞噬功能

肝臟可以透過生物轉化作用對非營養物質（包括有毒物質）進行排泄；對人體內的細菌、異物進行吞噬，以保護機體。

（四）膽囊的功能是貯存和濃縮膽汁，膽囊收縮可以促進膽汁的排出。

四、《針灸學》（孫國傑主編，1997版）關於肝木經脈藏象系統主要生理功能的論述

肝木經脈藏象系統包括足厥陰肝（卯）經和足少陽膽（寅）經。

（一）足厥陰肝（卯）經

1. 經脈循行網路　起於足大趾背毫毛部（大敦穴），沿著足背內側上行，經過內踝前1寸處，向上行小腿內側至內踝上8寸處交出足太陰經的後面，上行膕內側，沿著大腿內側，進入陰毛中，環繞陰部，上達小腹，扶胃旁，屬於肝，絡於膽，向上通過橫膈，分佈於脅肋，沿著喉嚨的後面，向上進入鼻咽部，連接於「目系」（眼球連繫於腦的部位），向上出於前額，與督脈會和於顛頂。

「目系」支脈：從「目系」下行頰裏，環繞唇內。

肝部支脈：從肝分出，通過橫膈，向上流注於肺，與手太陰肺經相接（見圖9-13）。

2. 主要病候　腰痛、胸滿、呃逆、遺尿、小便不利，

疝氣，少腹腫等症。

3. 主治概要　本經腧穴主治肝病、婦科病、前陰病和經脈循行部位其他病症。

（二）足少陽膽（寅）經

1. 經脈循行網路　起於目外眥（瞳子），上行到額角，下耳後，沿頸旁，行手少陰三焦經之前，至肩上退後，交出手少陽三焦經之後，向下進入缺盆。

耳部支脈：從耳後進入耳中，走出耳前，達目外眥後方。

外部支脈：從目外眥處分出，下走大迎，會和手少陽經到達目眶下，下行經頰車，於頸部向下會和前脈於缺盆，然後向下進入胸中，通過橫膈，絡於肝，屬於膽，沿著脅肋內，出於少腹兩側腹股溝動脈部，繞陰部毛際，橫行進入髖關節部。

缺盆部直行脈：從缺盆下行腋下，沿胸側，經過季脇，下行會和前脈於髖關節部，再向下沿著大腿外側，出膝外側下行經腓骨前面，直下到達腓骨下段，下出外踝前面，沿足背部，進入第4趾外側端（足竅陰）。

足背部支脈：從足背分出，沿第1第2蹠骨之間，出於大趾端，穿過趾甲，回過來到趾甲後的毫毛部（大敦），與足厥陰肝經相接（見圖9-14）

2. 主要病候　口苦、目疾、瘧疾、頭痛、頷痛、目外頷痛，缺盆部腫痛，腋下腫，胸脇股及下肢外側痛，足外側痛，足外側發熱等。

3. 主治概要　本經腧穴主治側頭、目、耳、咽喉病和神志病，熱病、以及經脈循行部位的其他病證。

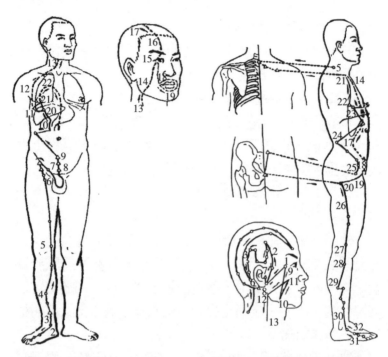

圖9-13　足厥陰肝經脈循行
　　　　示意圖

圖9-14　足少陽膽經脈循行
　　　　示意圖

第七節　心火藏象系統主要生理功能

　　《中醫基礎理論》關於心的表述是：心居於胸腔之內，兩肺之間，隔膜之上，形如倒垂未開之蓮心，外有心包護衛。

　　心爲神之舍，血之主，脈之宗，在五行屬火，爲陽中之陽，起著主宰人體生命活動的作用。故《素問·靈蘭秘典論》稱其爲「君主之官」。

心的主要生理功能有二：一是主血脈，二是藏神。

心開竅於舌；在體合脈；其華在面；在志為喜；在液為汗。

手少陰心經與手太陽小腸經在心與小腸之間相互絡屬，故心與小腸相表裏。

《創新中醫》將心火系統分為臟腑藏象系統和經脈藏象系統兩大子系統。下面分別介紹。

一、心火藏腑藏象系統實體組織器官

（一）藏系統實體：心臟、小腸腑、血脈。

（二）象系統實體：舌、面、額。

二、《中醫基礎理論》關於心火系統主要生理功能的論述（簡介）

（一）心主血脈

心主血脈是指心血推動血液在脈中運行，流注全身，發揮營養和滋潤作用。

（二）心藏神

心藏神主要指心具有主宰人體五臟六腑、形體官竅的一切生理活動和人體人體精神意識思維活動的功能。

（三）小腸

主受盛合化物，必別清濁。

三、《正常人體解剖學》(嚴振國主編，1995 版) 對循環系統主要功能的表述

心是血液循環的動力器官，由節律性收縮，象水泵一

樣從靜脈吸入的血液不斷的推送到動脈。

心血管系統由心、動脈、靜脈和毛細血管和靜脈，再返回心，週而復始，形成血液循環。人體的血液循環可分為體循環和肺循環兩部分，這兩個循環不是同步進行的。

（一）體循環（大循環）

左心室收縮時，由左心室射出的動脈血注入主動脈，經各級動脈分支到達全身毛細血管，血液在此與周圍的組織細胞進行物質交換，把動脈血帶來的營養物質和氧送給組織細胞，同時帶走其新陳代謝產生的二氧化碳和其他廢物，此時鮮紅的動脈血變成暗紅的靜脈血。再經小靜脈、中靜脈、最後經上下腔靜脈返回右心房，這個循環途徑稱體循環。

體循環的特點是行程長，流經範圍廣，以動脈血營養全身各部，並將其代謝產物經靜脈運回心。

（二）肺循環（小循環）

由右心室射出的靜脈血注入肺動脈，經肺動脈各級分支到達肺泡周圍的毛細血管網，在此進行氣體交換，使靜脈血重新變成含氧豐富的動脈血。然後經肺靜脈各級屬支，再經肺靜脈返回左心房，這個循環途徑稱肺循環。

肺循環的特點是行程短，只流向肺，主要功能是完成氣體交換。

（三）循環系統的主要功能

循環系統的主要功能是將消化管吸收的營養物質、肺吸入的氧和內分泌腺分泌的激素運到全身各器官、組織和細胞，並將他們代謝產生的二氧化碳和其他廢物運往肺、腎和皮膚排泄出體外，以保證機體新陳代謝的正常進行。

四、《針灸學》（孫國傑主編）經脈心火藏象系統主要生理功能的論述

經脈心火系統包括手少陰心（巳）經和手太陰小腸（午）經，下面分別介紹。

（一）手少陰心（巳）經

1. 經脈循行網路：起於心中，出屬「心系」（心與其他臟器相聯繫的部位），通過橫膈，聯絡小腸。

「心系」向上的脈：扶著咽喉上行，聯繫於「目系」（眼球連繫於腦的部位）。

「心系」直行的脈：上行於肺部，再向下出於腋窩部（極泉穴），沿著上臂內側後緣，行於手太陰經和手厥陰經的後面，到達肘窩，沿前臂內側後緣，至掌後豌豆骨部進入掌內，沿小指內側至末端（少衝穴），與手太陽小腸經相接。（見圖9-15）

2. 主要病候　心痛、咽乾、口渴、目黃、肋痛、手心發熱等症。

3. 主治概要　本經腧穴主治心、胸、神志病和經脈循行的其他病。

（二）手太陽小腸（午）經

1. 經脈循行網路

起於小手指外側端（少澤穴），沿著手背外側至腕部，出於尺骨莖突，直上沿著前臂外側後緣，經尺骨鷹嘴與肱骨內上踝之間，沿上臂外側後緣，出於肩關節，繞行肩胛骨，交匯於大椎（督脈），向下進入缺盆部，聯絡心臟，沿著食管，通過橫膈，到達胃部，屬於小腸。

　　缺盆部支脈：沿著頸部，上達面頰，至木外，轉入耳中（聽宮穴）。

　　頰部支脈：上行目眶下，抵於鼻旁，至目內（晴明），與足太陽膀胱經相接，而又斜行，絡於顴骨部（見圖9-16）

　　2.主要病候　少腹痛、腰脊痛引睪丸、耳聾、目黃、頰腫、咽喉腫痛、肩臂外側後緣痛等症。

　　3.主治概要　本經腧穴主治頭、項、耳、目、咽喉病和熱病、神志病，以及經脈循行部位的其他病症。

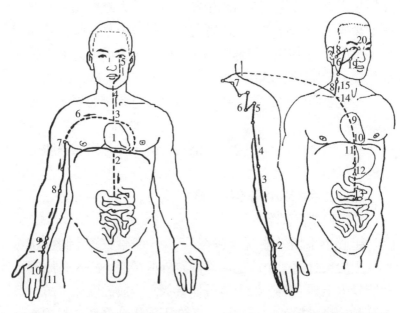

圖9-15　手少陰心經脈循行
　　　　示意圖

圖9-16　手太陽小腸經脈循行
　　　　示意圖

第八節　脾土藏象系統的主要生理功能

在《創新中醫》體系中，人體藏象系統分為臟腑藏象和經絡藏象兩大子系統。本節所講的主要是臟腑脾土系統的主要生理功能。

一、脾土藏腑藏象系統實體組織和器官

1. 藏系統實體：脾臟、胃腑、胰、肌肉、血管等。
2. 象系統實體：口唇、乳房、咽喉、前後陰、臍等。

二、《中醫基礎理論》關於脾土系統主要生理功能的論述（簡介）

脾的主要生理功能是主運化，升清和統攝血液。足太陰脾經與足陽明胃經，相互絡屬於脾胃，脾和胃相為表裏。脾和胃是機體對飲食進行消化、吸收並輸布其精微的主要臟器。人出生之後，機體生命活動的延續和氣血津液的生化，都有賴於脾胃運化的水穀精微，因此，稱脾胃為氣血生化之源，後天之本。

脾在體合肉，主四肢；開竅於口，其華在唇；在液為涎；在志為思；在五行屬土；在陰陽中屬陰中之至陽，是人體最重要的臟器之一。

（一）脾的主要生理功能是

1. 主運化　指脾具有把水穀化為精微，將精微物質吸收轉輸至全身的生理功能。脾的運化功能包括運化水穀和

運化水液兩個方面。

運化水穀，即是對水穀的消化及精微物質的吸收和輸布作用。

運化水液，是指脾有吸收、輸布水液、防止水液在體內停滯的作用。也可稱運化水濕。

2. 主升清　升，即上升之意。脾氣的運動特點，以上升爲主，故曰：「脾氣主升」。清，是指水穀精微。脾主升清，是指脾氣上升，並將其運化的水穀精微，向上轉輸至心、肺、頭目，由心肺的作用化生氣血，以營養全身，所以說：「脾宜升則鍵」。

3. 主統血　統，即統攝、控制之意。脾統血是指脾有統攝血液在脈內運行、不使其逸出脈外的作用。脾統血的作用是通過氣攝血來實現的。即「五臟六腑之血全賴脾氣統攝」。

（二）胃的主要生理功能是

1. 主受納腐熟水穀。受納，是接受容納的意思；腐熟，是飲食物經過胃的初步消化，形成食糜的意思。

2. 主通將、以降爲和。胃爲水古之海，飲食物入胃，經胃腐熟後，必須下行小腸，才能將飲食物進一步消化，並將其中的營養物質徹底吸收，化爲氣血津液，輸送至全身，所以說胃主通脾，以降爲和。

三、現代醫學《正常人體解剖學》（嚴振國主編1995年）對脾土系統主要生理功能的表述

1. 脾　西醫學對脾的生理功能幾乎一無所知。

2. 胃　是消化管中最膨大的部分，具有受納食物，分

泌胃液和進行初步消化的功能。

3. 胰　胰是人體第二大腺體，重約100克。由外分泌部和內分泌部組成。外分泌部分泌胰液，經胰管排入十二指腸，有分解蛋白質、糖類和脂肪的功能。胰的內分泌部即胰島，散在於胰的實質內，大多存在於胰尾，主要分泌胰島素和胰高血糖素，直接進入血液，調節血糖的代謝。

4. 肌（肉）　人體的肌（肉）按結構和功能的不同可分為平滑肌、心肌和骨骼肌三種。

平滑肌主要構成內臟和血管的管壁，具有收縮緩慢、持久、不易疲勞的特點。

心肌構成心壁。平滑肌和心肌都不隨人的意志收縮，故稱不隨意肌。

骨骼肌分佈於頭、頸軀幹和四肢，通常附著於骨，骨骼肌具有收縮迅速、有力、容易疲勞和隨人的意志舒縮的特點，故稱隨意肌。

肌（肉）是運動系統的動力部分，在神經系統的支配下，肌的收縮，牽引骨骼產生運動。每塊肌不論大小如何，都具有一定的形態，結構位置和輔助裝置，並有豐富的血管、淋巴管分佈和受一定的神經支配，每一塊肌都可以看做是一個器官。

5. 血管系統　心血管系統由心、動脈、靜脈和毛細血管組成，其中流動著血液。

（1）心。是血液循環的動力器官，由節律性收縮，象水泵一樣把從靜脈吸入的血液不斷的推送到動脈。

（2）動脈。是運送血液離開心的管道，在行程不斷分支，愈分愈細，最後異形為毛細血管。動脈因承受壓力

較大，故管壁較厚。

大動脈壁富有彈力纖維，有較大的彈性，當心室收縮向動脈內射血時，大動脈的管腔擴大，心室舒張時，管壁彈性回縮使管腔內維持一定的壓力，推動血液繼續向前流動。

中、小動脈，尤其是小動脈的管壁，平滑肌較發達，它在神經體液調節下收縮或舒張，改變管腔大小，可影響局部血流量和血流阻力，藉以維持調節血壓。

（3）靜脈。是引導血液返回心的管道，起於毛細血管，再回心途中逐漸會合變粗，最後注入心房。靜脈因承受壓力較小，其管徑比動脈大，管壁內有靜脈瓣，可防止血液逆流。

（4）毛細血管。是連接動脈和靜脈之間的微血管，分佈廣泛，幾乎遍及全身。毛細血管管壁極薄，是血液與組織細胞間進行物質交換的場所。

四、十二經脈脾土藏象系統主要生理功能

十二經脈脾土藏象系統包括四大經脈系統；即足太陰脾（丑）經，手厥陰心包絡（未）經，足陽明胃（辰）經，手少陽三焦（戌）經，這四大經脈五行場屬性都為土氣場所屬。因此，將它們都歸屬於十二經脈脾土藏象系統。其實體臟腑為脾臟、胃腑、心包（心肌）。其功能性臟腑為三焦。

（一）足太陰脾（丑）經

1. 經脈循行網路

起於大趾末端（隱白穴），沿著大趾內側赤白肉際，經過大趾本節後第一石趾關節後面，上行至內踝前面，再

上小腿，沿著脛骨後面，交出足厥陰經的前面，交膝股部內測前緣，進入腹部，屬於脾臟，聯絡胃，通過橫膈上行，扶咽部兩旁，聯繫舌根，分散於舌下。

胃部支脈：向上通過橫膈，流注於心中，與手少陰心經相接。（見圖9-18）

2. 主要病候

胃脘痛、食則嘔、噯氣、腹脹便溏、黃疸、身重無力、舌根強痛、下肢內側腫脹、厥冷等症。

3. 主治概要

本經腧穴主治脾胃病、婦科病、前陰病和經脈循行部位的其他疾病。

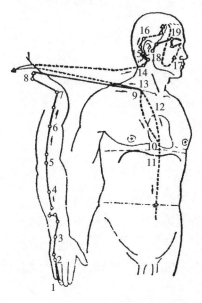

圖9-17 手少陽三焦經脈循行示意圖

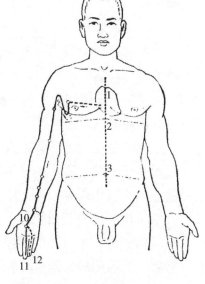

圖9-18 手厥陰心包經脈循行示意圖

（二）手厥陰心包（未）經

1. 經脈循行網路

起於心中，出屬心包絡，向下通過橫膈，從胸至腹依次聯絡上、中、下三焦。

胸部支脈：沿著胸中，出於肋部、至腋下3寸處（天池穴），上行抵腋窩中，沿上臂內側，行於手太陰和手少陰之間，進入肘窩中，向下行於前臂兩筋的中間，進入掌中，沿著中指到指端（中衝穴）。

掌中支脈：從勞宮（穴）分出，沿著無名指到指端（關衝穴），與手少陽三焦經相接。（見圖9-17）

2. 主要病候

心痛、胸悶、心悸、心煩、癲狂、肘臂攣急、掌心發熱等症。

3. 主治概要

本經腧穴主治心、胸、胃、神志病、以及經脈循行部位的其他疾病。

（三）足陽明胃（辰）經

1. 經脈循行網路

起於鼻翼兩側（迎香穴），上行到鼻根部，與旁側足太陽（子）經交匯，向下沿著鼻的外側（承泣穴）進入上齒齦內，回出環繞口唇，向下交匯於頦唇溝承漿（任脈）穴處，再向後沿著口腮後下方，出於下頜大迎穴處，沿著下頜角頰車，上行耳前，經過上關（足少陽寅經），沿著發際，到達前額（神庭穴）。

面部支脈：從大迎前下走人迎，沿著喉嚨，進入缺盆部，向下通過橫膈，屬於胃，聯絡脾臟。

缺盆部直行的脈：經乳頭，向下夾臍旁，進入少腹兩側氣衝穴。

胃下口部支脈：沿著腹裏向下到氣衝穴會合，再由此下行至髀關穴，直抵伏兔部，下至膝蓋，沿著脛骨外側前緣，下徑足跗，進入第2足趾外側端（歷兌穴）。

脛部支脈：從膝下三寸（足三里穴）處分出，進入足中趾外側端。

足跗部支脈：從跗上（衝陽穴）分出，進入足大趾內側端（隱白穴），與足太陰脾經相接（見圖9-20）。

2. 主要病候

腸鳴腹脹、水腫、胃痛、嘔吐或消穀善饑、口渴、咽喉腫痛、鼻衄、胸及膝髕等本經循行部位疼痛、熱病、發狂等症。

3. 主治概要

本經腧穴主治胃腸病和頭、面、目、鼻、口齒病和神志病，以及經脈循行部位的其他病證。

（四）手少陽三焦（戌）經

1. 經脈循行網路

起於無名指端（關衝穴），向上行於小指與無名指之間，沿著手背，出於前臂外側橈骨和尺骨之間，向上通過肘尖，沿上臂外側，上達肩部，交出足少陽經的後面，向上進入缺盆部，分佈於胸中，散絡於心包，向下通過橫膈，從胸至腹，屬上、中、下三焦。

胸中支脈：從胸向上，出於缺盆部，上走頸旁，連繫耳後，沿耳後直上，出於耳部上行額角，再屈而下行至面頰部，到達眼下部。

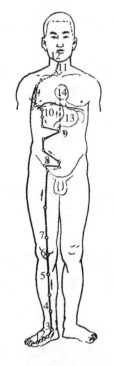

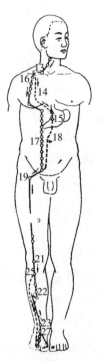

圖9-19　足太陰脾經脈循行　　圖9-20　足陽明胃經脈循行
　　　　示意圖　　　　　　　　　　　示意圖

　　耳部支脈：從耳後進入耳中，出走耳前，與前脈交叉於面頰部，到達目外眥（絲竹空之下），與足少陽膽（寅）經相接（見圖9-17）。

　　2. 主要病候

　　腹脹、水腫、遺尿、小便不利，耳聾、耳鳴、咽喉腫痛、目赤腫痛，頰腫和耳後、肩臂、肘部外側疼痛等症。

　　3. 主治概要

　　本經腧穴主治側頭、耳、胸脇、咽喉病和熱病，以及經脈循行部位的其他病證。

第九節　肺金藏象系統的主要生理功能

　　《中醫診斷學》關於肺的表述是：肺位於胸腔，左右各一，在人體臟腑中位子最高，故稱肺爲華蓋。如《靈樞・九針論》說：「肺者，五臟六腑之蓋也。」肺的生理功能是：主氣，司呼吸；通調水道；宣散衛氣；朝百脈；主治節。肺在體合皮，其華在毛，開竅於鼻，在志爲悲，在液爲涕。手太陰肺（酉）經與手陽明大腸經相互絡屬與肺與大腸，故肺與大腸互爲表裏。肺在五行屬金，在陰陽中屬陽中之陰，在人體氣和津液的代謝中是一個十分重要的內臟。

　　《創新中醫》將肺金系統分爲臟腑藏象系統與經脈藏象系統兩大子系統。

一、肺金藏腑藏象系統實體組織器官

　　（一）藏系統實體：肺臟、大腸腑、骨、關節。

　　（二）象系統實體：鼻、咽（呼吸道）、皮毛、後陰。

二、《中醫基礎理論》關於肺金系統主要生理
###　　功能的論述

　　（一）主氣，司呼吸：機體在新陳代謝過程中，需要不斷從自然界攝取清氣，排除體內濁氣。這種機體與自然界之間的氣體交換，稱作呼吸。《素問・陰陽應象大論》說：

「天氣通於肺」。

肺主氣，是指肺為五臟中與氣關係最密切的內臟。肺主氣主要取決於肺司呼吸的功能，又有賴於肺氣的宣降運動。呼即宣發，吸即肅降，肺宣降正常，則肺的呼吸均勻協調，不斷地呼濁吸清，這是氣的生成和氣機調暢的根本條件。

（二）**通調水道**：通，即疏通；調，即調節；水道是水液運行的通道。肺主通調水道，是指肺的宣發和肅降運動對體內津液的輸布、運行和排泄有疏通和調節作用。

（三）**宣散衛氣**：肺宣散衛氣，是指肺透過其宣發運動，將衛氣宣散至全身的作用。衛氣來源於脾胃所化生的水穀精微，但衛氣之所以能散發於全身，發揮其護衛肌表，溫養臟腑、肌肉、皮毛、調節控制腠理的開合作用，又要藉肺氣的宣發來實現。

（四）**朝百脈、主治節**：所謂肺朝百脈，是指全身的血液都由百脈彙聚於肺，經肺的呼吸，進行體內外清濁之氣的交換，然後再將富含清氣的血液由百脈輸送到全身。

治節，即治理調節。肺是由治理調節氣血津液而起到治理調節全身的作用，其中以治理調節氣機為其關鍵。

（五）**大腸**：大腸主要生理功能是：主傳化糟粕。大腸接受小腸泌別清濁後剩下的食物殘渣和水液，在吸收其中殘餘的水液，形成糞便，傳送至大腸末端，經肛門而排出體外。

三、《正常人體解剖學》對肺系統主要生理功能的表述

肺為呼吸系統最重要的器官，也是進行氣體交換的場

所。

呼吸系統是由肺外呼吸道和肺兩大部分組成。呼吸道包括鼻、咽、喉、氣管和支氣管（含主支氣管和肺內各級支氣管）。肺由肺泡及肺內各級支氣管等構成，進行氣體交換的呼吸部主要是肺泡。臨床上常把鼻、咽喉稱爲上呼吸道，把氣管、支氣管合稱爲下呼吸道。

呼吸系統的主要功能是進行機體與外界環境間的氣體交換，即吸入氧，排出二氧化碳。機體在進行新陳代謝的過程中，經過呼吸系統不斷的從外界吸入氧，由循環系統將氧運送至全身的組織和細胞，經過氧化，產生組織細胞所需要的能量，同時在氧化過程中所產生的二氧化碳，再經過循環系統運送至呼吸系統，排出體外。以保證機體生理活動的正常進行。

四、《針灸學》對肺金系統主要生理功能的論述

肺金經脈藏象系統包括手太陰肺（酉）經和手陽明大腸（申）經。

（一）手太陰肺（酉）經

1.經脈循行網路　起於中焦，向下聯絡大腸，回繞過來沿著胃的上口，通過橫膈，屬於肺臟，從「肺系」（肺與喉嚨相聯繫的部位）橫行出來（中府穴），向下沿著上臂內側，行於手少陰經和手厥陰經的前面，下行到肘窩中，沿著前臂內側前緣，進入寸口，經過魚際，沿著魚際的邊緣，出拇指內側端（少商穴）。（見圖9-21）

手腕後方的支脈；從列缺處分出，一直走向食指內側端（商陽穴），與手陽明大腸經相接。（見圖9-22）

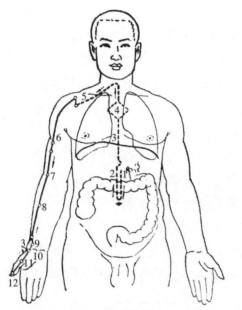
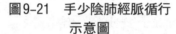
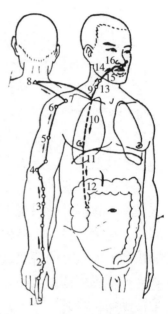

圖9-21　手少陰肺經脈循行　　圖9-22　手陽明大腸經脈循行
　　　　示意圖　　　　　　　　　　　　示意圖

　　2.主要病候　咳嗽、氣喘、少氣不足以息、咳血、傷
風、胸部脹滿、咽喉腫痛、缺盆部和手臂內側前緣痛、肩
背部寒冷疼痛等症。

　　3.主治概要　本經腧穴主治頭面、喉、胸、肺病和經
脈循行的其他部位。

（二）手陽明大腸（申）經

　　1.經脈循行網路　起於食指末端（商陽穴），沿著食
指內（橈）側向上，通過第1第2掌骨之間（合谷穴），
向上進入兩筋（拇長伸肌腱與拇短長肌腱）之間的凹陷
處，沿前臂前方，至肘部外側，再沿上臂外側前緣，上走

肩端（肩髃），沿肩峰前緣，向上出於頸椎「手足三陽經聚會處」（大椎、屬督脈），再向下進入缺盆（鎖骨上窩處）聯絡肺臟，通過橫膈，屬於大腸。

缺盆部支脈：上走頸部，通過面頰，進入下齒齦，回繞至上唇，交叉於人中，左脈向右，右脈向左，分佈在鼻孔兩側（迎香穴），與足陽明胃經相接。（見圖）

2. 主要病候　腹痛、腸鳴、泄瀉、便秘、痢疾、咽喉腫痛、齒痛、鼻流清涕或出血和本經循行部位疼痛、熱腫或寒冷等症。

3. 主治概要　本經腧穴主治頭面、五官、咽喉、熱病和經脈循行部位的其他病症。

第十節　腎水藏系統主要生理功能

《中醫基礎理論》關於腎的論述是：腎位於腰部，脊柱之兩側，左右各一，故《素問・脈要精微論》說：「腰者，腎之府也」。

腎的主要生理功能是藏精、主水和納氣。對於人體的生長發育與生殖有重要作用，同時，是人體全身陰陽的根本。腎在體合骨；開竅於耳和二陰；其華在髮；在志為恐；在液為唾。足少陰腎經與足太陽膀胱經相為表裏。腎在陰陽中為陰中之陰，五行屬水，是人體最重要的臟器之一。

《創新中醫》將腎水系統分為臟腑藏象系統與經脈藏象系統兩大子系統。

一、腎水藏腑藏象系統實體組織器官

（一）**藏系統實體**：腎臟、膀胱腑、骨髓、尿道。

（二）**象系統實體**：耳、髮、前陰、後陰、腦髓。

二、《中醫基礎理論》對腎水系統主要生理功能的論述

（一）**腎藏精**　腎藏精的「藏」，即閉藏，是指腎具有貯存、封藏精氣的生理功能。腎主閉藏的主要生理作用，是將精氣藏於腎，並促使其不斷充盈，防止精氣在體內無故丟失，為精氣在體內充分發揮其生理效應創造必要條件。

人體之精，廣義來講，泛指一切精微和作用十分重要的物質，如機體中的氣、血、津液以及從飲食物中吸收的水穀精微等，都屬於「精」的範疇，統稱為「精氣」。狹義之精，是指生殖之精，其中包括稟受父母的生殖之精，因其與身俱來，在出生之前已經形成，故稱為「先天之精」。

腎中之精一是來源於父母的生殖之精，即「先天之精」；二是來源於人出生後，機體從飲食物中攝取的營養成分和臟腑代謝所化生的精微物質，稱為「後天之精」。先天之精和後天之精二者相互依存。先天之精「賴」後天之精不斷培育和充養；後天之精又「賴」先天之精的活力資助，方能不斷的攝入和化生。

先後天之精氣是融為一體無法分開的。腎藏精、精化氣，通過三焦，布散到全身。腎氣的主要生理功能是促進機體的生長、發育和生殖，以及調節人體的新陳代謝和生

理功能活動。

（二）**腎主水**　是指腎有主持和調節人體津液代謝的作用，故腎又有「水藏」之稱。如《素問・逆調論》所說：「腎者水藏、主津液」。

（三）**腎主納氣**　納，有受納和攝納的意思。納氣，即吸氣。腎主納氣，是指腎有幫助肺保持吸氣的深度，防止呼吸淺表的作用。

腎主水和腎主納氣這兩種功能，都是從腎藏精這一功能中衍生出來的。所以，在認識腎的各種功能活動時，必須把腎藏精作為最根本的功能來理解。

（四）**膀胱**　膀胱的主要功能是貯尿和排尿。

三、《正常人體解剖學》對腎系統生理功能的表述

在西醫學中，中醫的腎水系統包括了泌尿系統、生殖系統等內涵。泌尿系統包括腎、輸尿管、膀胱和尿道四部分。泌尿系統的主要功能是排除機體中溶於水的代謝產物。機體在代謝過程中所產生的廢物如尿素、尿酸等，由血液循環到達腎臟，經腎臟的生理作用產生尿液，由一系列管道彙集於腎盂，然後經輸尿管輸送到膀胱暫時儲存。排尿時，膀胱收縮尿液即經尿道排出體外。

泌尿系統是人體代謝產物最重要的排泄途徑，排泄的廢物不僅數量大、種類多，而且尿的質地和量經常隨著機體內環境而發生變化。特別是腎臟，不僅是排泄器官，也是調節體液、維持電解質平衡的器官。如果泌尿器的功能發生障礙，代謝產物將蓄積於體液中並改變其理化性質，

破壞內環境的相對穩定，從而影響機體新陳代謝的正常運行。嚴重時可出現尿毒症，危及生命。

生殖系統的主要功能爲產生生殖細胞，繁殖後代、延續種族和分泌性激素以維持性的特徵。

男性內生殖器包括睾丸、輸精管和附屬腺。睾丸是產生男性生殖細胞（精子）和分泌男性激素的生殖腺。外生殖器包括陰囊和陰莖。

女性內生殖器包括卵巢、輸送管道和附屬腺。

四、《針灸學》關於腎水經脈藏象系統生理功能的論述

腎水經脈藏象系統包括足少陰腎（亥）經和足太陽膀胱（子）經。

（一）足少陰腎（亥）經

1. 經脈循行網路　起於足小趾之下，斜向足心（湧泉穴）出於舟骨粗隆下，沿內踝後，進入足跟，再向上行於腿肚內側，出過我內側，向上行股內後緣，通向脊柱（長強），屬於腎（腧穴通路，遠出於前，向上行腹部前正中線旁開0.5寸，胸部前正中線旁開2寸，終止於鎖骨下緣俞府穴），聯絡膀胱其行的支脈從腎上貫肝過隔，入肺中，循蓋喉嚨，上夾舌本，其支脈從肺出來絡心，注入胸中，與手厥陰心包經連接。（見圖9-23）

2. 主要病候　咳血、氣喘、舌乾、咽痛、水腫、便秘、泄瀉、腰痛、下肢後內側痛、痿弱無力、足心熱等症。

3 主治概要　本經腧穴主治婦科、前陰病和腎、肺、咽喉病，以及經脈循行部位的其他病症。

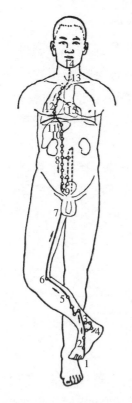 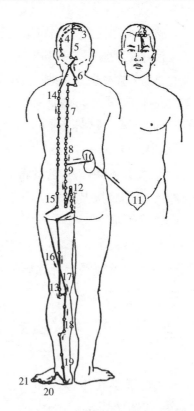

圖9-23 足少陰腎經脈循行 圖9-24 足太陽膀胱經脈循行
　　　　示意圖 　　　　　　　　示意圖

（二）足太陽膀胱（子）經

1. 經脈循行網路　起於目內眥（睛明），上額，交於顛頂（百會）。

顛頂部支脈：從頭頂到顳顬部。

顛頂部直行的脈：從頭頂入裏絡於腦，回出分開下行項後，沿著肩胛部內側，扶著脊柱，到達腰部，從脊旁肌肉進入體腔，聯絡腎臟，屬於膀胱。

腰部支脈：向下由臀部，進入膕窩中。

後項的支脈：由肩胛骨內源直下，經過臀部（環跳）下行，沿著大腿後外側，與腰部下來的支脈會和於膕窩中，從此向下，通過腓腸肌，出於外踝的後面，沿著第5骨粗隆，至小趾外側端（至陰），與足少陰腎經相接。（見圖9-24）

2. **主要病候** 小便不通、遺尿、癲狂、瘧疾。目痛、鼻衄、頭痛、以及項、背、股、臀部和下肢後側本經循行部位疼痛等症。

3. **主治概要** 本經腧穴主治頭、項、目、背、腰、下肢病症，以及臟腑、神志病。

第十一節　人體象系統主要生理功能

人體藏系統主要生理功能是本系統本質性功能，是本系統五行場屬性的場態物質能量在人體的功能性表現。是系統的整體性功能的表現。而人體象系統功能則是更下一級子系統的功能表現。為讓讀者朋友有個直觀的瞭解，下面簡要介紹一下人體五大系統的象系統主要功能。

一、肝木象系統主要功能

（一）目：目又稱眼。眼司視覺，《素問‧脈要精微論》說：「夫精明者，所以視萬物，別白黑，審短長」。精明，即指眼。《靈樞‧脈度》說：「肝氣通於目，肝和則目能辨五色矣」。《靈樞‧大惑論》說：「五臟六腑之

精氣，皆上注於目而爲之精」。《素問・金匱真言論》
說：「肝開竅於目」。目與五大藏象系統皆有關，但獨
「肝開竅於目」。這其中最重要的原因是：目與肝同屬木
氣場。

（二）乳頭：乳房乳頭是女性哺乳器官。其中乳房屬
土氣場，而乳頭屬木氣場。

（三）爪甲、四肢：爪甲是人手（指）足趾。四肢是
上、下肢。其主要功能是抓握、運動。爪甲，四肢即屬木
氣場亦屬土氣場。

（四）前陰：前陰是男、女外生殖器與尿道口的總
稱。是排尿、男子排精、女子排出月經娩出胎兒的器官。
前陰屬土氣場、水氣場、木氣場。

肝木象系統功能各異，但有一點相同，那就是五行場
屬性都屬木氣場。木氣場的旺弱變化相應引發肝木象系統
各器官組織或健康或疾病的變化。

（五）泌淚：分泌眼淚也是肝木象系統目的功能之一。

二、心火象系統主要功能

（一）舌　舌是口腔中隨意運動的器官，位於口腔
底。舌具有感受味覺、協助咀嚼，吞咽食物和輔助發音等
功能。舌最重要的五行場屬性爲火氣場與土氣場。

（二）面（額）　心「其華在面」，面部有五官孔
竅。爲什麼說「其華在面」呢。這是因爲，心火象系統最
主要的功能是「心主血脈」。面部的一切器官、組織其生
命活力皆源於「心血」的營養。

額即額頭。額頭屬丙丁火。一般而言，如個體人生日

之天干爲丙火，則此人可能額頭較寬闊；如生日之天干爲丁火，則此人可能額頭較窄。

（三）汗　心在液爲汗。《素問·經脈別論》說：「驚而奪精，汗出於心」。

三、脾土象系統主要功能

（一）口（唇）　口爲脾之竅。《素問·陰陽應象大論》說：「脾主口……在竅爲口」。口（唇）在生理功能上與脾胃共同配合，以完成消化，吸收與輸布水穀精微的功能。口唇屬土氣場。

（二）咽喉　咽屬胃系屬土氣場，爲胃氣之通道。喉屬肺系屬金氣場，爲氣體出入之要道。

（三）乳房　乳房爲生育婦女的哺乳器官。男性亦有乳房，但不發達。乳房屬土氣場。

（四）前後陰　前陰爲男女外生殖器與尿道口的總稱。後陰即肛門。前陰最重要的五行場屬性爲木氣場。後陰最重要的五行場屬性爲土氣場與金氣場。

四、肺金象系統主要功能

（一）鼻　鼻爲呼吸之氣出入之門戶，司嗅覺，助發音，爲肺之竅。鼻五行場屬性爲金氣場。

（二）喉　喉爲肺系所屬，五行場屬金氣場。喉爲氣體出入之要道。

（三）皮（毛）　皮（毛）又稱皮膚，覆蓋人體表面，皮膚表面有毛髮、汗孔等。皮膚具有防止外部入侵，調節人體津液代謝與體溫，並有一定的輔助呼吸的作用。

皮（毛）與肺金系統關係最密切，五行場亦屬金氣場。皮毛還屬土氣場（肌肉）。

（四）後陰 後陰即肛門。肛門是大腸的下口，二者直接相連，相互協調，以完成排便。因此，後陰的主要生理功能是排出糞便。後陰屬肺金系統，五行場屬性爲金氣場。

五、腎水象系統主要功能

（一）耳 耳的主要生理功能爲司聽覺。腎開竅於耳。《素問・陰陽應象大論》說：「腎主耳……在竅爲耳」。心寄竅於耳。耳爲宗脈之所聚《靈樞・邪氣臟腑病行篇》說：「十二經脈，三百六十五路，其血氣皆上於面而走空竅，……其別氣走於耳而爲聽。」耳的最主要五行場屬性爲水氣場。

（二）髮 毛髮是身體最小和引人矚目的器官，具有調節體溫、感觸、保護頭部的功能。在這裏「髮」主要指頭髮。頭髮五行場屬性爲水氣場，屬腎水象系統。

（三）腦髓 腦髓即大腦之髓質。《素問・平人氣象論》說：「臟真下於腎，腎藏骨髓之氣也。」腦居顱內，由髓彙集而成，故曰「髓海」。《靈樞・海論》說：「腦爲髓之海，其輸上在於其蓋，下在風府。」腦髓與全身骨髓有密切聯繫，故《素問・五臟生成篇》說：「諸髓者，皆屬於腦。」

腦與精神活動關係十分密切，爲元神所居之府。《本草綱目》就說：「腦爲元神之府。」

聽覺、視覺、嗅覺以及思維，記憶、言語等功能都歸於腦。腦與生命攸關。

（四）**前後陰**　前後陰也屬腎水象系統。五行場屬性亦屬水氣場。詳見前有關章節。

第十二節　人體藏象系統的情志功能

情志在中醫體系中是指人的精神意識思維活動即心理活動。

中醫認爲人體五大系統都有自己獨特的情志內容。如《素問・宣明五氣篇》所說：「心藏神，肺藏魄，脾藏意，腎藏志。」《類經》說「心爲五臟六腑之大主，而總統魂魄，兼該意志，故憂動於心則肺應，思動於心則脾應，怒動於心則肝應，恐動於心則腎應，此所以五志唯心所使也。」可見心即主宰精神意志思維活動，又是七情發生之處，所以說心主宰了人的心理活動。下面分別作以簡介。

一、肝木系統的情志功能

（一）**肝藏魂**　魂《辭海》解爲人的全部心靈作用。離開形體而存在的精神。如《易・繫辭》說：「精氣爲物，遊魂爲變。」

（二）**肝在志爲怒**　怒，《辭海》釋爲生氣，著惱。個體人肝木系統五行場失衡，則會出現易「怒」的精神反應。「怒」是肝木系統的功能。

二、心火系統的情志功能

（一）**心藏神**　心藏神主要指心具有主宰人體一切生

理活動和人體精神意識活動的功能。

（二）心在志為喜 喜，快樂《辭海》。喜是心火系統的情志功能。個體人心火氣場如為用神，得生扶或不受制，則在情志方面的表現為「喜」。反之，如受腎水氣場制則可能表現為「恐」，受肺金氣場制則可能會表現為「悲」。

三、脾土氣場的情志功能

（一）脾藏意 筆者認為，在這裏意是意識、思維。
（二）脾在志為思 《辭海》：思，考慮、思考。

四、肺金系統的情志功能

（一）肺藏魄 《辭海》：「魄，心之精，是謂魂魄，魂魄去之，何以能久。」人的精神靈氣，人生始化曰魄，即生魄，陽曰魂，附氣之神為魂。」

（二）肺在志為悲 《辭海》：「悲，悲哀，傷心。」悲是肺金系統的情志功能。個體人如經常呈現悲哀、傷心的情緒時，首先應考慮是否肺金藏象系統五行場受制或為害。

五、腎水系統的情志功能

（一）腎藏志 《辭海》：「志，志向，意志。」
（二）腎在志為恐 《辭海》：「恐，害怕，畏懼。」恐為腎水系統的情志功能之一。人在受制恐嚇之後，有可能會尿褲子，而排尿是腎水系統生理功能之一。

六、人的情志活動，是人五大藏象系統的功能之一

人的情志變化，其本質也是宇宙天地五行場與個體人五大藏象系統五行場互動的產物。

《素問・陰陽應象大論》說：「怒傷肝，悲勝怒，……喜傷心，恐勝喜，……思傷脾，怒勝思，……憂傷肺，喜勝憂，……恐傷腎，思勝恐。」這段話可用如下公式來說明：

悲為肺志，屬金；怒為肝志，屬木；金能剋木，所以悲勝怒。

恐為腎志，屬水；喜為心志，屬火；水能剋火，所以恐勝喜。

怒為肝志，屬木；思為脾志，屬土；木能剋土，所以怒勝思。

喜為心志，屬火；憂為肺志，屬金；火能剋金，所以喜勝憂。

思為脾志，屬土；恐為腎志，屬水；土能剋水，所以思勝恐。

第十三節　五運六氣五行場是人體十二經脈形成的宇宙能量源

相對而言，宇宙五運五行場是六氣五行場的波粒態能量（存在方式），六氣五行場是五運五行場的場態能量（存在方式）。對於宇宙天地能量系統而言，六氣五行場

爲本，五運五行場爲標。六氣五行場決定五運五行場的存在與否。對於存在於宇宙天地五行場之間的人類而言，人體的藏系統是個體人生命能量的標象系統。六氣五行場化生了人體十二經脈的藏系統，五運五行場化生了人體十二經脈的象系統。這就是說：

一、六氣五行場之木氣場即厥陰風木與五運之木運，化生出人體肝木藏象系統之足厥陰肝（卯）經，足少陽膽（寅）經。包括經脈循行所屬臟腑、組織、器官、穴位等。

二、六氣五行場之少陰君火與五運之火運，化生出人體脾土藏象系統之手少陰心（巳）經，手太陽小腸（午）經。包括徑脈循行所屬臟腑、組織、器官、穴位等。

三、六氣五行場之少陽相火與五運之火運、土運，化生出人體脾土藏象系統之手厥陰心包（未）經，手少陽三焦（戌）經。包括經脈循行所屬臟腑、組織、器官、穴位等。

四、六氣五行場之太陰濕土之氣與五運之土運，化生出人體脾土藏象系統之足太陰脾（丑）經，足陽明胃（辰）經。包括經脈循行所屬臟腑、組織、器官、穴位等。

五、六氣五行場之陽明燥金之氣與五行場之金運，化生出人體肺金藏象系統之手太陰肺（酉）經，手陽明大腸（申）經。包括經脈循行所屬臟腑、組織、器官、穴位等。

六、六氣五行場之太陽寒水之氣與五運之水運，化生出人體腎水藏象系統之足少陰腎（亥）經，足太陽膀胱（子）經。包括經脈循行所屬臟腑、組織、器官、穴位等。

這就是說，地球人類的經脈系統，不是憑空形成的而是宇宙天地五行場互動的產物。雖然我們現在還不能知曉在地球人類的進化或演化過程中十二經脈形成的物理、化

學變化的細節，但宇宙萬物都以實物與場兩種形態存在這一規律是不可否認的。生存在宇宙天地場之間的人類經脈形成源自宇宙天地五行場這一論斷在《創新中醫》100個例證中似乎可以得到部分驗證。

相信此說或質疑之說的朋友們不妨認真看一下。

第十四節　經絡：宇宙天地五行場與人體藏象五行場互動的「高速公路」

經絡是經脈和絡脈的總稱，是指人體運動氣血、聯絡臟腑、溝通內外，貫穿上下的徑路。「經」，有路徑的含義，爲直行的主幹；「絡」，有網路的含義，爲經脈所分出的小支。經絡縱橫交錯，遍佈於全身。

《靈樞·海論》指出：「夫十二經脈者，內屬於府藏，外絡於枝節」。指出經脈在內部各屬於五臟六腑，並且表裏相合；在外部聯絡皮、肉、筋、骨，從而使臟腑器官與四肢百骸聯繫成爲一個有機的整體，藉以行氣血，營陰陽，是人體各部的功能得以保持協調和相對的平衡。以上是孫國傑先生主編的《針灸學》對經絡的描述。

如果我們從五運六氣五行場與人體藏象五行場互動的理念來理解經絡，就可以直接地得出：經絡是宇宙天地五行場（五運六氣）與人體藏象五行場互動的「高速公路」。「穴位」是宇宙天地五行場（五運六氣）與人體藏象系統互動的「站點出入口」的結論。

宇宙萬物都以「物質」和「場」兩種形式存在。在地球大氣圈內，宇宙能量以五行場的形式存在，並時時刻刻

與人體在互動；人體也是以藏象五行場的形式存在，並時時刻刻與宇宙五行場互動。宇宙五行場是母系統（母場），人體五行場是子系統（子場）。宇宙五行場分為天、地五行場兩大系統，人體五行場分為藏、象五行場兩大系統。宇宙天之五行場就是五運五行場，宇宙地之五行場就是六氣五行場。五運五行場首先與人體象系統五行場互動，六氣五行場首先與人體藏系統五行場互動。五運五行場是木、火、土、金、水五大屬性場能量系統，六氣五行場是厥陰風木、少陰君火、少陽相火、太陰濕土、陽明燥金、太陽寒水五種屬性場能量與六種氣候形態的複合能量系統。人體藏象五行場系統就是肝木藏象五行場系統、心火藏象五行場系統、脾土藏象五行場系統、肺金藏象五行場系統和腎水藏象五行場系統。人體藏象五行場系統與五運六氣五行場互動的實體組織系統就是屬木氣場的足厥陰肝經（卯）、足少陽膽經（寅）、屬火氣場的手少陰心經（巳）、手太陽小腸經（午）、屬土氣場的足太陰脾經（丑）、足陽明胃經（辰）、手厥陰心包經（未），手少陽三焦經（戌）。屬金氣場的手太陰肺經（酉），手陽明大腸經（申）。屬水氣場的足少陰腎經（亥），足太陽膀胱經（子）。這就是說，宇宙天地五行場（五運六氣）與人體藏象五行場是一對一相通相應互動的母系統（母場）與子系統（子場）的關係。人體藏象五行場系統（子系統）是宇宙天地五行場系統（母系統）的全息縮影，包含著宇宙天地五行場系統的全部資訊。

　　宇宙天地五行場五運六氣構成了宇宙（母系統）場與能量系統，人體藏象也構成了人體（子系統）場與能量系

統。宇宙母系統與人體子系統之間是由場態與能量態（波粒態）來互動的。人體在表的穴位就是人體與宇宙五行場能量交換互動的「站點」和「出入口」。人體在裏的臟腑與宇宙五行場交換互動的形態就是既有場態也有波粒態。宇宙五行場的最基本最小單位是五行場基本粒子，這是宇宙五行場之「氣」。人體五行場的最基本最小單位也是五行場基本粒子，這就是人體五行場之「氣」。人體五行場的場態物質就是人體之精，人體波粒態物質就是人體之氣。精氣之間互動就是波粒兩種形式在人體藏象系統之內的互動，精、氣互動就行成了既有波形（環行）通道也有粒形（線形）通道。人體內縱橫交錯、層次紛繁的網狀精氣通道就是精氣在人體內運動的高速公路，而體表的穴位就是精氣與外界進行物質能量資訊交流的「站點」和「出入口」。這是筆者對經絡的理解和詮釋。

第十五節　經絡運行的能量源與宇宙五行場

　　人生於天地之間，天地五行場是母系統場，人體五行場為子系統場。人體五行場的運行規律源自天地五行場運行規律，宇宙天地五行場的運行規律模型是五運六氣學說。五運六氣是兩千年前中國先哲觀測實踐的理論總結，是模型理論。這就是當代人們常說的宇宙萬物都以實物和場兩種形態為存在形式。人也是宇宙萬物之一，也遵循這一規律。

　　宇宙天之五行場運行規律模型是五運，宇宙地之五行場運行規律模型是六氣。相對而言，六氣五行場是宇宙天

地五行場之場態能量，五運五行場是宇宙天地五行場之能量態（波、粒）。六氣五行場爲本，五運五行場爲標。六氣五行場決定五運五行場的存在與否。五運五行場是六氣五行場存在的標象，六氣五行場是五運五行場存在的本質。

　　人體藏象系統是宇宙天地系統的縮影。人體象系統（五官孔竅、皮毛、穴位等）首先與宇宙天系統能量即五運五運五行場相通相應、互動。人體藏系統（臟、腑、血脈、筋、關節、肌肉、骨、髓血管等）首先與宇宙地系統能量即六氣五行場相通相應互動。人體藏系統是生命的本源，是生命之場態能量。人體象系統是生命的標象，是生命之（波、粒態）氣態能量。人體藏系統能量決定人的生與死，人體象系統能量決定人的成與長。即宇宙能量是人體經絡運行能量源。

　　宇宙天之能量即五運五行場分爲主運、客運、中運三大層次；宇宙地之能量即六氣五行場分爲主氣、客氣、歲氣三大層次。宇宙天地六大層次五行場能量互動，是人體藏象十二經脈形成的宇宙能量源。宇宙天地木氣場是人體肝木藏象系統組織器官經脈（肝、膽、筋、關節、目、乳頭、爪甲、四肢穴位等）行成的宇宙能量源；宇宙天地火氣場是人體心火藏象系統組織器官穴位經脈（心、小腸、血脈、手、面、額、穴位等）形成的宇宙能量源；宇宙天地土氣場是人體脾土藏象系統組織器官穴位經脈（脾、胃、胰、肌肉、血管、心包絡、三焦、口、唇、乳房、喉、前後陰穴位等）形成的宇宙能量源；宇宙天地金氣場是人體肺金藏象系統組織器官穴位經脈（肺、大腸、骨、鼻、咽喉、皮毛、淋巴、後陰、穴位等）形成的宇宙能量

源；宇宙天地水氣場是人體腎水藏象系統組織器官穴位經脈（腎、膀胱、骨髓、前列腺、耳、髮、腦髓、前後陰、穴位等）形成的宇宙能量源。這就是說，宇宙天地木氣場與人體肝木藏象系統經脈（足厥陰肝經，足少陽膽經）首先相通相應互動；宇宙天地火氣場與人體心火藏象系統經脈（手少陰心經，手太陽小腸經）首先相通相應互動；宇宙天地土氣場與人體脾土藏象系統經脈（足太陰脾經，足陽明胃經，手厥陰心包經，手少陽三焦經）首先相通相應互動；宇宙天地金氣場與人體肺金藏象系統經脈（手太陰肺經、手陽明大腸經）首先相通相應互動；宇宙天地水氣場與人體腎水藏象系統經脈（足少陰腎經、足太陽膀胱經）首先相通相應互動。

第十六節　宇宙六大層次五行場是人體六大經絡系統形成的能量源

宇宙天地能量運行規律是兩千年前中醫經典《黃帝內經》的作者們在長期的觀測實踐中總結出來的模型理論——五運六氣學說。五運六氣運行的能量形式就是五行場。五行場是只存在於太陽系環境中（或者說是只存在於地球環境中）的宇宙特殊生物場。五運六氣五行場是地球環境與月球、五星、太陽等多天體多層次多週期互動形成的宇宙特殊生物場。是地球人類（生物）生命節律的宇宙能量源。筆者據此推測，多層次多週期的宇宙能量場也是地球人類藏象系統中六大層次經絡系統形成的宇宙能量場。下面就簡要做一介紹。

一、宇宙六大層次五行場

宇宙第一層次五行場：六氣之主氣五行場。
宇宙第二層次五行場：六氣之客氣五行場。
宇宙第三層次五行場：六氣之歲氣五行場。
宇宙第四層次五行場：五運之主運五行場。
宇宙第五層次五行場：五運之客運五行場。
宇宙第六層次五行場：五運之中運五行場。

二、人體六大層次經絡五行場

人體第一層次經絡五行場：十二經脈五行場。
人體第二層次經絡五行場：十二經別五行場。
人體第三層次經絡五行場：十二經筋五行場。
人體第四層次經絡五行場：十二皮部五行場。
人體第五層次經絡五行場：十五絡脈五行場。
人體第六層次經絡五行場：奇經八脈五行場。

在宇宙天地系統五行場與人體藏象五行場互動關係中，目前，我們比較熟悉的只是六氣之主氣五行場與人體十二經脈的五行場互動關係。對其他經絡系統與宇宙天地五行場互動對人體藏象系統的影響還不得而知。這需要更多的專家、學者的團隊的長期探索。

但是，筆者堅信，人類生在天地場之間，宇宙天地五行場與人體藏象五行場互動、全息是宇宙物質能量互動規律是不可否認的事實。宇宙天地五行場運行規律就是五運六氣（六大層次五行場）模型，人體藏象系統五行場運行規律就是經絡（六大經絡系統）模型。人體藏象系統五行

場運行的主要能量源就是宇宙天地五行場。個體人後天攝取的能量（飲食物、空氣）只是對宇宙天地五行場能量的補充和微調。宇宙天地六大層次五行場能量主宰地球個體人（生物）的生命節律，也是地球人體六大經絡系統形成並運行的宇宙能量源。

第十七節　用六十甲子模型破譯個體人生命奧秘例證

藏象是中國先哲發明的人體與宇宙天地五行場能量互動模型。藏為在裏在內的五臟六腑等組織器官；象為在外在表的五官孔竅皮毛爪甲等組織器官。藏系統首先與宇宙地之五行場能量六氣相通相應互動；象系統首先與宇宙天之五行場能量五運相通相應互動。然後藏象之間才互動。人體藏系統六十甲子模型為十二地支；象系統六十甲子模型為十天干。即甲乙寅卯為人體肝木藏象系統全息模型；丙丁巳午火為人體心火藏象系統全息模型；戊己辰戌丑未土為人體脾土藏象系統全息模型；庚辛申酉金為人體肺金藏象系統全息模型；壬癸亥子水為人體腎水藏象系統全息模型。朋友們可以在本書100例中外名人健康與疾病例證中去體悟。

例證052　福特：長壽的美國總統

吉羅德・魯道夫・福特，1913年7月14日生於美國內布拉斯加州奧馬哈。是美國歷史上唯一一個未經選舉就接任副總統及總統的人。2003年，福特過九十歲大壽，是美

國第四個年齡超過九十歲的前總統。2006 年 12 月 27 日，福特在加利福尼亞去世。享年 93 歲，是美國迄今為止最長壽的總統。

1974 年 8 月 9 日，時任總統理查・尼克森因在水門事件中涉嫌偽證，影響司法公正的醜聞被迫宣佈辭職。根據美國憲法規定，同樣是共和黨人的副總統福特直接就任美國第 38 任總統。福特就任後，做出一個令大多數美國人吃驚的決定，他宣佈動用總統特權，無條件赦免涉及尼克森的所有罪行。此舉不僅引起巨大爭議和指責，福特還因此付出巨大的政治代價。

當時間沖刷走政治的紛擾和塵埃後，美國人開始理解福特赦免尼克森的苦心。多年後的一項調查顯示，60%的美國人認為寬恕尼克森是正確的判斷。

福特溫厚謙遜、隨和的性格，贏得了人們的好感。作為從政 30 多年政權卻少的驚人的「好好先生」，福特總統其實是個普通人。

福特有著光榮的「體育史」。他從小喜歡打橄欖球、打籃球和田徑運動，高中時這些項目都很出色。他還當過橄欖球教練和拳擊教練。從政以後，福特仍然堅持體育鍛鍊，在白宮時，也是個很喜歡運動的總統。90 歲以後，福特還堅持游泳。還學習上網，接受新事物。福特樂觀幽默，親切友善，喜歡「自嘲」。福特從總統位子上退下來後，致力於公益事業，做一個慈善家。

朋友們認為福特在公開場合講話不太擅長，但卻是個好作家，富有邏輯思維能力。

從以上論述中，我們可能會理解福特為什麼是最長壽

的美國總統了。《美國名人詞典》。

命局編碼 癸丑年 己未月 丙申日（辰巳空）

大運編碼 戊午 丁巳 丙辰 乙卯 甲寅 癸丑 壬子 辛亥 庚戌 己酉

起大運年 1915年起大運。

密　　鑰 從弱格。用神：申、己、癸、丑。忌神：未。

發病資訊

1. 2000年爲庚辰年，參加共和黨大會中，福特曾兩次輕微心肌梗塞，但很快就恢復過來了。

2. 2006年爲丙戌年，1月時曾因肺炎住院。

破　　譯

1. 2000庚辰年輕微心肌梗塞，行庚戌大運。

正五行資訊：大運天干庚金，流年天干庚金，都制命局天干己土。己土爲脾土象系統密碼，爲用神，受制預示脾土系統可能發生疾病；流年支爲辰土，爲脾土藏系統密碼，爲用神。受大運支戌土制，預示脾土藏系統可能發生病變。辰土密碼標誌中一項是心腦血管，爲用神受制，預示可能發生心腦血管病變。事實是曾兩次輕微心肌梗塞；大運支戌土還制命局年支丑土，丑土爲用神，是心腦血管密碼標誌。受制，預示可能發生心腦血管病變。事實是確實發生了兩次心肌梗塞。這就是中醫模型理論的優勢所在，可以比較準確的判斷出可能發生疾病的系統。這個例子中就是命局中月干己土爲用神受庚制，預示可能發生脾土系統病變。而大運支戌土，制用神辰土，丑土則預示發生脾土藏系統病變。辰丑土密碼標誌之一就是心腦血管病

變。事實也是如此。

2. 2006年丙戌年1月因肺炎住院。2006丙戌年，行己酉大運。

正五行場資訊：大運支酉金爲忌神，制命局中年支丑土。酉金爲肺金藏系統密碼標誌，丑土爲脾土藏系統密碼標誌，受制可能發生脾土藏系統病變，也可能發生肺金藏系統病變。事實是發生了肺金藏系統病變——肺炎。

爲什麼2006年1月肺炎沒有出現危重現象。這是因爲：（1）是大運支酉金受流年支戌土制，酉金忌神減力，預示肺金藏系統病情會緩解。（2）是命局中日支申金也是忌神，也受流年支戌土制。申金忌神受制，預示肺金藏系統病情會緩解。（3）是丙戌年司天（上半年）之氣爲太陽寒水。水氣場不生扶戌土。因此會出現肺金系統病變但不會危重。這就是2006年1月出現肺炎但並未危重的主要原因。當然，這是從五運六氣五行場能量旺弱角度來分析的。並不排除醫療措施的貢獻。

溫厚謙虛，樂觀幽默，喜歡體育運動，接受新事物，熱心慈善事業是福特長壽的主要原因。

例證053　阿桑：因乳腺癌英年早逝的臺灣女歌手

人民網：天津視窗，明星人物介紹：2009年4月6日，阿桑因乳腺癌末期病逝於臺北新店慈濟醫院，享年34歲。

阿桑，本名黃嬿璘。1975年2月28日出生於臺灣雲林。是華研國際音樂在2003年推出的非常具有特色的女歌手。2003年夏季，阿桑的一曲《葉子》，略帶滄桑同時又不乏柔美的磁性嗓音吸引了音樂愛好者的注目，同年底發

行首張個人專輯《受了點傷》，獲得2004年第十五屆金曲獎「最佳新人」入圍。

　　2008年10月一次檢查時被告知癌細胞已惡化，並擴散為乳腺癌末期。在姐姐的陪伴下，阿桑一直頑強的接受化療，不過由於癌細胞已經轉移到了肝臟和肺部，最終於2009年4月6日早上8點30分病逝於臺灣新店慈濟醫院，享年34歲。《百度百科》。

命局編碼　乙卯年　戊寅月　乙巳日　XX時（寅卯空）

大運編碼　己卯　庚辰　辛巳　壬午　癸未　甲申

起大運年　1997年起大運。

破譯密鑰　身旺格。用神：戊、巳。忌神：乙、卯、寅

發病資訊　2008（戊子）年10月，發現癌細胞已擴散為乳腺癌末期。

2009年4月6日早上8點30分辭世。

破譯資訊

1. 提示　經過大量預測實踐，筆者發現，在六十甲子密碼模型中乳腺癌是多系統病。最主要的是肝木象系統與脾土象系統受制或為害。肝木象系統密碼標誌為甲乙木。肝木象系統實體器官組織為：目、乳頭爪甲、前陰等。因此乳腺癌患者必有甲木或乙木受制或為害的標誌。脾土象系統實體器官組織為：口、唇、乳房、喉、前後陰等。脾土象系統六十甲子密碼模型是戊土和己土。在乳腺癌患者中必有戊己土受制或為害的標誌。這就是說，凡乳腺癌患者，命局、大運、流年中必定出現肝木象系統（甲乙木）、脾土象系統（戊己土）受制或為害的標誌。反過來

說，成年女性若命局、大運、流年三者互動過程中出現肝木象系統密碼甲乙木，脾土象系統密碼戊己土爲用神受制或爲忌神爲害的情況時，應及時作專業檢查，防止誤診或漏診。

2. 發現乳腺癌惡化擴散時正五行場資訊

（1）2008年10月爲戊子年，行壬午大運。命局月干戊土用神受大運天干壬水制，預示脾土象系統可能發生病變。

（2）流年干戊土受大運干壬水制後，壬水又生助命局忌神年干乙木和日干乙木。預示肝木象系統可能發生病變。

命局用神月干戊土受制，命局忌神年干乙木、日干乙木得生助。預示可能發生肝木象系統和脾土象系統病變。事實是患肝木象系統實體器官之乳頭和脾土象系統實體器官之乳房病變——乳腺癌。

3. 因乳腺癌擴散而辭世時五行場資訊　2009年爲己丑年，4月6日爲戊辰月辛巳日。2009年行壬午大運。

（1）己丑流年、壬午大運。流年用神己土受大運忌神壬水制；壬水忌神又制命局用神月干戊土；壬水忌神又生命局忌神年干乙木和日干乙木。即預示脾土象系統和肝木象系統仍然有病變。事實是乳腺癌未癒。

（2）己丑流年、壬午大運。流年地支丑土制大運地支午火。同時，丑土又制命局用神日支巳火。丑土爲脾土藏系統密碼標誌，巳午火爲心火藏系統密碼標誌。預示脾土藏系統和心火藏系統可能發生病變。事實是因此而辭世。

例證054　鮑方：突發中風的金紫荆終身獎獲得者

鮑方，香港國語電影明星，電視劇著名導演。1922年11月13日出生於江西南昌。廣西大學法律系畢業。1948

年至香港，先後在永華、泰山、藝文、長城、鳳凰等影片
公司拍攝的五十餘部影片中扮演角色。他自編自導的《屈
原》頗獲好評。1978 至 1983 年任鳳凰影片公司編導室主
任。2000 年拍攝《茶是故鄉濃》時，在廣西拍外景時突然
中風入院。昏迷三個月。中風後遺症令他於 2001 年患老人
癡呆症。同年，他獲香港電影金紫荊獎的終身成就獎。
2006 年再獲《中國現代電影百周年百位優秀演員》稱號。
並在香港《星光大道》打掌印留名。

　　2006 年 9 月 22 日下午三點，在香港因肺功能衰竭而
逝。享年84歲。《百度百科》。

　　命局編碼　壬戌年 辛亥月 乙酉日 某某時（午未空）

　　大運編碼　壬子 癸丑 甲寅 乙卯 丙辰 丁巳 戊午 己
未

　　起大運年　1931年起大運。

　　破譯密鑰　身旺格。用神：酉 辛 戌。忌神：亥壬。

　　發病資訊

　　1. 2000庚辰年，突發中風。2000年行戊午大運。

　　2. 2001辛巳年，換老年癡呆症。2001年行己未大運。

　　3. 2006丙戌年，因肺功能衰竭而逝。2006年行己未大
運。

　　破譯資訊

　　1. 2000庚辰年，突發中風。2000庚辰年行戊午大運。
大運地支午火旬空，流年地支辰土直接制命局用神年支戌
土。辰土、戌土都是脾土藏系統（脾、胃、胰、血管等）
密碼標誌。因此，病發腦血管疾病中風。

　　2. 2001辛巳年，換老年癡呆症。2001年行己未大運。

大運地支未土旬空，流年地支巳火直接制命局用神日支酉金。預示心火、肺金系統可能發生病變。

大運天干己土，受流年天干辛金制減力，無力去制命局日干乙木。預示脾土、肝木系統可能發生病變。

本例老年癡呆症是心火、肺金、脾土、肝木四個藏象系統互動產生的病變。

3. 2006丙戌年，行己未大運，因肺功能衰竭而逝。

流年地支戌土，因大運地支未土旬空而直接作用命局用神日支酉金。預示脾土、肺金系統可能發生病變。事實是肺金藏系統病變——肺功能衰竭。

流年天干丙火，制命局用神月干辛金，預示肺金象系統可能發生病變。事實是肺功能衰竭。

運氣同化五行場資訊　2006丙戌年，丙戌年運氣同化五行場爲天符年。天符年發病特點爲發病快而危重。因此，命主在本年仙逝。

例證055　陳維輝：英年早逝的術數學家

陳維輝，字瞻，號九華山人。1931年二月十三生於福建莆田一個書香世家。他的祖父陳玉珂是名老中醫，外祖父林裂民是前清進士，母親杜瑛是詩人。他刻苦自勵，勤奮好學，18歲時考入南京大學地質系。1953年畢業後分到鐵道部工作。1956年晉升爲工程師，1957年加入九三學社。1995年12月20日寅時在武漢仙逝。享年64歲。

自1954年起，他開始深入研究中醫理論和文學史，曾拜謁了著名的中醫學家呂炳奎，歷史學家顧頡剛、哲學家馮友蘭、文學家俞平伯諸前輩。1959年由他撰寫的《中醫

經絡電軸學說》和《經絡測定儀若干問題的探討》等論文，引起衛生部中醫司呂炳奎和鐵道部領導的重視，被調到南京鐵道部中醫研究所，任鐵道醫學院中醫教研組副主任，兩年後，他在明老中醫、數術家徐養浩先生指導下，又進一步精通了中國數術學——黃老道家的核心理論。

陳維輝先生歷經四十餘年的時間對中國天文、曆法、星占、氣象、地理、生物、數學、軍事、音律、宗教、醫學、六壬、奇門、太乙、命理、陰陽五行和煉丹術等進行了系統的整理、破譯和論述，取其精華，棄其糟粕，從而形成了宏偉博大的「中國術數」學術理論和思想體系。1986年春，陳維輝將其《中國術數學綱要》等論著在南京市正式公佈後，引起了學術界相當的震動。

陳維輝的「中國術數學」學術思想體系主要有三個核心理論組成。即：一 太極的道論。包括三個原理：1. 左旋右轉原理；2. 無有難易原理；3. 大小相悖原理。二，三五輪的數論。包括三個原理：1. 三生萬物原理；2. 三五相包原理；3. 時空正反原理。三 神形論的德倫。包括三個原理：1 神形生死原理；2 氣化運命原理；3 神形發展原理。這是一個世界上完整的把宇宙萬物生成發展的理、數、象的規律融於一體的整體科學和系統模型。《太極網》（文化精英）。

命局編碼　辛未年 辛卯月 乙酉日（午未空）

大運編碼　庚寅 己丑 戊子 丁亥 丙戌 乙酉 甲申

起大運年　1939年起大運

密　　鑰　身旺格。用神：酉辛辛未。忌神：卯。

發病資訊　1995乙亥年12月20日寅時因肺病仙逝。

1995年行乙酉大運。

破　譯　1.正五行場資訊

（1）大運天干乙木、流年天干乙木。都制命局中年干辛金和月干辛金。辛金爲用神，是肺金象系統密碼標誌。受制預示肺金系統可能發生病變。

（2）流年地支亥水之大運地支酉金。酉金爲肺金藏系統密碼標誌，受制預示肺金藏系統可能發生病變。事實是肺病。

2.沖合五行場資訊　亥年司天（上半年）爲厥陰風木，木氣場旺。在泉（下半年）爲少陰相火，火氣場旺。命主病危於12月。12月爲火氣場旺季。火氣場旺，克制用神酉金。肺金藏系統病情危重。

3.發病月、日、時五行場資訊

1995年12月爲戊子月。子月水氣場旺。水氣場旺助年支亥水，制酉金力大。

1995年12月20日爲乙酉日。酉日金氣場旺。受制的酉金在金氣場旺時，病情會更加危重。因此，命主逝於本日。

1995年12月20日寅時，命主仙逝。爲什麼會仙逝在寅時呢，這就是《氣血流注歌訣》所說的：「肺寅大卯胃辰宮，脾氣心午小未中。申膀酉腎心包戌，亥焦子膽丑肝通。」地球人類不分民族、國別、年齡、性別、地域，其氣血流注的規律都是一樣的，即上面所示歌訣。這是宇宙全息性在人體中的體現。寅時（早3-5時）人的肺系統功能是最旺盛的。肺系統的全息密碼標誌爲庚辛申酉金。本例中，標誌命主肺金藏系統的酉金爲用神受亥水制。什麼時間受制最嚴重呢。有的朋友可能會說：是亥時，因爲亥

時水氣場旺。其實，酉金系統受制不是在水氣場旺時，而恰恰是在酉金系統功能最旺時。這就是寅時。

因爲中國先哲們早就總結出了人體藏象各系統一晝夜的運行旺弱規律，那就是上面所說的《氣血流注歌訣》所示的規律。寅時是人體肺金系統功能最活躍、最旺盛的時段。所以命主逝在寅時。

例證056　惠勒：高壽的美國物理學家、「黑洞」命名者

新華網、洛杉磯2008年4月14日電。據美國媒體14日報導，美國當今最有影響力的物理學家之一，「黑洞」一詞的命名者約翰·阿奇博爾德·惠勒，13日因病辭世，享年96歲。《洛杉磯時報》援引惠勒女兒的話說：「惠勒因患肺炎醫治無效，於13日早在其新澤西州海茨鎮家中辭世。」

約翰·阿奇博爾德·惠勒，1911年7月9日，出生在美國的佛羅里達州。生前是美國自然科學院院士和文理科學院院士。曾任美國物理學會主席。曾參與美國「曼哈頓」計畫。1937年惠勒提出了粒子相互作用的散射矩陣概念。1939年他與丹波尼爾，及前蘇聯的弗朗克爾一起提出重子原子核裂變的液滴模型理論。

惠勒從物理學結構上構造了一個變數的階段。彈性定律假設密度是不變的常量，而在我們能夠產生足夠的壓力之後，密度就成爲變數。化學價曾被認爲是原子的固有屬性，可以用來爲原子排序。於是有了門捷列夫元素週期表。但是原子核嬗變使這一條也發生了變化。每一條物理定律，都在某種物理條件的極端狀態下被突破、被超越。以此類推，惠勒認爲，一切定律都具有變易性，都不可能

是不朽的，而宇宙本身也有生滅。《百度百科》。

命局編碼 辛亥年 乙未月 庚辰日 某某時（申酉空）

大運編碼 甲午 癸巳 壬辰 辛卯 庚寅 己丑 戊子 丁亥 丙戌 乙酉

起大運年 1912年起大運。

破譯密鑰 身弱格。用神：辰、辛。忌神：未、乙、亥。

發病資訊 2008戊子年，4月13日肺炎併發症不治而辭世。2008年行乙酉大運。

破譯資訊 發病時正五行場資訊

流年乙木爲忌神，制命局用神年干辛金、日干庚金。預示可能發生肺金象系統病變。事實是患肺炎。

流年地支子水，大運地支酉金，都制命局最有力用神日支辰土。辰土受制，預示可能發生脾土藏系統病變。據報導所說：「併發症」就應該是脾土藏系統（辰土）病變。

例證057　艾奎諾夫人：因結腸癌辭世的菲律賓前總統

菲律賓前總統柯拉松·阿基諾夫人，1933年1月25日生於馬尼拉市，1954年與菲律賓自由黨總書記、參議員貝尼格諾·艾奎諾結成伉儷。1983年在貝尼格諾·艾奎諾遭槍殺後，她積極投身並領導了反對馬克斯政權的政治運動，並以反對黨領導人身份贏得1986年總統大選。成爲菲律賓和亞洲國家歷史上第一位女總統。爲菲律賓民主開啓了新的一頁。

柯拉在位時成功制定了新憲法，將菲律賓帶上了民主法治發展的軌道。任期一到，柯拉松功成身退，且堅決不

留任。

2008年3月24日，柯拉松被證實患上了結腸癌。2009年8月1日，柯拉松‧艾奎諾因結腸癌醫治無效在首都馬尼拉辭世，享年76歲。《百度百科》。

命局編碼　壬申年　癸丑月　辛卯日　XX時（午未空）

大運編碼　壬子　辛亥　庚戌　己酉　戊申　丁未　丙午　乙巳

起大運年　1938年起大運。

破譯密鑰　身格旺。用神：卯、癸、壬。忌神：丑、申。

發病資訊　2008年3月24日，家人宣佈患結腸癌。2008年爲戊子年，行乙巳大運。

2009年爲己丑年，8月1日，辭世。2009年行乙巳大運。

破譯資訊　人體結腸在《創新中醫》體系中屬肺金藏系統，六十甲子密碼模型爲申酉金。本例中，命局年支申金爲忌神，受制吉，得生助凶。

1. 發病時正五行場資訊　2008戊子年，行乙巳大運。流年地支子水制大運地支巳火，巳火受制減力。無力再制命局忌神年支申金。預示可能發生申系統疾病，事實是患肺金藏系統疾病——結腸癌。

2. 2009年辭世時正五行場資訊　2009年爲己丑年，行乙巳大運。流年地支丑土爲忌神，制大運地支巳火，巳火受制無力再制命局忌神年支申金，預示可能發生肺金藏系統疾病或心火藏系統疾病。事實是因結腸癌醫治無效而辭世。

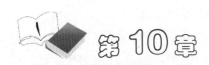

疾病的本質是宇宙、人體五行場互動造成的人體五行場失衡

　　疾病是指人失去健康的狀態。《辭海》對疾的解譯
爲：病。中國古代「病」與「疾」的概念相同，合爲疾
病。《說文解字》說：「疾，病也」，「病，疾加也。」
這是說，「疾」與「病」都是人失去健康的狀態。二者之
間微小的差別是疾較輕而病較重。現代，已將「疾」與
「病」互相通稱。疾病是怎麼發生的呢，也就是說發生疾
病的原因是什麼呢。朱文鋒先生主編的《中醫診斷學》
（1955年），說：「人是一個有機的整體，內在臟腑與體
表的形體官竅之間是密切相關的，整個人體又受到社會環
境和自然環境的影響。當人體臟腑氣血、陰陽和諧協調，
能適應社會、自然環境的變化時，便是身心健康的表現，
否則內外環境不能維持在一定範圍內和諧統一，便可發生
疾病。因此，人一旦患了疾病，局部的病變可以影響全
身，精神的刺激可以導致氣機甚至形體的變化。臟腑的病
變可以造成氣血陰陽的失常和精神活動的改變等等，任何
疾病都或多或少的具有整體性的變化。」

　　在這裏，指出了疾病是由「精神的刺激可以導致氣機

甚至形體的變化」和「臟腑的病變可以造成氣血陰陽的失常和精神活動的改變」兩種原因形成的。

南宋陳無擇於西元 1174 年著成的《三因極一病證方論》認為：「六淫——為外所因；七情——為內所因；其如飲食饑餓、叫呼傷氣。盡神度量，疲極筋力，陰陽違逆，及至虎狼毒蟲，金瘡踒折，疰忤附著，畏壓溺等，有背常理，為不內外因。」明確指出產生疾病的原因有三種：外因為六淫，內因為七情；其他為不內不外因。

現代醫學（西醫）所謂的致病因數很多，數不勝數，但歸結起來不外病菌、病毒，DNA 等幾個方面。

《創新中醫》對疾病發生原因的詮釋為：疾病的本質是宇宙與人體五行場互動造成的人體五行場失調。

第一節　症、證、病的五行場釋義

症、證、病是中醫學特有概念。

1. 症：是症狀的簡稱。症狀（如頭痛、耳鳴、胸悶、腹脹）和體徵（如面色白，喉中哮鳴、大便腥臭、舌苔黃、脈浮數），症狀和體徵又可統稱症狀，簡稱「症」。症就是疾病所反映的現象，是判斷病種，辨別證候的主要依據。

症所反映的是宇宙天地五行場與人體藏象五行場多層次互動在機體表現出的五行場點性宇宙四維資訊。

2. 證：證是對致病因素與機體反應性兩方面情況的綜合，是對疾病當前本質所作的結論。如脾腎陽虛證，膀胱

濕熱證、肝腎陰虛證，瘀阻腦絡症等。

證是宇宙天地五行場與人體藏象五行場互動在機體引發病變的某一特定宇宙四維座標時空段的本質資訊，是對疾病本質階段性的綜合判斷。是宇宙五行場與人體藏象五行場互動的宇宙四維座標中某一時空段的宇宙物質能量資訊流的本質概括。

3. **病名**：是對疾病全過程的特點與規律所作的概括與抽象，是該疾病的代名詞。

4. **辨證**：在中醫理論指導下，對病人的各種臨床資料進行分析、綜合，從而對疾病當前的病位病因病性等本質作出判斷，並概括爲完整證名的診斷思維過程。

辨證的本質是辨「能」，即判斷宇宙天地五行場與人體藏象五行場互動對發病系統和引發疾病系統五行場能量旺弱的理性判斷。

第二節　「實」證的本質：人體忌神場旺所產生的疾病資訊（群）

人體爲忌神（或爲害）五行場在與爲用神五行場互動中呈現的某一時空段的忌神（或爲害）五行場旺盛態和機體功能的亢奮態資訊群。

《中醫藥常用名詞術語詞典》對「實」證的定義是：「實」是與「虛」相對而言。實是指，邪氣亢盛，以邪氣旺爲矛盾的主要方面。表現爲邪氣亢盛，而正氣未衰，正邪相博，鬥爭劇烈，反應明顯，形成多種實性病理變化。

實性病變多爲外感六淫爲病的初中期，或由痰、食、水、血等滯留於體內而引起的內傷病症。臨床常見體質壯實，精神亢奮。或壯熱，或煩躁不寧，或疼痛劇烈而據按，或高燒氣粗，二便不通，脈實有力等。

《創新中醫》認爲：「實」證的本質是人體爲忌神（或爲害）五行場在與爲用神五行場互動中呈現的某一時空段的忌神（或爲害）五行場旺盛態和機體功能的亢奮態資訊群。例如，消渴病的中消證，是脾土系統之辰丑濕土與未戌燥土互動。是土氣場中濕土氣場（辰丑）與燥土氣場（未戌）的互動。病變同在脾土系統之內，因此，病變呈現的是脾與胃、胰的藏象多層次互動資訊。

第三節　「虛」證的本質：人體用神五行場受干擾而呈現的資訊群

人體爲用神五行場受干擾而呈現的某一時空段的用神五行場衰弱態和低下態資訊群，它的本質就是「虛」證。

《中醫藥常用名詞術語詞典》（李振吉主編、2005版）對「虛」的定義是：正氣不足，以正氣虛損爲矛盾的主要方面者。表現爲機本的精、氣、血、津液虧少和功能衰弱，臟腑經絡的功能低下，抗病力減弱，正氣與邪氣的鬥爭，難以出現較劇烈的病理反應，形成一系列虛弱，衰退和不足的證候。其病因主要由稟賦不足，或大病，久病耗傷。

《創新中醫》認爲，「虛」的五行場本質是人體某些

為用神的藏象系統五行場因受干擾而呈現的某一時空段的五行場強度衰弱和機體功能低下的資訊群。與「虛」相對應的必定有起干擾作用的為忌神的五行場的旺盛資訊。例如：消渴病之上消證，脾土系統之戊已辰戌丑未土與肺金系統之申酉金互動。例如脾土系統之戊已辰戌丑未土為用神，受肺金系統之申酉金制。則可能出現脾土系統的土氣場強度衰弱，人體脾土藏象系統（脾、胃、胰、血管、肌肉、口唇）等功能低下的疾病態資訊。

同時，也應出現為忌神的肺金系統的五行場旺盛，肺金藏象系統（肺、大腸、氣管、（咽喉）鼻等）的功能的亢盛態資訊、或宇宙時空五行場（大運、流年）中申酉金氣場的旺盛資訊。

第四節　中醫將功能各異的組織器官歸屬於一個系統的本質是：五行場相同

什麼是系統，《哲學辭典》（劉延勃等主編）關於「系統」的解釋是：系統是由若干相互作用的部分組成的具有一定結構與性能的整體。在自然界與人類社會中存在著各種類型的系統，例如物理上的分子系統，生理上的神經系統，工程上的動力系統，社會上的通訊系統等。

任何系統都有如下的基本特徵：整體的大系統可以分解為若干部分的子系統，子系統內部還可能有若干層次的子系統；大系統內部的各子系統之間必須具備一定的結構；整體的大系統具備子系統所不具備的功能。這是當代

人們對系統的最基本理解。

西醫學認為，人體是一不可分割的有機整體，其結構和功能的基本單位是細胞。許多形態和功能相似的細胞與細胞間質共同構成組織。由幾種組織互相結合，成為具有一定形態和功能的結構，稱為器官。在結構和功能上密切相關的一系列器官聯合起來，共同執行某種生理活動，便構成一個系統。

依此原則，西醫學將人體分為運動、消化、呼吸、泌尿、生殖、循環、內人泌、感覺及神經九大系統。各系統在神經系統的支配和調節下，即分工又合作，實現各種複雜的生命活動，使人體成為一個完整統一的有機體。在這裏，我們可以看出，西醫學對人體各系統劃分的最重要依據是：「形態和功能相似」。

與西醫學對人體系統劃分不同的是，中醫對人體各系統的劃分不是依據「形態和功能相似」的原則。而是依據五行場屬性來劃分人體各藏象系統的。例如，中醫將肝臟、膽腑、筋、目、乳頭、爪甲（四肢）、前陰劃歸為肝木藏象系統；將心臟、小膀胱、血脈、舌、面（額），劃歸為心火藏象系統；將脾臟、胃腑、胰、肌肉、血管、口唇、乳房、咽、前後陰劃歸為脾土藏象系統;將肺臟、大腸腑、骨、鼻、皮毛喉、後陰劃歸為肺金藏象系統；將腎臟、膀胱腑、骨髓、尿道、耳、髮、腦髓、前後陰劃歸為腎水藏象系統。

中醫的這一系統劃分法，令很多人不解、為什麼中醫將看似毫不相干的組織器官如肝臟與乳頭、筋、目、爪甲等劃歸為一個系統呢。為什麼又把看似一個器官組織如乳

頭和乳房劃歸爲肝木和脾土兩個系統呢。爲什麼一個器官組織如前陰，後陰又劃歸在幾個藏象系統之中呢。

　　簡而言之：五行場屬性使然。例如將筋劃歸肝木藏系統不是因爲功能而是因爲筋與肝、膽同屬於木氣場。而將乳頭歸於木氣場，乳房歸於土氣場是因爲同一器官的子系統行場屬性不同，乳頭屬肝木氣場，乳房屬脾土氣場。前陰、後陰因子系統不同而歸於脾土氣場、腎水氣場等。就是說，中醫人體系統劃分不是依據組織器官的功能或形態，而是依據五行場屬性。

　　中醫依五行場屬性劃分人體組織器官有什麼優勢呢，答案是肯定的；

　　1.以五行場屬性劃分人體組織器官，有利於對個體人疾病趨勢與病位的預測和判斷。有報導稱，人類現有疾病分爲2035類，18000多種。面對如此龐大、繁雜的疾病類別和種別。醫生該如何預測和判斷呢。西醫學根據基因概念分爲：單基因病；多基因病；獲得性基因病三大類。應該說，這是一個很大進步。但這種分類法有一個先天不足，即必須等疾病已發生時才有可能檢測出來。

　　而中醫的五行場屬性分類法較之基因分類法具有更大的優勢。一是個體人出生之後即可以用「八字預測法」進行四維全息預測。可以預測到何年可能發生何藏象系統的疾病。這就爲人們「治未病」提供了一個廣闊的平臺。二是臨床上用「八字預測術」可以比較準確地判斷疾病的藏象系統五行場之間互動的四維座標資訊，對斷病和治療提供了理論依據。這是中醫以五行場屬性劃分人體組織器官系統的第一優勢。

2. 以五行場屬性劃分人體系統，有利於個體人防病、保健和養生。以五行場屬性劃分人體系統，是兩三千年前中國先哲的偉大發現和發明。這種劃分法「執簡馭繁」將人類數不清的疾病類別和種別都歸納於五大五行場之內。這樣，個體人出生之後，醫生或家人就可以依據「生辰八字」這個個體人生命基礎資料庫，運用五運六氣，藏象，八字預測法等破譯工具或程式，對其進行一生的生命節律預測。而且這個預測不是象基因預測那樣二維平面資訊，而是宇宙四維座標全息資訊。這就是說，從理論上講，地球上每一個新生兒自出生後即可以為其建立一份終生的「治未病」的養生保健醫療檔案。

第五節　用六十甲子模型破譯個體
　　　　生命奧秘例證

在《創新中醫》體系中，疾病的本質是宇宙與人體五行場互動造成的人體五行場失衡。地球人類的大多數疾病，其本質都是宇宙天地多層次多週期五行場能量與人體互動的產物。目前人類已知疾病千萬種，但萬變不離其宗，這個「宗」就是人體五大五行場系統。就是說，雖然地球人類疾病因時空推移而不斷變化增多，但都可以按五大五行場屬性的系統來歸納。那就是屬木氣場的人體肝木藏象系統；屬火氣場的心火藏象系統；屬土氣場的人體脾土藏象系統；屬金氣場的肺金藏象系統；屬水氣場的腎水藏象系統。

事實上單一系統之疾病很少，大多是多系統互動產生的多系統病。在本書100位中外名人健康與疾病的六十甲子模型破譯例證中，朋友們就可有初步的瞭解。

例證058　金大中：諾貝爾和平獎得主因肺炎而逝的前韓國總統

金大中，前韓國總統。1924年1月6日出生於韓國。1943年中學畢業，在一個日本人開的公司作職員。1945年接管這一公司，成爲富翁。1954年進入政界，反對李承晚的政策。1971年競選總統失敗。1988年組建和平民主黨，並任總裁。1997年5月，新政治國民會議推選金大中爲韓國第15任總統選舉候選人，12月18日，競選獲勝，1988年2月25日就任韓國第15任總統。

金大中在執政期間，發展對華關係成績顯著，中韓兩國建立了全面合作夥伴關係。金大中曾多次訪華。

金大中在韓國人民心中，是堅韌不拔的象徵，被稱爲「亞洲的曼德拉」。在亞洲金融風暴中，金大中成功使韓國金融急速復蘇。在對朝政策上，金大中積極推動其「陽光政策」，促成南北雙邊會談，因此獲取2000年度諾貝爾和平獎。

金大中喜歡讀書，愛好文藝，曾多次獲國際獎項。著有《獄中書信》、《大眾經濟》、《我的道路，我的思想》等30多本著作。1998年11月，作爲總統訪問中國時，他的自傳《我的道路，我的思想》中文版出版發行。

2005年8、9月，因肺炎住院，不久即康復出院。

2009年7月19日，金大中因肺炎住院2009年8月18日

下午1點42分，在首爾醫院因肺炎併發症辭世，享年85歲。《百度百科》。

命局編碼 乙丑年 丁亥月 辛酉日某某時（子丑空）

大運編碼 丙戌 乙酉 甲申 癸未 壬午 辛巳 庚辰 已卯

起大運年 1934年起大運。

破譯密鑰 身弱格。用神：酉、丑。忌神：亥、丁、乙。

發病資訊

1. 2005年8、9月，因肺炎住院。2005年爲乙酉年。行已卯大運。

2. 2009年7月13日，因肺病住院。 2009年8月18日下午1點42分，因肺炎併發症在首爾醫院辭世。

破譯資訊

1. 提示，肺在《創新中醫》體系中屬肺金藏象系統。其六十甲子密碼模型爲庚辛申酉金。

（1）2005年8、9月，因肺病住院。2005年爲乙丑年，行已卯大運

流年天干乙木，制大運天干用神已土。已土受制不生助日干用神辛金。預示可能發生肺金象系統病變。事實是因肺炎住院。

流年地支酉金爲用神，受大運地支卯木制，預示可能發生肺金藏系統病變。事實是因肺炎較重入院治療。

（2）2009已丑年7月13日，因肺炎住院。因病情較重，使用了呼吸機。2009已丑年，行已酉大運。2009已丑年8月18日因肺炎又出現併發症辭世。

流年地支丑土爲用神，受大運地支卯木制。丑土減力不生助用神日支酉金，預示可能發生肺金藏系統或脾土藏系統病變。事實是因肺炎危重又出現併發症而辭世。

2. 山翁點評　本例中，命局日干辛金、日支酉金爲用神。辛酉金爲肺金藏象系統六十甲子密碼模型，爲肺系統標誌。命局年支丑土爲用神在流年出現，受大運地支卯木制。丑土受制不能生助日支酉金用神。預示可能發生肺金藏系統或土脾藏系統病變。新華網報導說：「醫療人稱金大中死於肺炎和併發症。」按《創新中醫》理念，酉金爲肺金藏系統標誌，應得丑土生助而沒得到丑土的生助，肺金藏系統病變——肺炎危重，這是顯而易見的。而丑土爲脾土藏系統密碼模型，是脾、胃、胰、肌肉、血管的標誌。據此推測，命主辭世可能是肺炎併發肺栓塞而辭世。

例證059　馬克堅：中國足球「活字典」與世長辭

2008年11月14日，雲信網，「足壇名宿馬克堅病逝」中國足壇名宿馬克堅因突發腦溢血，入院搶救四天後無效，於昨日上午在北京同仁醫院病逝，享年72歲。

馬克堅投身中國足球事業近50年，因此，他被人稱之爲「中國足球的活字典」。

1936年6月25日，馬克堅出生於中國雲南。馬克堅在當代中國足球歷史上具有非常特殊的地位——他是新中國第二代國腳。曾在守門員崗位上效力十年。退役後，轉入國家體委工作，後又來到中國足協任職，前後近30年。被稱爲中國足球界的「活字典」。2008年11月13日上午11點35分，突發腦出血而辭世。《百度百科》。

命局編碼　丙子年　丙申月　乙丑日（戌亥空）

大運編碼　丁酉　戊戌　乙亥　庚子　辛丑　壬寅　丁卯

起大運年　1946年起大運。

密　　鑰　從弱格。用神：丑、申、丙。忌神：子。

發病資訊　2008年11月13日上午11點35分，突發腦出血。2008戊子年行丁卯大運。

破　　譯

1. 正五行場資訊

（1）大運地支卯木制局用神日支丑木。丑木爲脾土藏系統密碼，爲心腦血管密碼標誌。受卯木制，預示心腦血管系統可能發生疾病，事實是突發腦出血。

（2）大運地支子水合絆命局日支丑木，丑木兩次受制。預示病情較重。

2. 運氣同化資訊

2008年爲戊子年。戊子年爲天符年，天符年發病特點是發病快而危重。事實是突發腦溢血。

3. 發病月、日時五行場資訊

2008年11月爲癸亥月。亥月水氣場旺。水氣場助忌神子水。子水增力，制丑土力增。會加重病情。

2008年11月13日爲丁巳日。巳日火氣場旺，火氣場爲心火藏象系統之本氣。受制的心腦血管系統再逢旺季，病情會更加危重。

2008年11月13日11點35分爲午時。午時也爲心火藏象系統之本氣——火氣場旺時，受制的心腦血管系統再逢本氣旺時，病情會更加危重。這就是命主爲什麼會在午時辭世的原因之一。

4. 山翁點評

本例爲典型之中臟型中風病。丑土爲脾土藏系統密碼模型，又爲足太陰脾經密碼模型。丑土爲用神，受子水，卯木制，預示可能發生脾土藏系統病變，事實是發生了丑土系統之血管病變——中臟型中風。這例病變也說明「象病輕、藏病重，四土爲害最危重」的歌訣是準確的。

例證060　阿里亞斯：患「A流」很快康復的總統

奧斯卡·阿里亞斯·桑契斯，1940年9月13日出生於哥斯大黎加埃雷迪亞市。曾在美國波士頓大學學習，後在哥斯大黎加大學獲法學和經濟學碩士學位。還在英國埃塞克斯大學獲得了政治學博士學位。

1969年歸國後，步入政壇。1986年2月哥斯大黎加舉行總統大選，阿里亞斯一舉獲勝。同年5月就職。在他的努力下，中美洲五國（厄加拉瓜、薩爾瓦多、哥斯大黎加、瓜地馬拉和洪都拉斯）在1987年簽署《美洲建立穩定和持久和平程式》，爲實現中美洲地區的和平奠定了基礎。阿里亞斯因此獲得了當年諾貝爾和平獎。2006年5月，阿里亞斯再次出任總統。

2009年8月11日，經確認阿里亞斯不幸感染了A流（A型HINI流感病毒）。經過治療，阿里亞斯於8月18日即恢復健康。《百度百科》。

命局編碼　庚辰年　乙酉月　己未日　某某時（子丑空）

大運編碼　丙戌　丁亥　戊子　己丑　庚寅　辛卯　壬辰　癸巳　甲午

起大運年　1948年起大運。

破譯密鑰　身弱格。用神：未。忌神：酉、乙、辰、庚。

發病資訊　2009年8月11日，確認感染了A型HINI流感病毒。經治療，8月11日即康復出院。2009年為己丑年，行壬辰大運。

破譯資訊　A型HINI流感病毒，主要侵犯人體肺金藏象系統。肺金藏象系統六十甲子密碼模型為庚辛申酉金。

1. 發病時正五行場資訊

2009年為己丑年，行壬辰大運。丑土、辰土都為忌神。丑土、辰土都生命局忌神月支酉金。酉金為肺金藏系統密碼標誌，預示可能發生肺金系統疾病。事實是被A型HINI流感病毒感染了肺金系統而發病。

2. 發病時運氣同化五行場資訊

2009年己丑年運氣同化五行場為天符年。天符年五行場發病特點為發病快而危重。幸好阿里亞斯總統身體素質好，救治及時有效。因此只過了7天時間，阿里亞斯就康復了。

例證061　成奎安：知名演員因鼻咽癌擴散辭世

2009年8月28日，新民網；「香港著名演員『大傻』成奎安病逝享年54歲。」報導稱：早前被診斷患上鼻咽癌的成奎安在香港浸會醫院病逝，享年54歲。

成奎安，香港知名演員。1955年2月1日出生於香港。電影及電視劇演員，體型高大，擅長演江湖大佬一類惡人角色。自1978年被李修賢導演發掘拍戲以來，拍了150多部電影，600多集電視劇。綽號「大傻」。在這些戲

裏，他絕大多數的角色都是一些反面人物，即使他嘗試過演出員警、父親等親和型的正面人物，也始終難改他在大家心中的「惡人」形象。由於角色的原因，「大傻」這個綽號已無奈的流行起來。對於很多影迷來說。成奎安是一個經典的配角。金牌配角伴他一路走紅。

2004年，成奎安被證實患了第二期鼻咽癌，生性樂觀的成奎安積極治療。2007年7月下旬，病情再次惡化，癌細胞已擴散至肺部。2009年8月27日晚間，病情再度告急入院，並於當日23時45分辭世。《百度百科》。

命局編碼　甲午年　丁丑月　癸巳日　某某時（午未空）

大運編碼　戊寅　已卯　庚辰　辛巳　壬午　癸未　甲申

起大運年　1956年起大運。

破譯密鑰　從弱格。用神：巳、丁、午、甲。忌神：丑。

發病資訊　2004甲申年10月22日，確診爲鼻咽癌二期。2009已丑年8月27日晚23時45分，辭世。2004年行辛巳大運。2009年行壬午大運。

破譯資訊　鼻咽癌在《創新中醫》體系中屬肺金藏象系統疾病。其六十甲子密碼模型爲庚辛金。庚辛金爲用神受制或爲忌神爲害，則可能引發肺金藏象系統疾病。

1. 發病時正五行場資訊

2004年爲甲申年，行辛巳大運。大運天干辛金制用神年干甲木，又生助命局日干癸水。辛金爲忌神，生助日干癸水，預示可能患肺金象系統病變。

流年地支申金，制巳火用神。巳火爲大運地支，又爲

命局日支。巳火受申金制，預示可能發生心火藏系統或肺金藏系統疾病。事實是肺金系統病變鼻咽癌二期。

2. 辭世時正五行場資訊

2009年為巳丑年，行壬午大運。因大運地支午火旬空，故流年地支丑土可直接作用命局用神日支巳火。丑土為脾土藏系統密碼模型，巳火為心火藏系統密碼模型。丑土制巳火。預示可能發生心火藏系統或脾土藏系統危重病變。事實是本年辭世。

3. 辭世時運氣同化五行場資訊

2009年為巳丑年，運氣同化五行場為天符年。天符年發病特點為發病快而危重。因此命主在本年辭世。

例證062　運動員不幸患上白血病

某某，男。1986年5月29日申時出生於吉林省某鎮。是位很有前途的體操運動員。2001辛巳年。不幸查出患白血病。讓我們用《創新中醫》預測法驗證一下。

命局編碼　丙寅年　癸巳月　癸酉日　庚申時（戌亥空）

大運編碼　甲午、乙未、丙申、丁酉

起大運年　1988年起大運。

密　　鑰　身弱格。用神：酉、庚、申、癸、忌神：巳、丙、寅。

發病資訊　2001辛巳年，查出患白血病。2001年行乙未大運。

破　　譯　正五行場資訊

1. 大運天干乙木。制流年天干辛金。辛金為用神，為肺金象系統密碼標誌。肺金象系統實體組織有鼻、皮毛

等。辛金受制，預示肺金象系統可能發生病變。事實是白血病典型症狀之一就是皮膚毛孔出血。皮毛爲肺金象系統組織。

2. 流年地支巳火生大運地支未土。未土增力制命局日支酉金。未土爲脾土藏系統密碼標誌，酉金爲肺金藏系統密碼標誌。預示脾土系統和肺金系統可能發生病變。巳火爲心火藏系統密碼標誌。也爲血脈的密碼標誌。

3. 流年地支巳火，合絆命局時支申金。巳火爲心火藏系統密碼標誌，申金爲肺金藏系統密碼標誌。預示心火系統、肺金系統可能發生病變。

4. 大運天干乙木、制流年天干辛金。辛金減力不能生命局月干癸水和日干癸水。癸水爲腎水象系統密碼標誌。腎水象系統實際組織有：骨髓、腦髓。白血病就是骨髓的病變。骨髓中的幹細胞，每天製造成千上萬的紅血球和白血球。白血病的病人過分產生不成熟的白血球，妨礙了骨髓的其他功能，如生產白細胞的功能降低。癸水就是人體腎水系統的全息標誌，應該生癸水的辛金受乙木制不能生癸水。預示腎水系統可能發生病變。事實是骨髓的病變——白血病。

本例白血病，是肺金藏象系統（辛金、酉金），脾土藏系統（未土），腎水藏系統互動的結果。

例證063 傅抱石：因腦溢血辭世的一代藝術大師

傅抱石，中國著名畫家。是在國畫領域開宗立派的一代藝術大師。1904年10月5日，出生於江西省南昌。

傅抱石少年家貧，11歲在瓷器店學徒，自學書法，篆

刻和繪圖。1925年，著《國畫源流概述》。1926年畢業於省內第一師範藝術科，並留校任教。1929年著《中國繪畫變遷史綱》。1933年在徐悲鴻幫助下赴日本留學。1934年在東京舉辦個人畫展。1935年回國。在中央大學藝術系任教。1957年任江蘇省中國畫院院長。

傅抱石在傳統技法基礎上，推陳出新，獨樹一幟。對解放後中國山水畫起著繼往開來的作用。1965年9月29日，因腦溢血在家中辭世，享年61歲。《百度百科》。

命局編碼　甲辰年 癸酉月 壬申日 某某時（戊亥空）

大運編碼　甲戌 乙亥 丙子 丁丑 戊寅 己卯 庚辰 辛巳

起大運年　1905年起大運。

破譯密鑰　從旺格。用神：申、酉、癸。忌神：甲、辰。

發病資訊　發病時正五行場資訊　1965年為乙巳年，行庚辰大運。

流年地支巳火生大運地支辰土，辰土為忌神，為心腦血管密碼模型。巳火生辰土，預示可能發生心火系統、脾土藏系統心腦血管病變。事實是突發腦溢血而辭世。

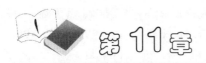

第11章

診法創新：四診辨證，
一測斷病，五診合參

　　傳統中醫診斷學對中醫診法的概括爲「四診合參」。
四診即：望診、聞診、問診、切診。其中望診主要是由查
看病人的神、色、形、態，舌象以及排泄物等，發現異常
表現，以瞭解病情；聞診主要是由聽病人的語言、呼吸等
聲音及嗅病人發出的異常氣味，以辨別病情；問診是詢問
病人的有關疾病情況，病人的自覺症狀，從而瞭解病人的
各種病態感覺和疾病發生發展、診療等情況；切診就是切
脈，由切脈和觸按病人身體有關部位，測知脈象變化及有
關異常徵象，以瞭解病體的變化情況。這就是傳統中醫說
的「望聞問切，四診合參」。

　　中醫診斷的基本原理是：1.司外揣內。2.見微知著。
3.以常達變。中醫診斷的基本原則是：1.整體審察。2.診
法合參。3.病症結合。中醫診斷的思維形式是辯證思維。

　　《創新中醫》在全面繼承《中醫診斷學》（朱文鋒主
編）的基礎上，大膽汲納了至今仍被視爲「封建迷信」的
中國傳統算命術之「子平術」（又稱八字推命術）爲中醫
診法之一。用「子平術」這種相對來講簡便易行、有章可

循、可重複驗證的神奇的東方預測術判斷個體人宇宙四維時空座標中某一時空點狀或線狀健康與疾病資訊（流）。這樣，《創新中醫》中，診法就變成了：望、聞、問、切、測。五診合參。其中望、聞、問、切四診辯證，子平術一測斷病（發病藏象系統）。這就是「四診辯證，一測斷病，五診合參」的《創新中醫》診斷法。

第一節　《創新中醫》為什麼要汲納《子平術》

《子平術》又稱「八字推命術」，是中國諸多預測術中一種。據歷史記載中國漢代時，發展起一種以陰陽五行、天干地支為基礎，配合人的出生年、月、日、時的算命術。用來推測一個人的貴賤吉凶。至魏晉南北朝時，這種算命術逐漸衰落。直到唐朝李虛中才又中興。

李虛中（西元762～813），唐朝人，官至殿中侍御史，喜研究陰陽、五行，其主要方法就是根據一個人出生的年、月、日、時干支組合來推測這個人一生的貴賤夭壽，吉凶禍福。史載「百不失一」。因此，在當時聲名遠揚。是八字法，又稱子平術的創始人。

五代宋初時，徐子平在李虛中八字法基礎上，又進一步發展完善。使八字法變得比較系統。因此，才得以流傳開來。他的方法被後人稱為「子平法」或「子平術」。

後來，宋朝人徐子升又根據徐子平的命理研究編輯了《淵海子平》一書。正式開立了中國預測學中的八字法

（子平術）。成爲流傳至今的傳統預測大法之一。

《子平術》自問世以來，一直在民間流行，從未得到過主流社會的認可。建國後，更是被列入「封建迷信」行列，被官方明令禁止。究其原委，出去種種歷史的因素之外，其自身的破譯程式、破譯理念不完備是最重要的因素之一。進入 21 世紀以來，子平術經一些民間預測大師的改進而逐漸完備。筆者正是在此基礎上，引入《黃帝內經》中五運六氣、藏象等理念，使子平術具備了「一測斷病」的功能。

筆者以爲，《子平術》是《黃帝內經》核心理論，陰陽、五行、五運六氣、藏象的再創新。五運六氣學說，只能對群發疾病趨勢進行預測。而《子平術》卻能對個體人發病趨勢進行全息預測，是對五運六氣學說的最佳補充和完善。因此，博大精深的中醫學汲納《子平術》是中醫繼承發展的歷史需求，是中醫繼承創新的必由之路。對此，完全用得上中國改革開放以來最流行的一句名言：「實踐是檢驗真理的唯一標準。」我相信有耐心看完這本小書的朋友們一定會得出自己的結論。這就是《創新中醫》汲納《子平術》最基本的理由。

第二節 《子平術》一測斷病的本質是向《周易》預測理念的回歸

被稱爲「群經之首」「大道之源」「宇宙代數學」的《周易》，自兩千多年問世以來，一直是中國古代文明的

標誌，是中華文化的「源頭活水」。《周易與中醫學》作者楊力教授稱《周易》是世界最早的預測專著，比堪稱神靈預言的古希臘德爾菲法還要早，爲預測學之祖。

《周易》爲什麼具備神奇的預測功能，千百年來，無數的專家、學者、民間預測師都在孜孜以求。見仁見智的「結論」比比皆是。但被主流公認的卻少之又少。筆者以爲，中國安陽周易學院教授田合祿先生在其大作《周易真源》一書中給出的答案是比較令人信服的。田先生說；《周易》一書主要包括三個方面的內容：

其一，是表達天道內容的卦爻、易圖系統；

其二，是易數曆法系統；

其三，是以陳述社會人事爲主的繫辭系統。

天道爲本，人事爲用，而曆法是通天人之樞紐，曆法是天人合一的關鍵。《周易》就是由曆法的作用溝通天人關係的。所以我說《周易》是一部以天體運動爲模型建構起來的科學的曆學書，供聖王參政之用；從推算天道規律的辯證數理邏輯形式看，可以說《周易》是一部占筮書；從天道生成規律看，可以說《周易》是一部生生不息的生命科學巨著。

《黃帝內經》成編比《周易》晚了幾百年。學術界歷來有「醫源於易」「醫易會通」「醫易同源」之說。可以肯定的是，易理及其象數思維模式在《黃帝內經》中不僅全部加以繼承，而且還有許多創新。如《周易》陰陽原理在《黃帝內經》中繼承創新爲「三陰三陽」學說。即在太陽、少陽之間有了過渡的「陽明」；在太陰、少陰之間有了過渡的「厥陰」。這就使原本爲兩極的陰、陽，進一步

層次化和數量化了。陰陽一分爲二變化爲陰陽一分爲三，還可以合三爲一。再如，《黃帝內經》繼承創新了《周易》八卦五行學說，使五行理念由抽象變爲系統化可條理化的五行學說。五行學說在《黃帝內經》中應用於宇宙天地能量系統五運六氣五行場和人體藏象系統五行場系統。這一繼承中的創新，使中醫模型理論具有了很強的實證性和操作性。尤其是五運六氣五行場學說，對預測群發性疫病奠定了堅實的理論基礎。

筆者以爲《子平術》是對《黃帝內經》陰陽、五行、五運六氣、藏象理論的再創新。其中，引入五運六氣中的六十甲子模型，是對個體人生命節律的預測全息化。更是對《黃帝內經》《周易》預測理念的巨大貢獻。因此說《創新中醫》中子平術的一測斷病的本質是向《周易》的回歸。

第三節　八字推命術：最大優勢是全息預測個體人藏象系統病變

《創新中醫》汲納《八字預測術》爲中醫診法最重要的預測診斷理論。這就是「四診辯證，一測斷病，五診合參」。《八字預測術》在中醫診斷體系中最大優勢是能夠全息預測個體人藏象系統在宇宙四維座標某一時段可能發生的系統病變。這裏的「系統」就是肝木藏象系統；心火藏象系統、脾土藏象系統；肺金藏象系統；腎水藏象系統。肝木藏系統包括肝、膽、筋、關節等；六十甲子密碼

標誌是寅卯木；肝木象系統包括目、乳頭、爪甲、前陰等，六十甲子密碼標誌是甲乙木。心火藏系統包括心、小腸、血脈等，六十甲子密碼標誌是巳午火；心火象系統包括舌、面、額等，六十甲子密碼標誌是丙丁火。脾土藏系統包括脾、胃、胰、肌肉、血管等，六十甲子密碼標誌是辰戌丑未土；脾土象系統包括口、唇、乳房、喉、前後陰等，六十甲子密碼標誌為戊己土。肺金藏系統包括肺、大腸、骨等，六十甲子密碼標誌是申酉金；肺金象系統包括鼻、咽、皮毛、後陰等，六十甲子密碼標誌是庚辛金。腎水藏系統包括腎、膀胱、骨髓、尿道、前列腺等，六十甲子密碼標誌是亥子水；腎水象系統包括耳、髮、腦髓、前後陰等，六十甲子密碼標誌是壬癸水。

《八字預測術》應用的是六十甲子密碼模型。這就是說，十天干是象系統密碼標誌，如：甲乙木是肝木象系統目、乳頭、爪甲、前陰的全息密碼標誌。甲木或乙木可能是目系統，也可能是乳頭系統，還可能是爪甲或前陰系統。總之甲乙木是肝木象系統密碼模型，至於甲乙木究竟是目、乳頭、還是爪甲或前陰，那要五診合參以及做相應的醫學檢查才能確定。因為中醫學就是宇宙天人全息系統生命科學，是以六十甲子密碼為標誌的系統模型理論。其他象系統也如此。同理，十二地支是藏系統密碼標誌，如辰戌丑未土是脾土藏系統密碼標誌，脾土藏系統包括脾、胃、胰、肌肉、血管等子系統，就是說，辰戌丑未四土密碼中任一密碼標誌都可能是脾、是胃、是胰、是肌肉、或者是血管系統的全息標誌。在臨床中的真實情況同樣需要五診合參或醫學檢查才能確定。也就是說，《八字預測

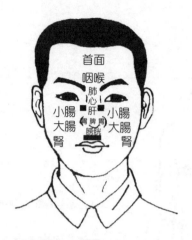

圖11-1　面部色診分屬部位圖（引自《中醫診斷學》）

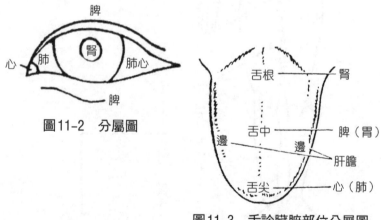

圖11-2　分屬圖

圖11-3　舌診臟腑部位分屬圖

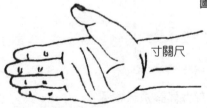

圖11-4　診脈寸關尺部位圖

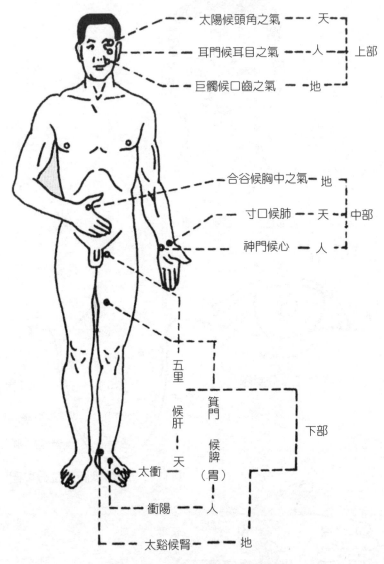

圖11-5　三部九候診法示意圖

術》是預測以六十甲子密碼模型爲標誌的個體人藏象系統可能發生的病變。是系統的病變。

第四節 治未病的第一步，
運氣藏象子平術

中醫經典《黃帝內經》是兩三千年前中國先哲的大智慧、大視野、大胸懷的結晶。是人類歷史上最早的系統模型理論。它在學術理念上對今天的人們來說實在是太超前，以致自面世以來兩千餘年，中國歷代醫學都只能在其博大精深的理論框架之內進行實踐、體悟、驗證。可以說，今天雖然地球人類已經能上天（太空船探測太空）下海（潛艇深海探測），但對《黃帝內經》中蘊藏的宇宙天人全息系統生命科學的內涵卻是知之甚少，處於不斷探索之中。這一點，我們從歷代醫家對中醫學的概括之歌訣中就可見一斑。

《素問》說：「不知年之所加，氣之盛衰，虛實之所起，不可以爲工矣。」唐代大醫家孫思邈指出，醫者要：「周易六壬、並須精熟，如此乃得爲大醫。」明代醫家張景岳在《類經附翼》中說：「雖陰陽已備於內經，而變化莫大乎周易。……可以醫而不知易乎。」金代醫家張從正在《儒門事親》中說：「不調十二經絡，開口動手便錯。」清代醫家王清任說：「著書不明臟腑，豈不是癡人說夢。」張從正還說：「治不明五運六氣，檢遍方書何濟。」後人將先哲對中醫的理解概括爲兩大歌訣：一是：不明臟腑經絡，開口動手便錯。二是：治不明五運六氣，

檢遍方書何益。

　　從以上歌訣我們可以瞭解到，臟腑、經絡、五運六氣對中醫的重要性。而臟腑、經絡、五運六氣學說，正是中醫學之核心理論。這也說明，中醫學是模型理論，其理論的正確與否需要醫家在臨床實踐中不斷的探索，體悟、驗證。

　　以上歌訣正是歷代醫家在實踐中探索、體悟、驗證之後的昇華。

　　《創新中醫》認爲，以上歌訣指出了中醫體系中經絡、臟腑、五運六氣學說的重要性。是對傳統中醫精華的高度概括。但是以上歌訣不能囊括《創新中醫》。因此，仿照傳統中醫歌訣的形式，又進一步提出了「治未病的第一步，藏象運氣子平術」作爲《創新中醫》理念的表述。其中，「治未病」本是《黃帝內經》《素問·四氣調神大論》中所宣導的防勝於治的預防爲主理念。「是故聖人不治已病治未病，不治已亂治未亂，……夫病已成而後藥之，亂已成而後治之，譬猶渴而穿井，斗而鑄錐，不亦晚乎！」「治未病」理念今人歸納爲「未病先防；已病防變；瘥後防復。」這種以預防爲主的健康理念，是令今天的人們都自愧不如的科學超前思想。藏象是指人體亦分陰陽、表裏、內外。藏爲隱藏在內的肉眼不可見的臟腑組織，象是顯露在表的五官孔竅皮毛等。人體象系統屬陽，全息密碼爲十天干，人體藏系統屬陰，全息密碼爲十二地支。象系統首先與五運互動，藏系統首先與六氣互動。五運六氣是宇宙天地五行場運行規律模型，五運六氣五行場是地球生物統一場，主宰地球生物的生命節律。

　　子平術是一千五百年前先哲發明的地球個體人生命奧

秘破譯術。透過六十甲子模型，按一定的規則、程式可以預測個體人生命節律的發展趨勢。尤其是可以預測個體人一生某些可能引發危重疾病的時空點或線性資訊。子平術是宇宙四維座標資訊網，比西醫學的「DNA」（遺傳基因）二維平面預測更準確可靠。

中醫師如果再掌握了藏象理論，五運六氣理論和子平術方法，對臨床診斷，治療大有裨益，可以說是「如虎添翼」。因此，《創新中醫》在繼承基礎上，提出了當代中醫新歌訣：治未病的第一步，藏象運氣子平術。

唐代大醫家孫思邈說：「上醫醫未病之病；中醫醫欲起之病；下醫醫已病之病。」這是中醫的最高境界，而「藏象運氣子平術」為治未病提供了廣闊的平臺。筆者相信，在不久的將來，中華大地會湧現無數個熟練應用「藏象運氣子平術」的「上工」中醫師，「讓中醫藥成為國家優勢」的偉大目標一定會早日實現。

第五節　生辰八字：個體人出生那一瞬間宇宙五行場四維時空座標資訊密碼

生辰八字並不神秘，它只不過是用十天干、十二地支按一定規律組合起來的四組干支編碼。這四組干支組合就是個體人出生那一瞬間宇宙五行場四維時空座標資訊密碼。是中國人記錄宇宙能量的一種方式。四組干支中有四個天干，四個地支，合起來共有八個字，民間習慣上就叫生辰八字。也叫命局、四柱，也可以叫八字命局。八字命

局是宇宙與人體互動的第一層次五行場能量模型。

一、八字命局是個體人一生基礎資訊庫

在《創新中醫》體系中，生辰八字是個體人一生基礎資訊庫。蘊藏著宇宙天地人（社會）諸多豐富的資訊。例如，八字命局中四個天干（年干、月干、日干、時干）中就蘊藏著人出生那一瞬間的宇宙中天之空間大小、方位、五運五行場能量旺弱等資訊；還蘊藏著個體人象系統資訊，如長相、五官孔竅是否健康等；還蘊藏著個體人家族成員及社會地位等資訊。而八字命局中四個地支（年支、月支、日支、時支）更蘊藏著更豐富的資訊。

例如，個體人出生那一瞬間宇宙地之五行場能量六氣旺弱資訊；時間（季節）、方位、地勢高低等資訊；還蘊藏著個體人藏系統如五臟六腑健康與否，身材高矮等資訊；還蘊藏著個體人家族成員、社會關係等資訊。這麼豐富的資訊，透過一定的破譯程式都是可以呈現出來的。因此我們說，八字命局是個體人一生的基礎資訊庫。

二、個體人八字命局具有宇宙的「唯一」性

個體人八字命局所蘊藏的資訊具有「唯一」性，而且是宇宙視野的「唯一」。為什麼這麼說呢，因為個體人出生那一瞬的宇宙四維座標點一定是宇宙中的唯一，無論在空間上還是在時間上。例如同卵雙胞胎兄弟（或同卵雙胞胎姊妹），出生時一定有先有後。這一先一後的宇宙四維座標點就變動了。例如兩位母親在同一產院同一時間分娩，又都同樣生了兒子或女兒，在時間上看是相同的，可在空間上看就

是不同的了。因爲兩個母親不可能在同一產床上分娩。即使是在同一產床上分娩，他們的空間位置也不可能完全相同。而同一時間出生，但空間位置不同的兩個嬰兒，她（他）們接受的宇宙能量是有差異的。這就是我們說的：個體人八字命局資訊具有宇宙的「唯一」性。當然，同年同月同日同時同地出生的個體人，其命運的曲線、資訊是很相似的。而且相似程度更高一些。但決不完全相同。

三、八字命局密碼相同的人的命運歷程相同 而事件絕不相同

八字命局的全息密碼是由十天干、十二地支組合而成的資訊模型是普適性模型。因此，世界上八字命局密碼組合相同的人很多。有學者計算出。如世界人口爲60億，其最高年齡者爲120歲，則60億人口中八字命局爲388530種；如最高年齡爲240歲，則60億人口中八字命局爲518400種；有報導說，當今世界最高壽的壽星爲148歲，依此計算，世界60億人口中，八字命局爲447123種。這樣我們就可以估算出，全世界60億人口中，每種八字命局密碼至少有15000人是相同的。這就是說，八字命局密碼模型相同的人很多。而這些不同地域、不同民族、不同膚色、不同身份的人命運不可能完全相同。那麼。八字命局密碼相同的人是否有共性的東西呢，答案是肯定的。即世界上八字命局密碼相同的人，他（她）們的命運歷程相同。命運歷程是什麼呢，東方人生奧秘解碼術（子平術）將人生歷程分爲五種歷程：官、傷、印、比、財。每階段歷程的時間週期爲十年，這就是大運。大運是按個體人的

八字命局密碼來確定的。相同八字命局密碼的人，其大運歷程是一樣的，這就是共性的地方。而命運歷程中所發生的一切事件是絕不相同的。最大的可能就是相似程度較高而已。

四、個體人出生年月日時的干支編碼規則

在《創新中醫》體系中，個體人出生年月日時的確定是有一整套獨特規則的，並不是查一下日曆就算完事那麼簡單。下面就逐一介紹。

（一）出生年干支編碼的確立

出生年以當年交立春節令日時爲基準。就是說，出生在交立春節令之後爲當年出生，按當年干支編碼紀年。如2009年干支編碼爲己丑。2009年立春節令日時爲2009年2月4日酉時。那麼。只有在2009年2月4日酉時之後出生才可以確立爲己丑年生人。而在這之前出生都視爲2008戊子年生人。

（二）出生月干支編碼的確立

出生月干支編碼的確立也是以節令爲基準。不過不只是以立春節令爲準，而是以每月的月令爲準。即寅月（正月）以交立春節令爲準；卯月（二月）以驚蟄節令爲準；辰月（三月）以清明節令爲準；巳月（四月）以立夏節令爲準；午月（五月）以芒種節令爲準；未月（六月）以小暑節令爲準；申月（七月）以立秋節令爲準；酉月（八月）以白露節令爲準；戌月（九月）以寒露節令爲準；亥月（十月）以立多節令爲準；子月（十一月、冬月）以大雪節令爲準；丑月（十二月、臘月）以小寒節令爲準。

確立了出生月的節令地支，月干的確立有兩種方法。

一是查萬年曆，二是按口訣推算。推算月干口訣如下：甲己之年丙做首，乙庚流年戊爲頭，丙辛之年從庚起，丁壬壬寅順水流。戊癸流年從何起，甲寅乙卯順水流。

以上口訣的意思是，逢甲和己爲天干之年，寅月（正月）的天干從丙開始編碼，即爲丙寅月，卯月（二月）爲丁卯月，辰月（三月）爲戊辰月，巳月（四月）爲己巳年，午月（五月）爲庚午月，未月（六月）爲辛未月，其他月份依此。

如逢乙、庚爲天干之年，寅月（正月）的天干編碼從戊開始，即戊寅月，卯月（二月）爲己卯月，辰月（三月）爲庚辰月，其他月依此類推。

如逢丙、辛爲天干之年，寅月（正月）的天干爲庚，即庚寅月，卯月（二月）爲辛卯月，辰月（三月）爲壬辰

表11-1　日干與十神關係表

時間 時辰	甲	乙	丙	丁	戊	己	庚	辛	壬	癸
甲	比肩	劫財	食神	傷官	偏財	正財	七殺	正官	偏印	正印
乙	劫財	比肩	傷官	食神	正財	偏財	正官	七殺	正印	偏印
丙	偏印	正印	比肩	劫財	食神	傷官	偏財	正財	七殺	正官
丁	正印	偏印	劫財	比肩	傷官	食神	正財	偏財	正官	七殺
戊	七殺	正官	偏印	正印	比肩	劫財	食神	傷官	偏財	正財
己	正官	七殺	正印	偏印	劫財	比肩	傷官	食神	正財	偏財
庚	偏財	正財	七殺	正官	偏印	正印	比肩	劫財	食神	傷官
辛	正財	偏財	正官	七殺	正印	偏印	劫財	比肩	傷官	食神
壬	食神	傷官	偏財	正財	七殺	正官	偏印	正印	比肩	劫財
癸	傷官	食神	正財	偏財	正官	七殺	正印	偏印	劫財	比肩

月，其他月依此類推。

如逢丁、壬為年干之年，寅月（正月）的天干為壬，即壬寅月，卯月（二月）為癸卯月，辰月（三月）為甲辰月。其他月依此類推。

如逢戊、癸為年干之年，寅月（正月）的天干為甲，即甲寅月，卯月（二月）為一毛月，辰月（三月）為丙辰月。其他月依次類推。見表11-2、11-3。

（三）出生日干支編碼以萬年曆干支編碼為準

出生日期不以西曆（陽曆）和農曆（陰曆）日標識為準，而是以萬年曆的日干支編碼為準。

表11-2　每月節氣表

流月	節	氣
寅月	立春	雨水
卯月	驚蟄	春分
辰月	清明	穀雨
巳月	立夏	小滿
午月	芒種	夏至
未月	小暑	大暑
申月	立秋	處暑
酉月	白露	秋分
戌月	寒露	霜降
亥月	立冬	小雪
子月	大雪	冬至
丑月	小寒	大寒

表11-3　每年流月表

甲己年	乙庚年	丙辛年	丁壬年	戊癸年
丙寅月	戊寅月	庚寅月	壬寅月	甲寅月
丁卯月	己卯月	辛卯月	癸卯月	乙卯月
戊辰月	庚辰月	壬辰月	甲辰月	丙辰月
己巳月	辛巳月	癸巳月	乙巳月	丁巳月
庚午月	壬午月	甲午月	丙午月	戊午月
辛未月	癸未月	乙未月	丁未月	己未月
壬申月	甲申月	丙申月	戊申月	庚申月
癸酉月	乙酉月	丁酉月	己酉月	辛酉月
甲戌月	丙戌月	戊戌月	庚戌月	壬戌月
乙亥月	丁亥月	己亥月	辛亥月	癸亥月
丙子月	戊子月	庚子月	壬子月	甲子月
丁丑	己丑月	辛丑月	癸丑月	乙丑月

（四）出生時辰干支編碼規則

不以北京時間為準，而是以當地的真太陽時為準。確定出生的本地真太陽時以後換算為干支編碼。換算口訣如下：甲乙還生甲，乙庚丙作初，丙辛從戊起，丁壬庚子居，戊癸何方發，壬子是真途。

這個口訣的含義就是，若出生之日的日干是甲或已的，在子時配上甲為子時，若出生日干是乙庚的在子時上配上丙為丙子時。如此，則丙辛日干時為戊子時，丁壬日為庚子時，戊癸日為壬子時。見表11-4。

圖11-4 日上起時柱推算表

日干 時間　時辰	甲己日	乙庚日	丙辛日	丁壬日	戊癸日
23-1	甲子時	丙子時	戊子時	庚子時	壬子時
1-3	乙丑時	丁丑時	己丑時	辛丑時	癸丑時
3-5	丙寅時	戊寅時	庚寅時	壬寅時	甲寅時
5-7	丁卯時	己卯時	辛卯時	癸卯時	乙卯時
7-9	戊辰時	庚辰時	壬辰時	甲辰時	丙辰時
9-11	己巳時	辛巳時	癸巳時	乙巳時	丁巳時
11-13	庚午時	壬午時	甲午時	丙午時	戊午時
13-15	辛未時	癸未時	乙未時	丁未時	己未時
15-17	壬申時	甲申時	丙申時	戊申時	庚申時
17-19	癸酉時	乙酉時	丁酉時	己酉時	辛酉時
19-21	甲戌時	丙戌時	戊戌時	庚戌時	壬戌時
21-23	乙亥時	丁亥時	己亥時	辛亥時	癸亥時

第六節　旬空：五行場運行的特殊規律模型

　　旬空，也稱爲空亡。旬空就是六十甲子密碼中，十天干與十二地支組合中，十天干組合十個地支後，所餘的兩個地支就叫旬空地支或空亡地支。見表3-3。

　　旬空，是古人對宇宙五行場運行中的特殊規律的模擬。說其特殊，是因爲在中國眾多的預測體系中，對旬空的理解和應用都有不同的規則。但共識是，旬空時段的五

行場運動狀態發生了能量變異。即本來相生的五行場能量卻產生了相剋的結果。至於真實的五行場運動和它的密碼類比系統之間存在什麼的相互關係，爲什麼本該相生卻出現了相剋的結果。自古至今，空對空的議論比比皆是，卻幾乎沒有一種觀點是令人信賴的。是古人的符號模擬系統出現了差錯還是真實的宇宙五行場運動中存在能量轉換的特殊規律，至今還沒有人能說得清。這也爲關注祖國預測學的專家學者們出了一個大課題。

旬空的幾點特殊規律。

（一）旬空以命局日干支爲基準，在萬年曆上查詢。

（二）旬空在年支，則不論空。年支可正常互動。

（三）旬空月支、時支時則按旬空論。視爲沒有此支。

（四）旬空在大運，視爲沒有此支。流年地支可直接與命局互動。

（五）旬空地支在流年出現時，其生剋功能反斷。

第七節　八字命局：個體人藏象系統密碼模型

個體人的八字命局，就是他（她）本人的藏象系統密碼模型。其中年干、月干、日干、時干爲人體象系統密碼模型；年支、月支、日支、時支爲人體藏系統密碼模型。個體人八字命局藏象系統模型有以下幾個特點：

1. 按五行場屬性劃分系統。即心火系統；肝木系統；

脾土系統；肺金系統；腎水系統共五大系統。

五大系統又各分表（外）象、裏（內）藏兩大子系統。即肝木藏象系統；心火藏象系統；脾土藏象系統；肺金藏象系統；腎水藏象系統。

五大藏象系統的全息密碼標誌是十天干和十二地支。即甲乙木爲肝木象系統密碼標誌；寅卯木爲肝木藏系統密碼標誌。丙丁火爲心火象系統密碼標誌；巳午火爲心火藏系統密碼標誌。戊己土爲脾土象系統密碼標誌；辰戌丑未土爲脾土藏系統密碼標誌。庚辛金爲肺金象系統密碼標誌；申酉金爲肺金藏系統密碼標誌。壬癸水爲腎水象系統密碼標誌；亥子水爲腎水藏系統密碼標誌。

五大藏象系統實體臟腑器官爲：

肝木象系統器官爲：目、乳頭、前陰、爪。肝木藏系統臟腑組織爲：肝、膽、筋、關節。

心火象系統器官爲：舌、面、額等。心火藏系統臟腑組織爲：心、小腸、血脈。

脾土象系統器官爲：口、唇、乳房、喉、前後陰、臍等。脾土藏系統臟腑組織爲：脾、胃、胰、血管、前列腺等。

肺金象系統器官爲：鼻、咽、皮毛、後陰等。肺金藏系統臟腑組織爲：肺、大腸、骨等。

腎水象系統器官爲：耳、腦髓、髮、前後陰等。腎水藏系統臟腑組織爲：腎、膀胱、骨髓、前列腺等。

2. 個體人八字命局藏象系統模型並非同柱干支都屬於一個藏象系統，即同柱干支藏象系統的相異性。

例如：某個體人八字命局藏象密碼模型爲：甲子、丙

申、戊寅、壬戌。

3. 個體人八字命局密碼模型只有四組干支，而中醫體系卻將人體按五行場屬性分為五大藏象系統。因此，從根本上就決定了個體人八字命局密碼模型不可能同時標示出人體五大藏象系統的全部資訊。這就是說，個體人八字命局是一組不完全的人體藏象系統模型。

4. 個體人八字命局藏象系統缺失的資訊，會按歲月流轉在大運、流年中呈現出來。這就是說，個體人八字命局藏象系統資訊是個動態的生命資訊系統。藏象系統生命資訊流（健康與疾病）會一直運行到個體人生命的終結。

第八節　用神和忌神：對日干有益、有害的五行場模型

用，就是有用，有幫助、有益的意思。

神，古人認為「陰陽不測謂之神」。在預測體系中，神是神奇、超乎尋常的意思。

用神，就是對日干有益的五行場。如日干為丙火，格局為身弱格。那麼，生日干丙火之甲乙木就為用神。扶助日干之丙丁火也為用神。

忌，就是忌諱、畏懼的意思。忌神，就是對日干有害、讓人忌諱、畏懼的五行場。如日干為丙火，格局為身旺格，身旺喜克制。那麼克制日干丙火之壬癸水、庚辛金、戊己土就為忌神。同時，扶助日干之丙丁火也為忌神。

總之，用神和忌神是古人對有益或有害的五行場能量

表11-5　日干與十神、六親關係全息模型

性別	男		女	
日干	甲丙戊庚壬	乙丁巳辛癸	甲丙戊庚壬	乙丁巳辛癸
比肩	兄、姊	弟、妹	兄、姊	弟、妹
劫財	弟、妹	兄、姊	弟、妹	兄、姊
食神	孫子	孫女、祖母	兒子	女兒
傷官	孫女、祖母	孫子	女兒	兒子
偏財	父親、偏妻	正妻	父親	
正財	正妻	父親、偏妻		父親
偏官	兒子	女兒	偏夫	正夫
正官	女兒	兒子	天夫	偏夫
偏印	繼母、祖父	母親	繼母	母親
正印	母親	繼母、祖父	母親	繼母

表11-6　十神表

日干＼時辰　時間	甲	乙	丙	丁	戊	己	庚	辛	壬	癸
甲	比肩	劫財	偏印	正印	偏官	正官	偏財	正財	食神	傷官
乙	劫財	比肩	正印	偏印	正官	偏官	正財	偏財	傷官	食神
丙	食神	傷官	比肩	劫財	偏印	正印	偏官	正官	偏財	正財
丁	傷官	食神	劫財	比肩	正印	偏印	正官	偏官	正財	偏財
戊	偏財	正財	食神	傷官	比肩	劫財	偏印	正印	偏官	正官
己	正財	偏財	傷官	食神	劫財	比肩	正印	偏印	正官	偏官
庚	偏官	正官	偏財	正財	食神	傷官	比肩	劫財	偏印	正印
辛	正官	偏官	正財	偏財	傷官	食神	劫財	比肩	正印	偏印
壬	偏印	正印	偏官	正官	偏財	正財	食神	傷官	比肩	劫財
癸	正印	偏印	正官	偏官	正財	偏財	傷官	食神	劫財	比肩

表11-7 干支納音命表

年號	年命	年號	年命	年號	年命	年號	年命	年號	年命
甲子	海中金	丙子	潤下水	戊子	霹靂火	庚子	壁上土	壬子	桑松木
乙丑		丁丑		己丑		辛丑		癸丑	
丙寅	爐中火	戊寅	城頭土	庚寅	松柏木	壬寅	金箔金	甲寅	大溪水
丁卯		己卯		辛卯		癸卯		乙卯	
戊辰	大林木	庚辰	白蠟金	壬辰	長流水	甲辰	佛燈滅	丙辰	沙中土
己巳		辛巳		癸巳		乙巳		丁巳	
庚午	路旁土	壬午	楊柳木	甲午	沙中金	丙午	天河水	戊午	天上火
辛未		癸未		乙未		丁未		己午	
壬申	劍鋒金	甲申	泉中水	丙申	山下火	戊申	大驛土	庚申	石榴木
癸酉		乙酉		丁酉		己酉		辛酉	
甲戌	山頭火	丙戌	屋上土	戊戌	平地木	庚戌	釵釧金	壬戌	大海水
乙亥		丁亥		己亥		辛亥		癸亥	

的模擬。並不含神仙鬼怪之內容，更不具封建迷信之色彩。

用神和忌神並非是一成不變的，這要看具體的互動條件。在預測實踐中，也有很多時候忌神起了有益的作用，而用神反倒起了有害的作用。所以，請朋友們不可拘泥，要具體情況具體分析，這樣才不至於出錯。

第九節　六親和十神：以日干五行場屬性為中心的家族、社會人際關係模型

在現實生活中，典型的家庭構成共有六種輩分的稱謂。即，「我」，母親、父親、兄弟、姊妹、妻子、子

女。這是現實生活中的六親。

在八字預測體系中，以日干五行場屬性爲中心，透過與日干五行場的生剋關係來模擬現實生活中的六親關係。簡單的說，就是日干爲我，生我者爲母，剋我者爲官，我剋者爲妻，我生者爲子女，同我者爲兄弟姊妹。其實，八字預測體系中的六親模型，還有很多更深刻的內容。因爲本書宗旨在於證明中醫學是宇宙視野的天人全息系統生命科學，是以五行場能量爲模型的核心理論，所以對涉及人生事業（官）財富（財）等內容不做過多介紹。請朋友們諒解。

所謂十神，其本質就是古人用十天干五行場密碼來標示個體人（我）的社會人際關係和社會地位的模型。十神就是印、梟、官、殺、食、傷、比、劫、妻、財；和「我」（日干）。爲什麼叫十神呢，這是因爲十個天干都可以與日干發生生剋關係，因此叫十神。

在預測實踐中，六親模型和十神模型是套用的，不能截然分開。而且六親必須由十神來標示，十神也必須由六親來體現。見表11-1、11-5、11-6。

第十節　大運：十年週期的宇宙與人體五行場互動規津模型

大運，就是中國先哲在一千五百年前，發現的宇宙與人體互動的第二層次五行場能量。大運五行場能量週期爲十年。大運五行場屬性因人而異，很具個性化。大運五行

場就像個體人的一層五行場能量保護網，緩衝和加速了一年週期的宇宙有害或有益的五行場能量。大運的全息密碼也是六十甲子。

在先哲發明的破譯地球個體人生命奧秘的解碼術——八字預測術（子平術）體系中，宇宙天體形形色色、大大小小的能量場，如引力場、電磁場、輻射場等。被大智慧的先哲執簡馭繁，概括爲三個層次能量場。即人出生那一瞬的宇宙五行場能量決定了人一生的對五行場能量的喜或忌。這是個體人接受的第一層次宇宙五行場能量。它的東方全息表述符號就是個體人的生辰八字，也可以稱爲八字命局。八字命局蘊藏著個體人一生身體健康與疾病、相貌、愛好、家庭成員、社會關係等諸多資訊，是個體人一生命運的基礎資訊庫。八字命局資訊庫中不足的資訊存儲在大運和流年中。隨著時空的運轉而逐年逐月逐日逐時地反映出來。而大運，就是與人體互動的宇宙第二層次五行場能量資訊的動態模型。至於先哲是如何發現宇宙五行場與人體互動規律的，爲什麼要設計大運，先哲的著作沒有講或沒有講清楚。這是人類預測史上的千古之謎，只好有待後人去破譯了。有關大運的內容下面將逐一介紹。

一、大　運

（一）排大運的規則

排大運以個體人出生月干支爲基準。男命生在陽干年和女命生在陰干年者，從出生月順次往下排，一般排八柱；男命生在陰干年和女命生在陽干年者，從出生月逆次往上排，一般也排八柱。

例如：男命生在甲子年，丙寅月。以生月干支丙寅爲基準，順次往下排八柱。即丁卯、戊辰、己巳、庚午、辛未、壬申、癸酉、甲戌。女命生在乙丑年戊寅月，以生月干支戊寅爲基準，順次往下排八柱。即己卯、庚辰、辛巳、壬午、癸未、甲申、乙酉、丙戌。

例如：男命生在乙丑年，戊寅月。以生月干支戊寅爲基準，逆次往上排八柱。即丁丑、丙子、乙亥、甲戌、癸酉、壬申、辛未、庚午。女命生在甲子年丙寅月。以生月干支丙寅爲基準，逆次向上排八柱。即乙丑、甲子、癸亥、壬戌、辛酉、庚申、己未、戊午。

（二）大運基數計算法

1.陽干年生男，陰干年生女。從出生之日時起，順次數至下一個節令爲止的實足天數及不足一天的時辰數。然後，按三天折算爲大運一年；一天折算爲大運四個月；一個時辰折算爲大運十天的比率。計算出起大運的年、月、日數。

例如：某男，生於1984年甲子年丙寅月己巳日子時。按陽干年生男，從出生之日起順次數至下一個節令驚蟄日爲止。實足29天，按三天折算爲大運一年計算。29/3＝9餘2天。餘2天按一天爲四個月計算，爲八個月。即九年八個月起大運。就是1993年九月起大運。同理，陰干年生女也如此計算。

2.陰干年生男，陽干年生女。從出生之日起，逆次數至上一個節令爲止的實足天數及不足一天的時辰數。然後，也按三天折算爲大運一年；一天折算爲大運四個月；一個時辰折算爲大運十天的比率。計算出起大運的年、

月、日數。

例如，生於1984甲子年，四月初一（戊辰月乙未日）子時。按陽干年生女，從出生之日時起逆數至上一個節令清明止。爲實足27天。按三天折算爲大運一年計算。27/3＝9。即九年整起大運。就是1992年四月開始起大運。同理，陰干年生男也如此計算。

二、大運干支模型的主要資訊

（一）大運天干模型主要資訊

1. 大運天干是五運正五行場能量標誌。
2. 大運天干是個體人象系統標誌。
3. 大運天干是個體人家族、社會關係標誌。

（二）大運地支模型主要資訊

1. 大運地支是六氣正五行場能量標誌。
2. 大運地支是個體人藏系統標誌。
3. 大運地支是個體人同柱天干所屬象系統之藏系統旺弱標誌。
4. 大運地支是個體人家族成員、社會地位標誌。

三、個體人命局（生辰八字）大運、流年的簡便查法

在《周易》網上選擇下載一種《八字命局排盤》軟體。準確輸入個體人出生地的緯度，出生年、月、日、時。電腦上就會自動顯示你所需要的個體人命局、大運、流年資訊。

第十一節 流年：宇宙一年週期五行場 與個體人互動規律模型

流年就是依宇宙時空自然順序運行的回歸年。流者，流動之意。古人取象比類思維的體現。時空年年歲歲順序流轉，就像江河流水一樣，比如中國有一句成語就叫「似水年華」。因此古人稱年為流年。

在《創新中醫》體系中，流年即不按太陽回歸年（俗稱陽曆年）計算，又不按月亮朔望月運動的陰曆年計算，而是以節令為準。即每年交立春節之日時起為新的一年的開始，至下一年交立春節之日時為止為一流年，如此，循環往復。

在日常生活中春夏秋冬、季節變換、寒暑交替，每一流年似乎都差不多。但在中醫體系中，流年是很個性化的。每個流年的宇宙天地能量——五運六氣五行場都獨具特色，絕不雷同。是宇宙天地人（社會生物）回歸年運行規律的模型。正是這獨具特色、絕不雷同的宇宙能量，才使得地球人類（生物）的生命歷程千差萬別、五彩繽紛、生死輪迴、萬象更新。

流年的宇宙全息密碼標誌也是六十甲子。每一流年用一組干支密碼標紀。如2009年干支密碼標紀是己丑年，2010年為庚寅年等。流年干支密碼中蘊藏著宇宙天地人（社會、生物）的全息資訊，是宇宙中獨一無二的資訊量非常大的密碼模型。

流年模型中主要蘊藏三大類宇宙資訊。第一類資訊：流年天干爲宇宙「天」的密碼標誌，蘊藏著天之能量——五運五行場資訊。流年五運五行場年年變動，五年一小週期，十年爲一大週期；流年天干還是個體人象系統五行場資訊標誌，年年變動的五運五行場與個體人象系統互動，結果是個體人的象系統功能年年不同。個體人象系統的健康與疾病也呈動態的資訊流過程。

流年地支爲宇宙「地」的密碼標誌，蘊藏著地之能量——六氣五行場資訊。流年六氣五行場也隨地支的變動而變化，六年一小週期，十二年爲一大週期；流年地支還是個體人藏系統五行場資訊標誌，年年變化的六氣五行場與個體人藏系統互動，結果是個體人藏系統功能也呈年年變化的動態。人體藏系統的健康也隨之變化。當然，這種變化因人而異，有時是良性變化，有時是不良變化。可以說，流年地支五行場變化是個體人生命活動的最重要能量源，是決定個體人健康或疾病、生或死的最關鍵因素。

第二類資訊：流年天干還是個體人家族成員、社會關係的全息密碼標誌；流年地支是個體人家族成員吉凶的標誌，也是個體人社會關係吉凶的標誌。

第三類資訊：流年干支是當年氣候變化資訊標誌，有時還可能是未來幾年氣候變化資訊標誌。和氣候資訊同步的是對人類健康造成危害的微生物（病菌）或病毒可能發生的資訊。

總之，流年密碼模型，是中國古代先哲發明的宇宙中獨一無二的東方密碼資訊模型，蘊藏著宇宙天地人（社會、生物）海量資訊。對這些模型資訊的破譯，必將對人

類的生產、生活產生巨大影響。遺憾的是，當代主流社會對它的存在幾乎是要麼排斥要麼視而不見。也許這就是東方預測術的宿命。

第十二節　格局：破譯個體人生命奧秘的密碼鎖匙

　　格局，就是個體人命運類型。地球上有60億人口，每個人都是這個世界的「唯一」。每個人生命資訊都是獨特的，都是一個密碼庫。要想瞭解這個人的生命奧秘，首先要打開進入這座密碼庫的大門。而開啓個體人生命密碼庫大門的鑰匙，就是古人所說的格局。

　　要爲60億人都專門設計一把開啓他（她）生命資訊密碼庫的鑰匙顯然是不可能。智慧的先哲找到了更簡捷的方法，那就是把世界上所有的人劃分爲四種類型，即四種格局。這就像人類雖然國別、種族、膚色、地域、性別、年齡等千差萬別、各不相同。但基本血型卻只有A型、B型、AB型、O型四種類型一樣。先哲發現，人類的命運對宇宙自然五行場的喜忌也只有四種類型。即：身旺型、身弱型、從旺型、從弱型四種類型，也就是說四種格局。掌握了這四種格局的秘密，就等於拿到了進入個體人生命資訊庫大門的鑰匙。

　　格局理論，是學習八字預測術最關鍵的一環。但是由於種種原因，一千多年以來，格局理論在《淵海子平》《滴天髓》等八字經典著作中卻一直是含混不清的，使後

人不得要領。直到近些年，民間預測大師李涵辰、祝國英等才真正理清了格局的內涵。爲學習者打開了一扇通往成功之路的大門。本書就採用了《國英命理學》中關於格局的理論。因爲祝先生關於格局的論述簡潔明快，非常適於初學者。

（一）日干爲判斷格局的基礎

日干，就是個體人八字命局年、月、日、時四組干支組合中的出生日天干。日干是判斷格局的基礎。這一點很重要，請讀者朋友一定要記住。

（二）四種格局中日干五行場的喜忌

1. **身旺格**：這裏的身就是指日干，所說身旺，就是日干五行場在整個八字命局中呈旺態。

身旺的日干五行場能量需要被克制、干擾，使日干五行場減力。使日干五行場減力的能量就是用神。反之，使日干五行場增力的能量就是忌神。

2. **身弱格**：就是日干五行場在整個八字命局中呈弱態。

身弱的日干五行場能量需要生助、共振，使日干五行場增力。而使日干五行場增力的能量就是用神。反之，使日干五行場減力的能量就爲忌神。

3. **從旺格**：所謂從旺，就是指日干五行場能量在整個八字命局中已經很旺，而克制它的五行場能量又很弱，不能抑制它。這時，只能順從它而使它更旺，這就是從旺格。

從旺格中，日干喜歡生助，喜歡增力。這些使日干增力的五行場能量就爲用神，反之則爲忌神。

4. **從弱格**。所謂從弱，就是日干五行場能量在整個八

字命局中很弱，生助它的力量也很弱，而克制它的五行場能量又很強。這時只有順從它，讓它更弱，這就是從弱格。

從弱格中，日干喜歡使它減力的能量。即從弱格中，克制日干的五行場能量爲用神。反之則爲忌神。

（三）八字命局天干地支五行場能量旺弱標準

五行場能量的旺弱隨著宇宙四維座標的變化而不斷變化。所以，判斷八字命局中四個天干、四個地支所屬五行場能量的旺弱就是很複雜而又很關鍵的環節。

1. 月令：月令就是月支。月令在不受傷或一次傷時，月令五行場能量強度爲整個命局四個組合五行場強度的百分之五十。這就是說，命局四個干支組合中，一個月令的五行場強度最高可占一半（50%）。這是指月令不受傷或一次受傷的情況下。

但是，如果月令兩次受傷時，月令五行場的強度就不足百分之五十了。什麼情況爲月令兩次受傷呢，那就是月令受年支、日支的剋、泄、合伴、刑、沖脆時就爲月令兩次受傷。月令如兩次受傷，其五行場能量就不足百分之五十。

2. 命局四組干支組合中，只有成體系的干支組合，才有能量參與對日干五行場旺弱的生扶或克制資格。這是祝國英大師首創的判斷日干旺弱的「體系論」。

在八字命局組合中，只有六種組合可以成體系，那就是：

（1）年支生扶月干爲成體系。年支永遠不論受傷。如：甲子、甲戌、乙巳、庚辰 此八字命局年支子水生月干

甲木為成體系。這種情況下，甲木扶日干乙木，不管其他條件，日干不會從弱。年支子水不論受傷。

（2）時支生扶時干為成體系，時支也不論受傷。如：壬子、壬子、壬子、丁未，此八字命局中，時支未燥土扶日干丁火為成體系，時干丁火克制日干壬水，不管其他條件，日干不能從強。在這個命局中，日干壬水按身旺格論。

（3）日支對日干的作用成體系，如日支兩次受傷時，對日干的作用不成體系。如：癸亥、癸亥、癸未、癸亥，此八字命局日支未土克制日干癸水為成體系。為身旺格。

（4）月令無論受傷與否對日干的作用都為成體系，如：甲子、庚午、丁丑、辛未，此八字命局中月令午火扶日干丁火，不論午火月令幾次受傷，午火對對日干丁火的扶都為成體系，此為身旺格。

（5）月干得月支生為成體系。如：甲子、己巳、庚午、丙子，此八字命局中，日干庚金雖受日支午火克制，還受月支巳火克制。但月支巳火生月干己土為成體系。己土生日干庚金，此為身弱格。

（6）天干為印比一氣扶日干為成體系；天干為財官傷一氣克制日干也為成體系。如：壬寅、壬寅、壬寅、癸卯，此為身弱格。壬寅 壬寅 丙寅 庚寅 此為身旺格。

此上六種成體系的格局理論，很實用。請朋友們仔細琢磨。

3.判斷日干旺弱的十二個公式

下面十二個公式是祝國英大師在實踐中總結出來並經

過實踐驗證的。對初學的朋友非常實用。

（1）月令克制日干，月令日支都兩次受傷，以日支兩次受傷論，月令不為兩次受傷。這時，日干弱或從弱。如生扶日干的五行場能量成體系時，日干為弱即身弱格；如生扶日干的五行場能量不能成體系時，日干就為從弱即從弱格。如：

辛卯、庚子、丙午、壬辰，此八字命局為從弱格。

甲子、壬申、甲寅、壬申，此八字命局為身弱格。

（2）月令生扶日干，月令日支都兩次受傷，以日支兩次受傷論，月令不論兩次受傷。這時，日干旺或從旺。如：甲子、己巳、丁亥、癸卯，此八字命局為身旺格。

乙丑、戊寅、丙子、辛卯，此八字命局為從旺格。

（3）印在月干得月令生或在時干得時支生，日干不從弱。如：

甲辰、丙寅、己卯、甲子，此八字命局為身弱格。

甲子、癸酉、己卯、丙寅，此八字命局為身弱格。

（4）年支為月干、日干的印比，日干不從弱。如：

壬午、己酉、戊子、甲寅，此八字命局為身弱格。

己酉、辛未、庚戌、癸未，此八字命局為身弱格。

（5）年支為月干的印，月干為日干的印為成體系，日干不從弱。如：

乙亥、癸未、甲午、丙寅，此八字命局為身弱格。

庚子、甲申、丙申、庚寅，此八字命局為身弱格。

（6）時干支為比劫或時支生時干，時干克制日干，日干不從強；時干支為比劫或時支生時干，時干生扶日干，日干不從弱。如：

癸亥、癸亥、癸亥、甲寅，此八字命局爲身旺格。

癸亥、癸亥、己亥、丁卯，此八字命局爲身弱格。

（7）年支爲月干的印比，月干克制日干，日干不從強。

己卯、甲戌、己未、己巳，此八字命局爲身旺格。

庚子、甲申、庚申、庚辰，此八字命局爲身旺格。

（8）日支克制日干，日支不受傷，不管其他條件，日干不從強；日支生扶日干，日支不受傷，不管其他條件，日干不從弱。如：

壬子、壬子、癸未、壬子，此八字命局爲身旺格。

戊午、丙辰、甲寅、戊辰，此八字命局爲身弱格。

（9）天干一片印比，日干在地支無根，日干不從弱；天干一片財官傷，地支都爲印，日干不從強。如：

庚戌、壬午、壬寅、壬寅，此八字命局爲身弱格。

壬午、壬寅、丙午、庚寅，此八字命局爲身旺格。

（10）時支克制日支，月令就永遠不爲兩次受傷。如：

丙子、癸巳、丙辰、丙申，此八字命局爲身旺格。

（11）日干爲丙丁，時支爲辰丑，日干永遠不從強。如：

甲寅、丙寅、丁卯、甲辰，此八字命局爲身旺格。

（12）年支生扶月干，月干生扶日干，時支扶日干，日干不從弱。如：

己巳、辛未、庚戌、乙酉，此八字命局爲身弱格。

第十三節 命局、大運、流年五行場
互動規律

在子平術預測體系中，命局是對個體人出生那一瞬間宇宙四維時空座標五行場能量的模擬，大運是對十年週期五運五行場運動的模擬，流年是對回歸年週期五行場運動的模擬。是中國傳統文化中象數思維的結晶。用一組符號密碼來類比真實的宇宙複雜運動規律，宏觀上解決了「測不準」難題。這是人類預測史上的奇蹟。

在命局、大運、流年三個層次的模型中，三者是互動的關係。其中相對穩定、常態的是命局，因為命局的五行場能量是過去時，因此把它視為穩態能量。

大運相對於命局來說，是動態的。因為大運五行場能量時時刻刻要與命局互動。也就是說，大運是宇宙與人體（命局）互動的第二層次的動態能量。

流年相對於命局，是第三層次的宇宙與人體（命局）互動的動態能量。

那麼，三者之間互動是有序還是無序呢。答案當然是有序互動。因為真實的宇宙物質運動都是有序的。宇宙從奇點到大爆炸是有序的，從塌縮到奇點也是有序的。正是宇宙有序的運動才使地球人類生存了幾億年。命局、大運、流年三層次能量有序互動的規則有兩條。

第一條：一般情況下，流年五行場能量先與大運五行場能量互動，然後大運五行場能量再與命局互動。特殊情

況下（大運地支處於旬空狀態等）流年才可以與大運一起，同時與命局五行場能量互動。

第二條：流年、大運、命局三者之間，都是天干五行場能量與天干五行場能量首先互動；地支五行場能量首先與地支五行場能量互動。即天干與天干互動，地支與地支互動。

第十四節　正五行場互動規則

在《創新中醫》體系中，五行場分爲正五行場、合化五行場、沖合五行場及納音五行場四大類型。而子平術中只用了正五行場一種。因此，我們首先要將正五行場規則弄懂，這樣再去理解合化五行場、沖合五行場、納音五行場就容易得多了。正五行場互動是依據五行場的全息密碼天干地支來進行的。天干地支正五行場互動有多種表達形式。下面逐項介紹。

1. 相　生

相生也可稱爲生。生的本質是指一種五行場能量使另一種五行場能量增力（共振）。生的五行場稱爲主生者，被生的五行場能量稱爲被生者。相生的結果是主生者減力，被生者增力。

五行場相生的規則是：木生火、火生土、土生金、金生水、水生木。

用干支模型來標誌就是：

天干相生：甲乙木生丙丁火；丙丁火生戊己土；戊己

土生庚辛金；庚辛金生壬癸水；壬癸水生甲乙木。

地支相生：寅卯木生巳午火；巳午火生辰戌丑未土；辰丑土生申酉金；申酉金生亥子水；亥子水生寅卯木。在這裏，未戌土爲燥土，不能生申酉金，而是能脆（大力度的克）申酉金。

2. 相 剋

剋，一種五行場使另一種五行場減力（干擾）稱爲剋。相剋的規則是：木剋土；土剋水；水剋火；火剋金；金剋木。

用干支模型來標誌就是：

天干相剋：甲乙木剋戊己土；戊己土剋壬癸水；壬癸水剋丙丁火；丙丁火剋庚辛金；庚辛金剋甲乙木。

地支相剋：寅卯木剋辰戌丑未土；辰戌丑未土剋亥子水；亥子水剋巳午火；巳午火剋申酉金；申酉金剋寅卯木。

3. 相 泄

泄，被生者作用主生者爲泄。泄的本質是被泄者減力，主泄者增力。如土泄火，火爲被泄者，火減力；土爲主泄者，土泄火就等於火生了土，因此，土增力。

相泄的規則是：木泄水，水泄金，金泄土，土泄火，火泄木。

天干相泄：甲乙木泄壬癸水；壬癸水泄庚辛金；庚辛金泄戊己土；戊己土泄丙丁火；丙丁火泄甲乙木。

地支相泄：寅卯木泄亥子水；亥子水泄申酉金；申酉金泄辰丑土；辰丑土泄巳午火；巳午火泄寅卯木。

4. 相 耗

耗，就是被剋者使主剋者減力爲耗。

相耗的規則是：木耗金，金耗火，火耗水，水耗土，土耗木。

天干相耗：甲乙木耗庚辛金；庚辛金耗丙丁火；丙丁火耗壬癸水；壬癸水耗戊己土；戊己土耗甲乙木。

地支相耗：寅卯木耗申酉金；申酉金耗巳午火；巳午火耗亥子水；亥子水耗辰戌丑未土；辰戌丑未土耗寅卯木。

5. 相 刑

刑，刑就是土氣場中燥土與濕土互動而使一方減力。

相刑關係只存在地支辰戌丑未土中。即丑戌互刑，辰未互刑。

6. 相 沖

相沖是指在《五氣經天圖》中方位相對的兩種五行場。相沖只存在於地支五行場中，天干不存在相沖的情況。

地支相沖有六種組合：即子午相沖；丑未相沖；寅申相沖；卯酉相沖；辰戌相沖；巳亥相沖。

相沖的結果是一方五行場減力。這將在後面有關章節中介紹。

7. 相 晦

晦，是指在辰丑濕土氣場對丙丁火而言，辰濕土晦丙火，丙火減力。丑濕土晦丁火，丁火減力。這種互動關係只存在於八字命局中。在流年、大運中出現只論泄而不論晦。

8. 相 脆

脆，就是大力度相剋。相脆的結果是被脆五行場減力大於相剋。

9. 相 合

合，合分天干五合與地支六和兩種類型。

天干五合：甲己合，乙庚合，丙辛合，丁壬合，戊癸合。天干相合的結果是被合者減力。

地支六合：寅亥相合；辰酉相合；卯戌相合；午未相合；子丑相合；巳申相合。

相合的一般規則是：寅亥相合，寅增力亥減力；辰酉相合，酉增力，辰減力；卯戌相合，戌增力，卯減力；午未相合，午減力，未增力；子丑相合，雙方都減力；巳申相合，也是雙方都減力。相合的特殊規律將在後面有關章節中介紹。

10. 克　制

所說克制，是指一切使對方減力的互動形式都可稱爲克制。

11. 幫、扶、幫扶

幫，扶或幫扶，都是指同類五行場之間的互動。幫、扶或幫扶的結果爲被幫扶者增力。

12. 生　助

生助，也就是相生的意思。結果是被生助者減力。

第十五節　用六十甲子模型破譯
個體人生命奧秘的例證

傳統中醫診法是望、聞、問、切四診合參。《創新中醫》引入了《子平術》爲測診。這樣中醫診法就是：「四診辨證，一測斷病，五診合參」了。 五診合參之「測診」，就是用六十甲子模型，依據一定的程式，一定的規

則，破譯個體人在宇宙四維時空座標曲線上的生命資訊。
實踐證明，「測診」是切實可行的，是經得起實踐和時間
的考驗的。

例證064　克朗凱特：美國「最值得信任的」新聞人
　　克朗凱特，美國CBS《晚間新聞》欄目的主持人和編
輯主任。1916年11月4日出生於美國密蘇里州聖約瑟夫
市。12歲時，他讀到一篇有關戰地記者的文章，自此，確
定了未來的發展方向。

　　1937年，克朗凱特成為合眾通訊社的一名記者。1942
年，合眾社派他前往倫敦任隨軍記者。二戰中，克朗凱特
足跡踏遍英國、波蘭、荷蘭等國，寫下了不少典範式的通
訊報導。被譽為二戰著名戰地記者之一。

　　1963年，克朗凱特成為CBS《晚間新聞》欄目的主持
人和編輯主任。他出色敬業的報導使美國人民的心與他緊
緊聯繫在一起。人們從此將克朗凱特與「忠實、客觀、準
確」的新聞報導劃上了等號。因此，曾多次被全美民眾票
選為「最值得信賴的人」。

　　2009年7月16日，92歲的克朗凱特因腦血管疾病在紐
約逝世。他去世前的最後一句話是：「我現在得走了」。
《百度百科》。

　　命局編碼　丙辰年 己亥月 乙巳日 XX時（寅卯空）
　　大運編碼　庚子 辛丑 壬寅 癸卯 甲辰 乙巳 丙午
丁未 戊申 己酉
　　起大運年　1917年起大運。
　　破譯密鑰　身旺格。用神：巳、辰、丙、己

發病資訊 2009己丑年7月16日，患腦血管病逝世。2009年行己酉大運。

破譯資訊 1.發病時正五行場資訊

2009己丑年，行己酉大運。流年地支丑土生大運地支酉金，酉金增力後制命局用神年支辰土。辰土爲脾土藏系統密碼標誌，爲腦血管模型。辰土爲用神，受制預示可能發生腦血管病變。事實是患腦血管病而逝世。

2.發病時運氣同化五行場資訊

2009己丑年爲天符年。天符年五行場發病特點是發病快而危重。事實是因腦血管病而逝世。

例證065 邱吉爾：帶領英國人民取得反法西斯戰爭勝利的民族英雄

溫斯頓·倫納德·司徒塞·邱吉爾爵士，1874年11月30日出生於英國一個貴族家庭。

1881年，7歲的邱吉爾被送入一個貴族子弟學校讀書。邱吉爾是學校中最頑皮、最貪吃、成績最差的學生之一。雖然邱吉爾的學業成績不好，但他的綜合素質較優。1900年10月，代表英國保守黨參選的邱吉爾順利當選議員，從此開始了長達61年的政治生涯。1940年至1945年，1951年至1955年，邱吉爾兩次出任英國首相。

邱吉爾是在第二次世界大戰期間，帶領英國人民取得反法西斯戰爭偉大勝利的民族英雄。是與史達林、羅斯福並立的「三巨頭」之一。是矗立於世界史冊的一代偉人。本來，邱吉爾是有名的頑固反共人物，但在第二次世界大戰的關鍵時刻，在處理對蘇關係上，邱吉爾以一個政治家

的巨大勇氣和高度靈活性，從英國人民的根本利益出發，
完成了英國政治和他本人政治生涯的重大歷史轉移，毫不
猶豫的與蘇聯結盟。使不同意識形態下的反法西斯力量在
特定的歷史條件下完成了統一戰線，從而保證了贏得戰爭
的最後勝利。

　　邱吉爾頭上帶有許多流光溢彩的桂冠，他是著作等身
的作家；辯才無礙的演學家；經邦治國的政治家；戰爭中
的傳奇英雄。1953年，他被授予諾貝爾文學獎。

　　1965年1月24日，邱吉爾因腦溢血病逝。享年91歲。
《百度百科》。

　　命局編碼　甲戌年　乙亥月　辛卯日　XX時　（午未空）

　　大運編碼　丙子　丁亥　戊寅　巳卯　庚辰　辛巳　壬午　癸
未　甲申　乙酉

　　起大運年　1877年起大運。

　　破譯密鑰　從弱格。用神：卯、亥、乙、甲、戌。

　　發病資訊　1965年1月21日因腦溢血而辭世。1965年
1月21日為甲辰年丁丑月乙亥日。行甲申大運。

　　破譯資訊

　　1. 發病時正五行場資訊　流年地支辰土生大運地支申
金，申金為忌神。申金得生增力制命局用神年支戌土。辰
戌都為脾土藏系統（脾、胃、胰、肌肉、血管）密碼模
型。辰土起了為害作用，使申金制了戌土。預示可能發生
脾土藏系統病變，是事實發生了腦溢血（血管病變）

　　2. 發病時合化五行場資訊　1965年1月21日為甲辰
年。辰年沖合五行場為上半年（司天）太陽寒水、水氣場
旺，下半年（在泉）為太陰濕土、土氣場旺。受制的戌土

在下半年疾病會更加危重。

3. 發病時運氣同化五行場資訊　甲辰年是歲會年。歲會年五行場發病特點是發病緩慢而持久。這預示腦溢血發病時間較長，是危重資訊。

以上各層次五行場互動資訊表明，命主在這一年突發腦溢血而辭世，是當年宇宙天地五行場與人體藏象五行場互動的結果。

4. 山翁點評　心腦血管病的本質是辰戌丑未土氣場受制或為害。

西醫學認為，心、腦血管病是由於多種原因引起心、腦血管壁的破損、凝血因數增多形成「血栓」。最終發展成為冠心病、腦血栓、腦出血等心、腦血管疾病或血栓性脈管炎、動脈栓塞等。而動脈炎症和動脈粥樣硬化是動脈狹窄和閉塞的主要病理變化。而血管壁損傷，血流滯緩、血液高凝也是靜脈炎形成的主要因素。

中醫學認為，心血管病主要病因是諸多因素形成的：心脈閉塞。腦血管病主要病因是多種因素造成的氣血逆紮，瘀血阻滯。外周血管病的病因是多種因素形成的絡脈瘀阻。

《創新中醫》由六十甲子模型的研究發現，心腦血管病、外周血管病其引發原因多種多樣，但究其五行場本質只有一個：辰戌丑未土氣場受制或為害是心腦血管病發病的最主要因素。

例證066　趙丹：天才表演藝術家因胰腺癌仙逝

趙丹，原名趙鳳翔，1915 年 6 月 27 日出生於江蘇南通。中國著名的電影表演藝術家。

1932 年被明星影片公司著名導演李萍倩看中，在無聲片《琵琶春怨》中扮演一紈絝子弟，從此成為明星影片公司基本演員，由於他熱愛表演藝術，又有刻苦專研精神，加之形象好，極有表演天才，很快成為「引人注目的明星」。與此同時，他還活躍在舞臺上。在影劇兩個方面，均顯露出他的藝術才華，成為一名引人注目的話劇演員和電影明星。

1936 年至 1937 年，主演了影片《十字街頭》和《馬路天使》。在《十字街頭》中扮演失業大學生老趙，刻畫了這個天真，純樸、熱情並帶有幾分傻氣的青年知識份子形象；在《馬路天使》裏，趙丹在表演上有了新的突破，運用現實主義的創作手法，從生活出發，經過概括提煉，真實而又自然地塑造了心地善良、樂於助人，淳厚質樸、又愛自作聰明的吹鼓手小陳的形象，受到廣泛贊許，從而奠定了他作為一位藝術大師的堅實基礎。

建國後，先後主演了《為了和平》（1956）《李時珍》（1956）《海魂》（1957）《林則徐》（1958）《聶耳》（1959）《烈火中永生》（1965）等影片。創了李時珍、聶耳、林則徐、許雲峰等形象，代表了中國 50——60 年代的電影表演水準。

十一屆三中全會以後，他熱情地為高等學府講授表演藝術，並不顧重病纏身，於 1978 年完成了《銀幕形象創造》和《地獄之門》等著作。他具有多方面的藝術才能，大量書畫作品受到中國書畫界的珍視。

1980 年 10 月 10 日因胰腺癌救治不效而仙逝。《百度百科》。

命局編碼　乙卯年 癸未月 庚午日（戌亥空）

大運編碼　壬午 辛巳 庚辰 己卯 戊寅 丁丑 丙子

起大運年　1925年起大運

密　　鑰　從弱格。用神：未、午、乙、卯、癸

發病資訊

1. 患胰腺癌 1979年爲己未年，行乙丑運。被診斷爲胰腺癌。

2. 1980年9月3日在北京醫院做了手術，癌細胞已擴散至胸部。1980年10月10日，仙逝。1980年爲寅申年，行乙丑運。

破　　譯

1. 患胰腺癌 正五行場資訊：

（1）1979年爲己未年，行乙丑運。流年天干己土制大運天干乙木，乙木爲用神，己土爲忌神。預示本年可能會有脾土系統病變。

（2）大運地支丑土制流年地支未土。未土爲最有力用神，爲脾土藏系統密碼，標誌中一項爲胰。

合化五行場資訊：己年爲土運不及之年。土氣場爲忌神，生日干庚金。預示脾土系統可能發生病變。

沖合五行場資訊：未年上半年（司天）爲太陰濕土旺，下半年（在泉）爲太陽寒水旺。如胰腺病發生在上半年則會更加危重。

運氣同化資訊：己未年爲天符年。天符年的發病特點爲發病快而危重。因此，趙丹大師本年發病一定會是發病突然而危重。

中醫學認爲，地球人類的健康與疾病，除了自身體

質、生活環境、醫療條件因素之外，最重要的因素是宇宙
天地能量——五行場旺弱對人體的作用。如五行場能量對
個體人有益，則此人會身體健康；如有害，則此人就會發
生疾病，雖然發生疾病的輕重不同，但一定會在身體中有
反應。這也許就是中國人俗稱的「天有不測風雲，人有旦
夕禍福」的根本原因之所在。

2. 病逝資訊　1980 年 10 月 10 日病逝。1980 年爲庚申
年。10 月爲丙戌月。10 日爲丙辰日。行乙丑大運。

正五行場資訊

（1）大運支丑土制命局月支未土。預示脾土藏系統
會發生疾病。事實是胰腺癌擴散。

（2）流年支申金制命局日支午火，午火爲心火藏系
統密碼標誌，預示心火藏系統會發生疾病。肺金藏系統也
可能會發生疾病。

合化五行場資訊　庚年中運爲金氣場大過。金氣場旺即
扶命局日干庚金，預示肺金象系統可能會發生疾病。也可能
肺金五行場制其他藏象系統，使其他藏象系統發生疾病。

1980 年 10 月爲丙戌月。戌土月燥土氣場旺，最大用神
未土也是燥土氣場。未土受制在本氣場旺時病情會明顯加
重。事實是病情本月危重。

1980 年 10 月 10 日是丙辰日。當日爲辰土（濕土）氣
場旺日。受制的戌燥土氣場遇到忌神辰濕土氣場旺日，病
情危急而逝。

簡介胰腺癌

胰腺癌（Carcinoma of pancreas）是一種臨床表現隱

匿，發病迅速的一種預後不良的消化系統惡性腫瘤。在世界範圍內，胰腺癌的發病率和死亡率均在日益增加，如美國胰腺癌的發病率明顯增加，死亡率居全部腫瘤的第四位元。英國和挪威各增加了一倍。70年代與60年代相比，加拿大、丹麥和波蘭發病率增加了50%。在日本近20年已有1.8/10萬人口增加到5.2 / 10萬人口。男性發病率較女性爲高，兩者之比2-3：1。胰腺癌屬於中醫學「伏深」的範疇。與古人所說的「瘤」、「癥」、「積」、「痞塊」、「腹病」等症頗相似，以濕熱表現爲多。胰腺癌初發病時常無明顯症狀，腫塊早期不易發現。一旦典型臨床表現出現，則病情發展迅速，從症狀出現到死亡平均7.1個月。

在《創新中醫》體系中，胰腺屬脾土藏系統，密碼模型爲辰戌丑未土。

例證067　土本典昭：被稱為「日本的良心」著名導演因肺癌而辭世

土本典昭，1928年12月11日生於日本歧阜市，祖上是採取陶土的地主。據說這就是他姓氏「土本」的由來。1946年他考入早稻田大學，1946年加入共產黨，在大學期間以行爲激進著稱。1962年，他開始以獨立製作的方式拍攝紀錄片。完成於1964年的《在路上》拍攝了到處是建築工地的東京，是日本高速增長期的真實寫照。《留學生圖亞斯林》（1965）詳細的描述了在千葉大學留學的馬來西亞青年，由於政治原因遭受學校當局迫害的情況。此後，他又在《遊擊隊前史》（1969）中表現了京都大學的校園鬥爭。

　　1965年，土本典昭拍攝了一部電視紀錄片《水俁的孩子還活著》，披露了當時尚不為人們注意的「水俁病」問題。土本典昭的「水俁」系列也成為日本百年來資本主義現代化歷程的批判記錄。與小川神介並稱為日本戰後紀錄片的兩座豐碑。並被稱為「日本的良心」。

　　2008年6月24日凌晨2點40分，土本典昭因肺癌辭世。《百度百科》。

　　命局編碼　戊辰年 甲子月 乙酉日（午未）

　　大運編碼　乙丑 丙寅 丁卯 戊辰 己巳 庚午 辛未 壬申

　　起大運年　1936年起大運。

　　密　　鑰　身旺格。用神：酉、辰、戊。忌神：子、甲。

　　發病資訊　2008戊子年6月24日，因肺癌辭世。2008年行壬申大運。

　　破　　譯

　　1.正五行場資訊　大運地支申金為用神，受流年地支子水制。申金為肺金藏系統密碼標誌。受制，預示肺金藏系統可能會發生病變。

　　2.合化五行場資訊　戊年火運太過。火氣場旺。火氣場旺克制用神申金。預示肺金系統可能會發生病變。

　　3.沖合五行場資訊　子年司天（上半年）為少陰君火，火氣場旺。在泉（下半年）為陰陽燥金，金氣場旺。命主病危在6月24日前，為上半年。上半年火氣場克制金氣場，人體肺金系統可能會有病變。命主最大用神為申酉金，受火氣場克制，肺金系統病變會加重。

4. 運氣同化資訊　2008 戊子年。戊子年爲天符年。天符年發病特點爲發病快而危重。事實是命主在這一年病逝。

5. 資訊綜述　本例中命主最大用神爲申酉金。受年支子水制；受中運火氣場制；受司天火氣場制。又逢天符年。因此，命主於本年因肺系統病變——肺癌而辭世。

簡介肺癌

原發性支氣管肺癌簡稱肺癌。是世界範圍內常見惡性腫瘤之一，嚴重威脅著人類的健康和生命，被稱爲「20世紀的鼠疫」。近半個世紀以來，肺癌發病率和死亡率分別列各種腫瘤的第一位和第二位。歐美較多，亞洲國家次之，拉丁美洲較低。目前世界上至少有35個國家和地區的肺癌已居男性惡性腫瘤的死亡原因之首。

肺癌的病因早已比較清楚，現已公認，吸菸是引起肺癌的重要因素，兩者具有因果關係。此外，大氣環境污染與職業接觸在本病中也有一定作用，但多與吸菸產生協同作用。

肺癌屬中醫學中的「咳嗽」、「息賁」、「肺積」等病症的範疇。

在《創新中醫》體系中肺屬肺金藏系統，密碼模型爲申酉金。咽（氣管）的密碼模型爲庚辛金。肺癌的五行場發病機理爲人體肺金藏象系統（庚辛申酉金）受制或爲害。

例證068　患B肝的農民

新XX，男。農民。1960年4月27日卯時出生於吉林省柳河縣某村。2003年春，查出來患B肝。下面我們用

《創新中醫》五行場能量預測法來驗證一下發病年的五行場能量互動資訊。

命局編碼 庚子年 庚辰年 乙酉月 己卯日（午未空）

大運編碼 辛巳 壬午 癸未 甲申 乙酉 丙戌 丁亥

破譯密鑰 從弱格。用神：酉、辰、庚、己。忌神：卯、子。

發病資訊 2003癸未年春，查出患B肝。2003年行乙酉大運。

破　譯

1. 正五行場資訊

（1）2003年，大運天干乙木忌神得流年天干癸水生助增力。乙木為肝木象系統密碼標誌，為忌神得生助。預示可能發生肝木系統病變。

（2）大運天干乙木得癸水生助增力後，又制命局用神時干己土。己土為脾土象系統密碼標誌，預示可能發生脾土系統病變和肝木系統病變。事實是患B肝。

（3）大運地支酉金用神被流年地支未土制。酉金減力後無力再制命局時支忌神卯木。卯木為肝木藏系統密碼標誌。卯木忌神不受制，預示可能發生肝木藏系統病變。事實是患B肝。

2. 山翁點評

本例B肝為肝木藏象同時為害而引發。即忌神大運天干乙木制命局用神時干己土，這是肝木象系統為害；命局時支卯木為忌神，因用神大運地支酉金受制而無力去制忌神卯木。因此，肝木藏系統亦為害而發病。乙木為肝木象系統標誌，因此疾病的表現為B肝。

例證069　公務員不幸患C肝

辉XX，男，1953年2月2日丑時出生於吉林省X縣一個工人家庭。是某縣一位公務員。1997年不幸患病肝。至今未癒。我們用《創新中醫》斷病法來驗證一下患病年的五行場能量資訊。

命局編碼　癸巳年 乙卯月 丙寅日 己丑時（戌亥空）

大運編碼　甲寅 癸丑 壬子 辛亥 庚戌 己酉 戊申

起大運年　1956年起大運。

破譯密鑰　從旺格。用神：寅、卯、乙、巳。忌神：己、丑、癸。

發病資訊　1997丁丑年，被診斷患C肝。1997年行庚戌大運。

破　　譯

1. 正五行場資訊　流年地支丑土，因大運地支戌土旬空可以直接作用命局地支。丑土制命局用神月支卯木、日支寅木。丑土爲脾土藏系統密碼標誌，寅卯木爲肝木藏系統密碼標誌。丑土制寅卯木，預示因脾土系統爲害而使肝木藏系統發生疾病。丑土爲脾臟、胃腑密碼標誌，寅卯木爲肝臟、膽腑標誌。預示可能因飲食系統引發肝木系統發生病變。事實是命主曾多次外出就餐，而患上C肝。

2. 合化五行場資訊　丁年爲木運不及之年，木氣場生日干丙火。預示肝木系統病變不會很嚴重。

3. 沖合五行場資訊　丑年司天（上半年）爲太陰濕土，在泉（下半年）爲太陽寒水。如疾病發生在上半年則會一開始較重。

山翁點評　本例C肝患者，發病原因是流年地支丑土

忌神制命局用神月支卯木、日支寅木。丑土為脾土藏系統
密碼模型。說明是兩個藏系統五行場互動而引發的病變。
臨床上，本例主要表現為寒濕症。是典型的丑濕土為害病
例。因其為兩個系統互動，又有丑土為害，故病情較重
（藏病重，象病輕，四土為害更危重）。

簡介 B 肝與 C 肝

　　B 肝是 B 型肝炎的簡稱。B 型肝炎是由 B 型肝炎病毒侵
犯肝系統引發的病變。同理，C 肝是 C 型肝炎病毒侵犯肝
系統引發的病變。B 肝和 C 肝都是常見的傳染病。在我
國，B 型肝炎病毒感染者占全國人口的 10% 以上，是對我
國人民身體健康危害較大的病毒性傳染丙病。B 肝、C 肝
屬於中醫的「黃疸」「肋痛」等範疇。

　　中醫學認為，B 肝、C 肝等病毒性肝炎，病位在肝系
統，與脾、胃系統關係密切。在中醫理念中，肝的主要生
理功能是肝藏血和主疏泄。肝藏血、主疏泄的本質就是由
與其他藏象系統的合作製造膽汁、合成蛋白質、合成肝糖
原、轉化氨基酸、合成尿素、分解脂肪、製造凝血因數、
代謝激素、調控人體新陳代謝活動。

　　B 肝、C 肝的主要傳染途徑是由血液傳染。輸血、外
科手術、牙科手術、注射針頭、牙刷、指甲刀、精液、月
經血、唾液等都可能傳播疾病。

　　普通肝炎病人最常見的症狀是全身無力、不想吃飯、
發熱、噁心、嘔吐、厭油膩，上腹部發堵、飽脹、尿色較
黃等。

　　在《創新中醫》體系中，肝木藏系統的密碼模型為甲

乙寅卯木。脾土藏系統的密碼模型爲戊己辰戌丑未土。B肝、C肝等肝炎發病是肝木、脾土兩個或兩個以上系統五行場互動引發的病變，是多系統（多基因）病。上面就是幾例B肝、C肝的五行場互動病例。

例證070　戊土制申金：老工人患上消型糖尿病

高XX，男，1953年二月二十日卯時出生在吉林省通化某村。是某工廠工人。2002壬午年。查出患糖尿病。

命局編碼　癸巳年　乙卯月　甲申日　丁卯時（午未空）

大運編碼　甲寅　癸丑　壬子　辛亥　庚戌　己酉　戊申

起大運年　1962年起大運。

密　　鑰　身旺格，用神：申、丁、巳。忌神：乙、卯。

發病資訊　2002壬午年秋季。查出患糖尿病。2002年行庚戌大運。

破　　譯

1.正五行場資訊　流年地支午火生大運地支戌土。戌土增力制命局用神日支申金。戌土爲脾土藏系統密碼標誌，申金爲肺金藏系統密碼標誌。戌土制申金，預示脾土系統與肺金系統可能發生病變。事實是患上消型糖尿病。

2.沖合五行場資訊　壬午年司天（上半年）爲少陰君火，火氣場旺。在泉（下半年）爲陽明燥金，金氣場旺。發病在秋季，正是金氣場旺季。日支申金受制，再逢金氣場旺時，則病情會加重。因此，秋季查出來患糖尿病。

3.資訊綜述　本例是典型的上消症。脾土系統之戊土制肺金系統之申金。病機在戊土、病變在申金。

例證071　未戌土制丑土：中年幹部患中消型糖尿病

張XX，男，1945年十二月初一五時生於甘肅某村。爲某局退休幹部。1994甲戌年10月，查出患糖尿病至今。我們用《創新中醫》中的預測方法來驗證一下其病因。

命局編碼　乙酉年 戊子月 丁丑日 辛丑時（申酉空）

大運編碼　丁亥 丙戌 乙酉 甲申 癸未 壬午 辛巳

起大運年　1954年起大運。

密　　鑰　從弱格。用神：丑、子、酉、戌、辛。忌神：乙。

發病資訊　1994年。爲甲戌年。查出患糖尿病。1994年行癸未大運。

破　　譯

1.正五行場資訊

（1）大運天干癸水制命局用神月干戊土；流年天干甲木也制戊土。預示脾土象系統可能發生病變。

（2）大運地支未土，流年地支戌土，都制命局年支用神酉金，酉金爲肺金藏系統密碼標誌，預示肺金、脾土藏系統可能發生病變。

（3）大運地支未土、流年地支戌土。都制命局月支子水。子水爲腎水藏系統密碼標誌，預示腎水藏系統可能發生疾病。

（4）大運地支未土、流年地支戌土，都制命局日支、時支丑土。丑土也是脾土藏系統密碼標誌。未戌燥土制丑濕土，燥濕相摶，預示脾土藏系統病變較重。事實是中消型糖尿病。

2.合化五行場資訊　甲年中運爲土運太過。土氣場太

旺而又受制，預示脾土系統病情會加重。

3. 沖合五行場資訊　數年上半年（司天）爲太陽寒水，水氣場旺；下半年（在泉）爲太陰濕土，爲土氣場旺。命主10月查出患糖尿病，正是土氣場旺之時。因此，可能病情一查出就較重。

4. 運氣同化資訊　1994年爲甲戌年。甲戌年是同天符年。同天符年發病特點是發病快而危重。事實是命主自查出患糖尿病之前，身體就一直不適。查出患糖尿病分以後，精神壓力較大，身體每況愈下。一直與病魔苦苦抗爭。

5. 山翁點評　糖尿病是一種慢性消耗性疾病。現代醫學認爲是人體胰腺分泌胰島素功能異常所致。中醫學把糖尿病稱爲「消渴病」。並分爲上消、中消、下消三種證型。筆者在臨床預測實踐中發現了中醫分型的依據，驗證了中醫先哲對「消渴病」分型的準確性。「消渴病」病位在胰，胰在藏象系統中屬脾土藏象系統。胰的中醫密碼標誌爲戊己辰戌丑未土。就是說，「消渴病」的病位在脾土藏象系統之胰上。這一點中西醫的認識都很正確。但是，中醫學認識到「消渴病」的病因並非就是胰島素失衡這麼一種，而是分三種，下面就分別介紹。

上消　上消的主要表現爲多飲。多飲病變在上焦。稱爲上消，上消屬肺系統。

中消　多食，病變在中焦，稱爲中消。中消屬胃。

下消　下消多尿，病變在下焦。下消屬腎。

「消渴病」分爲上中下三消證型，是歷代醫家長期醫療實踐的輝煌成果。但此理論有一個不足，那就是三消證

與胰的關係，古今醫家所述多不清晰。這似乎成了一個千古之謎。今天，我們用《創新中醫》的預測法，很輕鬆就破譯了這個「千古之謎」。那就是，所說上消，就是肺金藏象系統庚辛申酉密碼所標誌的金氣場能量與脾土藏象系統戊己庚辰丑未密碼所標誌的土氣場能量互動的後果。如脾土藏系統之戊己辰戌丑未土為用神，受到肺金藏系統之庚辛申酉金制，則表現為上消症狀。即上消屬肺；如戊己辰戌丑未土受戊己辰戌丑未土之制，則表現為中消症狀，即中消屬胃；如戊己辰戌丑未土受壬癸亥子水制，則表現為下消症狀，即下消屬腎。

臨床發現，上消病較輕易控制。中消則病情不易控制，且易生變證，下消最為危重，最易引發併發症。因此，消渴病人注意飲食、勞逸適度，保持樂觀豁達心態是非常必要的。

例證072　子水制戊土：少年男孩患下消型糖尿病

XX，男，1983年5月10日寅時生於吉林省通化某鎮。現為自營商。1996丙子年被診斷為胰島素依賴型糖尿病。至今未癒。

命局編碼　癸亥年 丁巳月 戊戌日 甲寅時（辰巳空）

大運編碼　丙辰 乙卯 甲寅 癸丑 壬子 辛亥 庚戌 己酉

起大運年　1984甲子年起大運。

密　　鑰　身弱格。用神：戊、丁。忌神：甲、寅、癸、亥。

發病資訊　1996丙子年查出患糖尿病。1996年行乙卯

大運。

破　譯

1. 正五行場資訊　流年地支子水制命局用神日支戌土。子水爲腎水藏系統密碼標誌，戌土爲脾土藏系統胰的密碼標誌。子水制戌土，預示腎水藏系統和脾土藏系統可能發生病變。事實是患胰島素依賴型糖尿病。病情嚴重時導致昏迷。

2. 合化五行場資訊　丙子年中運爲水運太過。水氣場太過制日干戌土。預示腎水藏系統和脾土藏系統可能發生病變。戌土爲胰的密碼標誌。

3. 沖合五行場資訊　子年司天（上半年）爲少陰君火，火氣場旺；在泉（下半年）爲陽明燥金，金氣場旺。發病在夏季（上半年）。火氣場生戌土。對病情有利。

4. 五行場資訊綜述　本例命局中，最大用神爲月支戌土。戌土爲脾土藏系統組織胰的密碼標誌。戌土受中運水和流年地支子水制，子水爲腎水藏系統密碼標誌，兩者互動，預示脾土藏系統中胰系統與腎水藏系統都可能發生病變。事實是下消症。

中醫體系中之下消，是脾土系統與腎水系統互動所致。即脾土系統受腎水系統制而導致胰系統功能紊亂，同時腎系統本身也發生病變。脾爲「後天之本」，腎爲「先天之本」。先後天功能都發生紊亂，對人體危害很嚴重。臨床所見，大多數胰島素依賴型糖尿病都是脾腎兩個系統功能低下所致。因此，胰島素依賴型糖尿病更容易復發，而且病情不穩定。

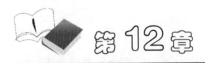

中藥：遵循中醫理論篩選出的能夠調節人體五行場能量的宇宙物質

　　《中藥學》（雷載權主編1995）對中藥的定義是：中藥是我國傳統藥物的總稱。中藥的認識和使用是以中醫理論為基礎，具有獨特的理論體系和應用形式。充分反映了我國歷史、文化、自然資源等方面的特點。由於其來源以植物性藥材居多，使用也普通，所以古來相沿把藥學稱「本草」。

　　如果我們用《創新中醫》五行場理念來定義中藥，那就是：中藥是遵循中醫理論篩選出的能夠調節人體五行場能量的宇宙物質。

　　中藥的歷史是伴隨著中華先民的採集食物和狩獵活動而逐漸成熟起來的。傳說上古時「神農嘗百草之滋味……一日而遇七十毒。」說明中華先民歷經無數次的有意識嘗試，才總結形成中藥的概念。《說文解字》對「藥」的訓釋為「治病之草、從草、樂音。」二千多年前的西漢時期已有藥學專著出理，《史記‧扁鵲倉公列傳》載名醫公孫陽慶曾傳其弟子淳於意《藥論》一書。現存中國最早的藥學專著是《神農本草經》。載藥365種，分為上、中、下

三品。系統的總結了漢代以前的藥學成就，對後世本草學的發展具有十分深遠的影響。

第一節　中藥治病保健的實質是調節人體藏象系統五行場的動態平衡

我們知道，宇宙中所有的物質，大到恒星、行星，小至人體、細胞、原子，都具有兩種存在形態，一是實體物質，一是場態物質。人們對宇宙自然之場如引力場、電磁場、輻射場有了較多的理解，而對人體場卻知之甚少。

其實，早在兩三千年前，《黃帝內經》的作者們就已經認識到宇宙與人體還存在另外一種場——五行場。先哲將五行場命名爲「五行」。地球生物、人類、動物、植物、微生物都生存在五行場之中。也就是說，地球生物雖然品類繁多，五花八門，但本質上卻都是宇宙中爲數不多的幾種「基本粒子」被宇宙用場能量化生出來的。物質上是同源同構的。能量上都生存在宇宙五行場之中。宇宙五行場主宰調控著地球所有生物（人類、動植物、微生物）的生、長、壯、老、病、已。

人爲什麼會生病，人們會告訴你很多答案。例如，感冒是由於感受風寒或感染流感病毒引發的；抑鬱症、精神分裂症是由於長期心願不遂、精神壓抑造成的；腦血栓可能是長期高血壓引發的；B肝患者是感染了B肝病毒造成的；肺癌可能是長期吸菸引發的；乳腺癌、胰腺癌、糖尿病是由遺傳密碼——DNA引發的等等。

　　現在一些疾病由DNA引發幾乎是毫無異議的被人們所接受。DNA引發疾病可以說是當今最流行最權威的答案了。但DNA專家們卻回答不了這樣一個問題：從源頭上講，同一家族之人，DNA爲什麼會不一樣。答案其實很簡單：宇宙天地五行場能量才是地球人類生物的主宰。

　　從本質上講，人與生物的健康與疾病，都是宇宙天地五行場運動的產物。就是說，人生病的基本原因是宇宙能量使人體五行場失衡了。是宇宙天地五行場與人體藏象五行場互動，形成了人體某一藏象系統或某幾個藏象系統五行場受到干擾或共振，使人體五行場在某一時空段失調。使人體的一個或幾個系統功能紊亂或喪失，其表現就是「疾病」。

　　人體五行場失衡，是導致人體生病的根本原因。用什麼來調節人體五行場的失衡狀態呢。先哲在上萬年的實踐中認識到，「草藥」也就是「中藥」與人體同源同構，是調節人體失衡的藏象五行場達到新的相對平衡，動態平衡的最佳的宇宙物質。由於中藥品類繁多，先哲逐漸總結歸納出它們的不同五行場性質，即四氣、五味、升降浮沉、毒性、歸經等。例如，病在象系統，可用解表爲主；病在藏系統，可用滋陰、溫裏藥爲主。

第二節　中藥「四氣」的本質是場態與波粒態能量

　　中藥的四氣即中藥的寒熱溫良四種藥性。是反映藥物

在影響人體陰陽盛衰，寒熱變化作用傾向性質的重要概念之一。

用陰陽模型來定義四氣，溫熱屬陽，寒涼屬陰。溫次於熱，涼次於寒。這是對陽熱、陰涼程度上的差異而言的。

藥性寒熱只是反映藥物影響人體陰陽盛衰，寒熱變化方向的基本傾向與趨勢。並不說明藥物的具體作用。陽熱證用寒涼藥，陰寒證用溫熱藥。這是中醫臨床用藥的一般原則。在臨床實踐中，多見寒熱錯雜之證，往往是寒藥熱藥並用，即所謂「雙向調節」。而對於真寒假熱之證，則當以熱藥治本，必要時反佐以寒藥；真熱假寒之證，則當以寒藥治本，必要時反佐以熱藥。

以上是《中藥學》對四氣的概括。

如果我們用《創新中醫》五行場模型來界定中藥的「四氣」。即四氣的本質是場態與波粒態能量物質。溫熱類中藥，五行場的本質是啓動人體波粒態能量（氣）的物質；寒涼類中藥，五行場的本質是補充啓動人體場態能量（精）的物質。

例如：溫熱類藥物附子，辛、甘、熱。有毒。歸心、腎、脾經。有回陽救逆，助陽補火，散寒止痛的功效。是溫熱類藥物中之熱類藥。對人體心火系統、腎水系統、脾土系統之波粒態能量有很強的啓動作用，上助心陽，中溫脾陽，下助腎陽。以附子爲主藥的「真武丸」，對心脾腎陽虛的水腫配伍得當（心源性、腎源性水腫）療效奇佳。是任何西藥所不及的。

再如，寒涼類藥物龜板、鱉甲。對陰虛內熱，骨蒸盜

汗，配伍熟地、知母、黃柏等（大補陰丸），療效確切。而這一作用，也是任何退熱的西藥所不能的。這是因爲，龜板、鱉甲類寒涼藥，能對人體場態（精）物質有補充、助益的作用。能補充、增強、啓動人體場（精）態物質。

因此，我們說，中藥的四氣，本質上是對人體五行場的場態和波粒態能量的調節平衡。

第三節　中藥「五味」的本質是五行場屬性的歸類

《中藥學》指出，中藥「五味」的定義是指藥物和食物的真實滋味。即辛甘酸苦鹹五味。這其中古人依據五行場理念，將淡味附於甘味，將澀味附於酸味之中。這樣就統稱爲五味。

《黃帝內經》依據五行學說，將五味與自然界眾多的事物，屬性相聯繫。在人體以五臟爲中心，五味、五色、五臭等皆與四時五臟相配屬歸類。這就從五行場模型上爲宇宙萬物劃分了五大五行場歸屬。即辛味屬金氣場；甘味屬土氣場；苦味（焦味）屬火氣場；酸味屬木氣場；鹹味屬水氣場。這已經從最初始的藥物、食物的真實滋味生華爲五行場模型理念。

這是對藥物滋味的高層次歸納。即五味所反應的不僅僅是藥物本身的個性，而更從五行場高度來理解和應用藥物的五味特性。即辛味藥物屬於金氣場，與人體肺金藏象系統首先相通相應共振；甘味藥物屬土氣場與人體脾土藏

象系統首先相通相應共振；酸味藥物屬木氣場，與人體肝木藏象系統首先相通相應共振；苦味藥物屬火氣場，與人體心火藏象系統首先相通相應共振；鹹味藥物屬水氣場，首先與人體腎水藏象系統相通相應共振。

在長期的醫療實踐中，先哲總結概括了藥物五味對人體機能的作用。

辛味藥物：

能散、能行，有發散、行氣、行血等作用。如治療表證的麻黃、薄荷等；治療氣血阻滯的木香、紅花等。

甘味藥物：

能補、能緩、能和，即有補益緩急止痛，調和藥性，和中的作用。如大補元氣的人參，滋補精血的熟地，調和諸藥的甘草等。

酸味藥物：

能收、能澀，即有收斂固澀作用。如山茱萸、五味子澀精，斂汗、五倍子澀腸止瀉，烏梅斂肺止咳，澀腸止瀉等。

苦味藥物：

能泄、能燥。如大黃瀉下通便。杏仁降泄肺氣，枇杷葉降泄胃氣，梔子、黃芩清熱瀉火等。

鹹味藥物：

能軟、能下。有軟堅散結和瀉下作用。如海藻、昆布能消散瘰鬁，鱉甲能軟堅消癥等。

總之，中藥的五味，本是五行場屬性的歸類。只有從五行場高度來理解、應用，才能舉一反三、觸類旁通。

第四節　中藥「君臣佐使」配伍原則的本質就是調節人體多層次五行場平衡

　　疾病發生的本質是宇宙天地五行場與人體藏象五行場互動引發的人體某一系統或某幾個系統五行場失衡。是宇宙物質能量與人體物質能量互動的某一時空段資訊流。

　　宇宙天之五行場為五運五行場，五運五行場基本結構為三個層次，即主運五行場，客運五行場，中運五行場。宇宙地之五行場為六氣五行場，六氣五行場基本結構也為三個層次，即主氣五行場，客氣五行場，歲氣五行場。天地六層次五行場與人體藏象系統互動，在人體的主要表現就是兩個層次，即象系統和藏系統。

　　病變可能發生在象系統，亦可能發生在藏系統，還可能發生在象、藏兩個系統。而人體藏象系統都各自有五個子系統，即肝木藏象系統；心火藏象系統；脾土藏象系統；肺金藏象系統；腎水藏象系統。

　　我們可以算一下宇宙天地五行場與人體藏象五行場互動的可能作用點（部位）。即：五運三層次五行場為$3 \times 5 = 15$個場層，六氣三層次五行場為$3 \times 6 = 18$個場層，人體藏象兩大系統五行場為$2 \times 5 = 10$個場層。這樣五運六氣五行場與人體藏象五行場互動，理論上至少有$15 \times 18 \times 10 = 2700$個五行場互動點。作用點雖然很多，但卻都表現在人體藏象五大系統之內。

　　就是說，因五運六氣五行場旺弱變化及人體對五行場

的喜忌的不同，最終在人體藏象系統上引發的病變點或部位只能是人體藏象五大系統之內。這就是引發疾病五行場系統與發病五行場系統只能是最少一個系統（如土氣場之丑土作用土氣場之未土），或最多四個系統（如丑土作用卯土、丑土還作用子水、丑土還作用巳火）。

這樣疾病的表現就是多系統多層次的病變，中醫的應對策略就是「君臣佐使」多系統、多層次有針對性地用藥。君藥一層次、臣藥一層次、佐藥一層次、使藥一層次。應該說，這就是中醫用藥「君臣佐使」的五行場本質。君臣佐使多層次多系統用藥的目的是調節宇宙天地五行場與人體藏象五行場的動態平衡。

因此，中藥「君臣佐使」的配伍原則的本質就是調節人體藏象五行場與宇宙天地五行場的動態平衡。

第五節　中藥的最大優勢是：中藥可以調節平衡人體藏象五行場

迄今為止，我們已知西藥最大優勢是殺毒、滅菌、修復DNA。殺毒滅菌類藥物在殺滅病毒、病菌的同時，無可避免地也損傷了部分健康的細胞組織，而且大部分西藥沒有補益調節人體藏象五行場的功能。

與西藥的直接殺毒滅菌相比，中藥的最大優勢是可以直接調節平衡人體藏象五行場。人體藏象五行場能量是個體人生命節律的主宰能量，是個體人健康存活之本。中醫中藥透過調節人體藏象五行場與宇宙天地五行場的動態平

衡來延續生命活力，來增加人體免疫抗病能力。由增強人
體免疫能力抗病能力來抑制病毒病菌的滋生和漫延。達到
人與宇宙自然的和諧，人體組織與病毒病菌的和諧。這應
該就是中醫「天人合一」即天人和諧的最高境界。例如，
經西醫的「放療」「化療」後患者大多出現脫髮、身體消
瘦，免疫力低下等副作用。但經中醫中藥調理就有可能逐
漸恢復到一定程度的「健康態」就是最好的證明。

　　最近，在網上看到這樣一個小故事，一位外地到廣州
公務的朋友，看到廣州市中醫院人滿爲患，就好奇的問計
程車司機，爲什麼廣州人這麼熱愛中醫中藥。司機回答，
其實我們廣州人不是排斥西醫西藥。實際情況是，我們有
病是，首先選擇去看西醫，殺毒滅菌後，再去中醫處用中
醫中藥進行調理。因爲這樣的效果最好最合理。這位朋友
聽後，恍然大悟。

　　這個小故事應該說是比較真實地反映了國人對中西醫
的心態。也從一個側面說明了中藥的調節平衡人體五行場
和西藥殺毒滅菌功能在國人心目中的地位。

　　當代西醫最偉大的成就是DNA（遺傳密碼、基因）的
破譯。應該說這既是分子生物學的最高峰，又是分子生物
學的轉捩點。因爲分子生物學走到DNA，前面將是原子、
電子、基本粒子。還原論的路已經走到盡頭，無路可走
了。於是西方一些有識之士轉過頭來企圖建立「系統生物
學」。試圖從整體、系統上來揭開生命節律的奧秘。作爲
一名土生土長的土中醫，我熱烈祝賀系統生物學早日取得
突破性的進展。同時、更希望中醫中藥早日汲納西醫先進
的理念和技術手段，爲全人類服務。

第六節　中藥品質優劣取決於環境

中藥能夠調節人體藏象五行場，其根本原因在於人類與動植物都生活在地球上，都是宇宙五行場能量所化生的。個體人藏象系統具有獨特的五行場喜忌，或者說獨特的五行場波長與頻率。同樣，千姿百態、林林總總的動植物也有各自的波長和頻率。例如人體腎水藏象系統五行場屬性為水氣場，中藥熟地、石斛、天冬、龜板、鱉甲等五行場屬性也屬水氣場。如果恰好某人腎水藏系統發生病變，那麼，在中藥組方中就一定要有這類滋陰補腎藥品。同樣，如某人腎水象系統也發生病變，那麼，中藥組方中也一定要加入溫補腎陽之品如鹿茸、巴戟天、海馬、補骨脂、淫羊藿等。

中藥能夠調節人體藏象五行場能量，這是毋庸置疑的事實。但中藥也同樣有一個品質環境的問題。

第一，中藥的來源，除少數人工製品外，主要是天然的動物、植物和礦物。天然藥物的分佈和生產，離不開一定的自然條件。這是中藥界流行的「道地藥材」理念。所說「道地藥材」就是最適應藥材生長的環境中產出的品質優良的產品。如東北的人參、細辛、五味子、鹿茸，四川的黃連、川芎、附子，廣東的砂仁，江蘇的薄荷、蒼朮，雲南的茯苓，河南的地黃，山東的阿膠，西藏的冬蟲夏草等。這是先哲在數千年的醫療實踐中觀察、比較形成的理念。也就是說，一定的宇宙五行場環境就會生長出一定的

「道地藥材」。

第二，除了五行場環境外，中藥材的品質還受到環境品質的影響。在古代，沒有工業污染，沒有化肥、農藥、大氣等污染。中藥基本上是在自然環境中生長。因此，對人類的毒副作用相對少很多。隨著工業文明的挺進，今天環境污染從土壤、水質到大氣，幾乎無處不在。在這樣環境中生長的中藥材，不可避免地遭到不同程度的污染。因此，保護環境就是保護中藥材，就是關愛生命。從這個意義上說，關心環境、保護環境是每一個中國人都應該關心的事情，是每一個中國人義不容辭的責任和義務。

第七節　中藥治療的關鍵在於「對證」

證是中醫學的特有概念，《創新中醫》對「證」的詮釋是：證是宇宙天地五行場與人體藏象五行場互動在機體引發病變的某一特定宇宙四維座標時空段的本質資訊。是對機體疾病本質階段性的綜合判斷，是宇宙五行場與人體藏象五行場互動的宇宙四維座標中某一時空段的宇宙物質能量資訊（流）的本質概括。

冷方南先生主編的《中醫證候辨治軌範》就將中醫「證候」概括為：全身證候；臟腑證候；溫病證候；傷寒證候；專科證候五大類。朱文鋒先生主編的《中醫診斷學》提出，「八綱辨證是辨證的基礎，在診斷疾病的過程中，有執簡馭繁，提綱挈領的作用。適用於臨床各科、各種疾病的辨證，而其他辨證方法則是八綱辨證的具體深

化。」八綱辨證爲綱，其他辯證爲目，綱舉方能目張。領悟了「綱」就容易把握「目」。這是每個中醫師都必需掌握的基本功。

中醫體系之「證」並不等同於「病」。病是對病位而言，如肝病、胃病、冠心病等。證是病在機體的某一時空段的全息表現。如肝病可能出現血虛證或陰虛證，心病也可能會出現血虛證或陰虛證。

中醫的治療，首先著眼於「證」，然後才著眼於病。證是病的某一時空段的全息表現，病是全程資訊。這就是中醫常說的「異病同治」或「同病異治」。同一個病人，在不同的時空段，中醫會給予不同的方藥進行治療，這就是同病異治。不同的病人，在同一時空段內，中醫師可能給予同一類方藥進行治療。爲什麼呢，因爲「證」相同。這是「異病同治」。

證是人體藏象系統五行場能量失衡的宇宙四維時空座標某一點或一段的本質資訊。證傳遞的五行場資訊是人體藏象五行場的失衡態資訊。要調節補充人體藏象系統的失衡狀態，中藥就是最佳的選擇。

在當今的世界上，能夠直接調節人體五行場的宇宙物質只有中藥。而西藥的「殺毒滅菌」只能是部分地間接地起到一些「平衡」人體五行場的作用。從這個意義上講，中醫的「辨證施治」「對症治療」是高層次的醫療境界。因此，筆者以爲一些專家學者提出的「中醫爲體，中西兼用」是大智慧，是符合醫學發展的歷史需求的。

例如：消渴病（糖尿病）中醫分爲「上消」「中消」和「下消」三種證型，西醫總體上可分爲「胰島素依賴

型」和「非胰島素依賴型」兩種類型。《創新中醫》由六十甲子模型，證明消渴病之病位在「胰」，是「本虛邪盛」胰屬脾土藏系統，因此。就系統屬性而言，消渴病是「脾土藏系統」之場能量失衡，引發脾土藏系統場能量失衡的有三種五行場能量：一是肺金藏象系統（庚辛申酉金）；二是脾土系統自身（戊己庚辰丑未土）；三是腎水藏象系統（亥、子水）。

消渴病因個體人生辰八字組合的不同而可以有很多種「證」。但臨床常見的主要「證」以「脾胃燥熱」、「氣陰兩虛」和「陰陽兩虛」三種「證」為多。就是說，一種糖尿病，中醫至少能分出三種證型，用三種不同的方藥來治療。這就是中醫中藥治療的基本原則「辨證施治」，只有辨對了「證」，才能正確地遣方用藥來對「證」治療。「辨」對了「證」其實就是「辨」對了人體藏象系統五行場失衡的場資訊。中醫「對證」治療，是調節人體藏象系統失衡的場能量，是從整體的「人」出發，是治「本」；西醫用「胰島素」來控制人體胰島素的分泌，是治「標」。

證的本質是人體五大藏象系統與宇宙天地多層次五行場互動引發的人體某些藏（象）系統及諸多子系統場能量失衡，是多種屬性多層次五行場互動資訊，因此，中醫的處方多為多味藥品的有機組合。

多味藥品針對不同屬性的場能量進行調解補充，目的是達到人體母系統的五行場能量的動態平衡。這種人體母系統的五行場能量的動態平衡就是這個「人」的健康態。因此說，中藥治療的關鍵在於「對證」。

第八節　中藥治本、西藥滅菌

西藥多數是人工研製的化學方法合成的化合物，他們成分或單一或清楚，針對性強。是兩百年來西方文明的產物。筆者認為，相對於中藥而言，西藥的最大優勢是「殺毒滅菌」。例如，臨床常見的胃病（胃炎），西醫認為，是人體中螺旋桿菌多了，引起胃炎。於是就針對性地研發了殺滅幽門螺旋桿菌的西藥。對一部分胃炎患者確實也很有效。這就是西醫的優勢，針對性強，藥品單一。上至醫學博士，下至赤腳醫生，只要查出幽門螺旋桿菌，誰都可以應用殺滅它的西藥。甚至普通患者，知道自己有幽門螺旋桿菌，就可以直接去藥店買殺滅幽門螺旋桿菌一類的口服藥服用。就是說，西藥針對的是病毒或病菌。

中醫則不然，同樣是查出幽門螺旋桿菌的胃病，中醫師透過望、聞、問、切等方法，從整體觀念上尋找患病的「根本原因」。即從整體藏象系統中找出發生「胃病」的系統原因。例如，可能是肝木藏象系統克制了脾土系統之燥土與濕土互動引發的「胃病」；還可能是腎水系統克制了脾土系統引發的「胃病」等。總之，中醫是針對患病的人體尋找致病的根或本，然後從整體角度遣方用藥，治的是「人」。中藥是調節平衡患者的整體功能，即免疫能力。整體功能和諧了，免疫能力自然就提高了。由提高患者自身免疫能力，促進自體內滋生幽門螺旋桿菌的環境變好。患者體內幽門螺旋桿菌生存條件不存在，病菌自然就

滅亡了或減少了。這就是「中藥治本」。

中醫藥是中國三千年文明的結晶，西醫藥是西方幾百年文明的成果。或許這就是宇宙的陰陽對立統一法則在人類文明中的體現。對於世界上絕大多數人而言，不管中醫還是西醫，不論中藥還是西藥，「療效才是硬道理」。

記得上世紀九十年代，我初到某市開設脈管炎專科診所時，診所周圍約十幾家西醫診所的醫生幾乎都不相信中醫藥能夠治癒「脈管炎」這一頑疾。他（她）們的觀點是：現代醫學（西醫）都沒有解決的頑疾（指脈管炎），你一個土中醫用草根樹皮（指中藥）就能治癒？

直到一年以後，他（她）們確實看到了我用「草根樹皮」治癒了的一批外周血管病（脈管炎、靜脈炎、動脈硬化閉塞症、糖尿病性壞疽、雷諾氏病等）患者後，才半信半疑的接受了我的診所的存在。或許，我的遭遇就是上世紀末中醫藥在中國的縮影。

其實，脈管炎、靜脈炎、糖尿病性壞疽等外周血管疾病，也包括「心腦」血管病。其中醫學的本質都是脾土藏象系統之「血管」功能受損形成的「血栓」導致血循環障礙。疾病的「本」在脾土系統之「血管」，即脾土藏系統功能失衡。心腦血管病、外周血管病（脈管炎、靜脈炎、動脈栓塞、糖尿病性壞疽）等的《創新中醫》體系甲子密碼模型是辰戌丑未土。就是說，臨床只要見到患者辰戌丑未土為用神受到克制或為忌神為害。中醫師就要以「脾土系統功能」為本來遣方用藥，這就是治本。只不過「心腦」血管病病位在中部、上部，而外周血管病病位在下部而已。由我多年的臨床實踐看，中醫中藥對心腦血管病、

外周血管病的療效遠勝於那些溶解血栓、擴張血管的西藥。當然、西醫的外科手術也是臨床很好的治療手段、但有幾個患者願意被開刀或截肢呢。

　　我以爲，人類邁進21世紀的今天，東西方兩大文明的結晶：中醫和西醫，都是人類寶貴的文化遺產，相互排斥是沒有出路的。這裏我們用得著近年來流行的一句話：民族的才是世界的。博大精深的中醫藥，應當汲納、包容西醫的一切先進理念和技術手段。「中醫爲體，中西兼用」才是唯一正確的道路。

第九節　用六十甲子模型破譯個體人生命奧秘例證

　　中藥幾乎是純天然藥物，來自宇宙大自然。是宇宙大自然中的天地五行場物質能量所化生的自然物。中藥與人類（生物）在本質上一樣，都是宇宙天地五行場互動的產物。因此，中藥能夠調節補充平衡人體五行場。這是客觀存在的事實，因此中藥是西藥所無法取代的。這一點連那些「數典忘祖」、不懂裝懂、無知無畏的「二混子」也不得不承認。（這些人提出「廢醫存藥」）。

　　用六十甲子模型破譯個體人生命奧秘的目的是實現天人和諧、社會和諧、身心和諧。達此目地手段之一就是中藥。

　　例證073　赫德森·洛克：患愛滋病辭世的好萊塢電影明星

赫德森‧洛克，1925年11月17日出生在美國伊利諾州的溫內特卡，中學畢業後當郵差。第二次世界大戰期間當海軍飛機機修工。1948年被好萊塢選角經理人看中登上銀幕。1954年在環球公司主演《高尚的慾望》後，成爲好萊塢的主角明星。1958年贏得《視覺雜誌》當年度明星獎。共拍過64部電影。1985年10月2日患愛滋病去世。死前兩個月捐獻25萬美元及自傳《我的故事》稿費作愛滋病的研究基金。《美國名人詞典》。

命局編碼 乙丑年 丁亥月 乙己日 XX時（寅卯空）

大運編碼 丙戌 乙酉 甲申 癸未 壬午 辛巳 庚辰

起大運年 1929起大運。

破譯密鑰 身旺格。用神：巳、丁、丑。忌神：亥、乙。

發病資訊 1985年10月2日，因患愛滋病救治無效而辭世。1985年爲乙丑流年，行辛巳大運。

破譯資訊

1. 愛滋病是由愛滋病毒所引起的，破壞個體人免疫系統的中樞細胞，致使人體喪失抵抗能力，發生多種感染和腫瘤的惡性傳染性疾病。愛滋病的傳播途徑有：血液傳播，性交、母嬰三種。

在《創新中醫》體系中，血液（血脈）的六十甲子模型是巳午火；男女性器官六十甲子模型是辰戌丑未土。

2. 發病時正五行場資訊 1985年爲乙丑年，行辛巳大運。流年地支丑土用神制大運地支用神巳火。預示可能發生脾土系統或心火系統病變。事實是患愛滋病而辭世。

丑土爲脾土藏系統密碼模型，標示脾、胃、胰、肌

肉、血管、性器官等。在本例中丑土應該是性器官標誌，巳火是血液（血脈）標誌。即本例應該說是因性交而感染的愛滋病病毒而不治辭世。

例證074　史蒂夫·賈伯斯：患胰腺癌的「電腦狂人」

1955年2月24日，史蒂夫·賈伯斯出生在美國三藩市。賈伯斯是一個美國式的英雄，一生中幾經起伏，但依然屹立不倒，就像海明威在《老人與海》中所說的：一個人可以被毀滅，但不能被打倒。他和沃茲尼克創造了「蘋果」，掀起了個人電腦的風潮，改變了一個時代。但卻在最頂峰時被封殺，從高峰跌倒谷底。12年後，他又捲土重來，重新開始第二個「史蒂夫·賈伯斯」時代。

1985年，獲得了由雷根總統授予的國家級技術勳章。1997年成為《時代週刊》封面人物。同年被評為「最成功的管理者」。是聲名顯赫的「電腦狂人」。2003年不幸患胰腺癌。2004年，賈伯斯成功的進行了胰腺癌外科手術。下面，我們用《創新中醫》預測法驗證一下。《美國名人詞典》

命局編碼　乙未年 戊寅月 丙辰日（子丑空）

大運編碼　丁丑 丙子 乙亥 甲戌 癸酉 壬申 辛未

起大運年　1962年起大運。

破譯密鑰　身旺格，用神：辰 戌。忌神：寅 乙 未。

發病資訊　2003癸未年，查出患胰腺癌。2003年行癸酉大運。

破譯資訊

1. 正五行場資訊

（1）流年天干癸水，大運天干癸水。兩癸水都制命局用神月幹戊土。戊土爲脾土象系統密碼標誌。預示脾土系統可能發生病變。胰腺是脾土藏系統器官。

（2）大運地支酉金制流年地支未土，未土爲脾土藏系統密碼標誌。爲用神，受制預示脾土藏系統可能發生病變。未土是胰腺密碼標誌。

（3）大運地支酉金，制命局日支辰土用神。辰土是脾土藏系統密碼標誌，也是胰腺密碼標誌。辰土受制預示脾土藏系統可能發生病變。

（4）大運地支酉金，制命局中忌神月支寅木力較弱，（異性作用力弱）。因此，寅木所在肝木系統病較重。

2. 沖合五行場資訊 未年上半年（司天）爲太陰濕土，土氣場旺。下半年（在泉）爲太陽寒水，水氣場旺。如上半年發病，則脾土系統病會較重。如下半年發病，則肝木藏系統（寅木）發病會較重。

3. 資訊綜述 2003癸未年，行癸酉大運。未土爲用神，受酉金制則脾土藏系統可能發生病變。同時，大運地支酉金又制命局用神日支辰土。辰土也是脾土藏系統密碼標誌。脾土藏系統二次受制，預示病變較嚴重。事實是患胰腺癌。胰腺的密碼標誌爲辰戌丑未土。辰戌爲腑，丑土爲臟，臟腑同病，說明病較嚴重。

例證075 盛田昭夫：與腦溢血病魔拼搏多年的日本新力公司創始人

1921年1月26日，盛田昭夫出生於日本愛知縣一個釀酒世家。1946年，25歲的盛田昭夫和井深大一起成立了一

家公司。這就是後來聞名世界的新力公司前身。誓作開拓者，創新、發明的精神，從新力公司創立起，至今不衰。

　　手提式半導體收音機、家庭錄放影機、隨身聽等都是在盛田昭夫手中誕生。盛田昭夫不僅是位企業家，也是一位充滿活力的經理人。是日本早期去美國學習西方管理精神的日本企業家。東西方管理文化精華在他手中發揚光大。

　　盛田昭夫具有溫文儒雅的個人魅力，天性樂觀、對於追求新的體驗具有高昂的熱情。他學滑雪和潛水時已經50多歲了。70多歲時還堅持打網球。

　　1993年，在一次腦溢血之後，盛田昭夫退出一切社會活動，並從新力公司董事會主席的位子上退休，整天與輪椅為伴與病魔拼搏抗爭。

　　1999年10月3日早上，盛田昭夫因肺炎在日本東京辭世，享年78歲。他一生奮鬥的經歷和作為一個傑出企業家總結出來的經驗，是留給後人的一份永不磨滅的寶貴遺產。《百度百科》。

　　命局編碼　庚申年 己丑月 己丑日 XX時（午未空）

　　大運編碼　庚寅 辛卯 壬辰 癸巳 甲午 乙未 丙申 丁酉

　　起大運年　1925年起大運。

　　破譯密鑰　身弱格。用神：丑、己。忌神：庚、申。

　　發病資訊

　　1. 1993癸酉年，行丙申大運。病發腦溢血。

　　2. 1999己卯年，10月3日早，病發肺炎不治而辭世。行丁酉大運。

破譯資訊

1. 腦溢血。1993 癸酉年，行丙申大運。流年地支酉金，大運地支申金，都制命局用神月支丑土，日支丑土。丑土爲脾土藏系統密碼模型，爲心腦血管標誌。丑土受制，病發腦血管病變腦溢血。

2. 肺炎辭世。1999 己卯年，行丁酉大運。1999 己卯年10月爲甲戌月，3日爲己未日。戌土、未土都制命局用神月支丑土、日支丑土。預示脾土藏系統可能發生病變。戌土月未土日，卯木弱，制酉金力減，因此，發生肺金系統（酉金）病變肺炎。事實是脾土藏系統和肺金藏系統都發生病變而辭世。

例證076　薩繆爾・亨廷頓：當代最有影響力的美國政治家因多系統病而辭世

薩繆爾・亨廷頓，1927年4月18日出生於紐約市一個中產階級家庭。他的父親是一名旅館業雜誌的出版商，母親是一位短篇小說作家。16歲時，他考入耶魯大學，18歲時便以優異成績提前畢業。之後他在芝加哥大學獲得了碩士學位。又在哈佛完成博士論文並取得學位，這一年他23歲。此後，他開始在哈佛執教。自1950年開始他便是哈佛大學政府學院的高級成員。在哈佛大學任教58年。

1951年，他出版了《士兵與國家：軍民關係的理論與政治》，至今仍被視爲最有影響力的關於美國國內軍事關係的著作。

上世紀六十年代，他憑《變化社會中的政治秩序》而享有盛譽。

　　1993年以後，發表文章講述後冷戰時期的暴力衝突後輯錄成影響深遠的《文明的衝突與世界秩序的重建》，書籍被翻譯成39種語言，在全世界激起反響一浪高過一浪。他的學術聲譽是靠著十七著作和一系列論文建立起來的。他是當代頗有爭議的美國政治家，也是過去50年中世界上最有影響力的政治家之一。

　　1950年，他爲趕寫論文而疲勞過度，患上糖尿病。近年來，由於患中風、心臟病、糖尿病，這位大學者早已臥床不起。

　　當地時間2008年12月24日，因中風、心臟病、糖尿病醫治無效而辭世，享年81歲。《美國名人詞典》。

　　命局編碼　丁卯年 甲辰月 壬午日 XX時 （申酉空）

　　大運編碼　癸卯 壬寅 辛丑 庚子 己亥 戊戌 丁酉 丙申

　　起大運年　1930年起大運。

　　破譯密鑰　從弱格。用神：午、甲、辰、丁、卯。

　　發病資訊　1950庚寅年，行辛丑大運，患糖尿病。

　　破譯資訊　1950庚寅年，行辛丑大運，患糖尿病。

　　流年地支寅木，制大運地支丑土和命局月支辰土，辰丑土爲脾土藏系統（脾、胃、胰、血管、肌肉等）密碼標誌。事實是病發糖尿病。寅木制辰丑土，糖尿病爲中醫中消症。丑爲臟，辰爲腑，脾土系統臟腑都受制，其中消症（糖尿病）自然較重。

　　例證077　哈爾科：西班牙人隊長因心臟病突發英年早逝

　　丹尼爾・哈爾科，西班牙人足球隊隊長，著名足球隊員。1983年1月1日出生在巴賽隆納。2009年夏天哈爾科剛剛接替勞爾・塔姆多成爲西班牙人隊長。2009年8月9日凌晨，突發心臟病而辭世。西班牙媒體給出了更爲詳細的資訊，26歲的哈爾科在早上還正常的參加了訓練，但誰都沒有想到的是，哈爾科在酒店中給家人打電話的過程中不幸猝死，死於心力衰竭。

　　義大利媒體表示，當時情況很緊張，在場的醫護人員使用了很多手段，試圖讓哈爾科的心臟恢復跳動，但都沒有成功。這位著名的球員就這樣與世長辭。

　　哈爾科12歲就加盟了西班牙人B隊，是球隊重點培養的球員之一。在2006年，他隨隊贏得了國王杯的冠軍，並且在2007年打入了聯盟杯的決賽，2009年夏天他被授予球隊隊長一職。《百度百科》。

　　命局編碼　壬戌年 壬子月 己丑日 XX時（午未空）

　　大運編碼　癸丑 甲寅 乙卯 丙辰

　　起大運年　1984年起大運。

　　破譯密鑰　身弱格。用神：丑 戌。忌神：子 壬。

　　發病資訊　2009乙丑年8月9日凌晨，突發心力衰竭而辭世。2009年行乙卯大運。

　　破譯資訊　2009乙丑年，行乙卯大運。

　　1. 發病時正五行場資訊　大運地支卯木制流年地支用神丑土，丑土爲脾土藏系統密碼標誌，也是心腦血管模型。丑土受制，預示心腦血管發生病變，事實是心力衰竭。

　　大運地支卯木合伴命局用神年支戌土，戌土增力。戌

土也為脾土藏系統密碼標誌，是心臟的模型。心臟功能旺盛本應是好事，但在本例中卻是壞事。因為戌土是心臟模型，心臟功能旺盛而心血管（丑）卻功能低下，使心臟運血功能受阻而出現了心力衰竭。

2. 發病時沖合五行場資訊　2009為己丑年。丑年沖合五行場為上半年（司天）土氣場旺，下半年（在泉）為水氣場旺。發病時為2009年8月9日，為下半年，水氣場旺。水氣場制戌土、丑土。

3. 發病時運氣同化五行場資訊　2009為己丑年，己丑年運氣同化五行場為天符年。天符年五行場發病特點是發病快而危重。因此，命主在本年突發心力衰竭而辭世。

例證078　李秉哲：因肺癌而辭世的「三星」創始人

李秉哲1910年2月12日出生於韓國尚南道宜寧郡一個富裕的農民家庭。1930年4月，李秉哲考取了日本早稻田大學政經科。這段時間的學習為他日後的創業打下了良好的基礎。

20世紀五十年代，李秉哲毅然放棄了獲利豐厚的貿易業，創辦生產型工廠，以實現他「事業報國」的理想。進入八十年代，三星集團投入鉅資發展尖端科技，使韓國成為繼美、日之後第三個能獨立開發半導體的國家。在世界最大500家大企業中，三星集團排名第十四位。在創業實踐中，李秉哲的「三星第一」理念貫徹始終。而「三星第一」精神的基礎就是「人才第一」。李秉哲依靠百折不撓的創業精神，推動著三星集團不斷前進。他一生業績卓著，多次獲得國家授予的「金塔勳章」。1987年他病逝

後，韓國政府追授他一枚「無窮花勳章」。他的生平業績和經營思想已被寫成書，暢銷日本和東南亞各國。他一生中形成的一套獨特的頗具東方儒教色彩的創業和經營哲學，在世界各國具有很大的吸引力。

1987年11月19日下午，這位偉大的人因肺癌與世長辭。《百度百科》。

下面，我們用《創新中醫》破譯術來破譯這位偉大的企業家患肺癌的五行場資訊。

命局編碼 庚戌年 戊寅月 戊申日 XX時（寅卯旬空）

大運編碼 己卯 庚辰 辛巳 壬午 癸未 甲申 乙酉 丙戌

起大運年 1917丁酉年起大運。

破譯密鑰 從弱格。用神：申、寅、庚。忌神：戊、戌。

發病資訊 1987丁卯年11月（辛亥月）19日（壬申日）下午，因肺癌救治無效而逝。1987年行丙戌大運。

破譯資訊

1. 提示：人體藏象五行場五大系統中，只有肺金藏象系統之間關係最特殊。那就是肺金象系統病變能夠直接傳變為肺金藏系統病變。即庚辛金系統疾病在特定時空條件下，一下子就變成庚辛金藏系統疾病。普通上呼吸道疾病很快就轉變為肺癌。

2. 發病時正五行場資訊 1987為丁卯年，行丙戌大運。

大運天干丙火、流年天干丁火都制命局用神年干庚金。預示肺金象系統可能發生病變。

　　流年地支卯木合大運地支戌土，戌土增力。增力後的戌土制命局用神日支申金。預示肺金藏系統可能發生病變。事實是肺金藏系統疾病——肺癌。

　　3. 發病時合化五行場資訊　1987年爲丁卯年，中運爲木氣場不及之年。木氣場制命局用神年干庚金。預示肺金象系統可能發生病變。

　　4. 發病時沖合五行場資訊　丁卯年下半年（在泉）爲少陰君火。火氣場克制命局用神日支申金，預示肺金藏系統可能發生病變。

　　5. 資訊綜述　本例命主在丙戌大運、丁卯流年時，肺金藏象系統（庚金、申金）都受制，預示可能發生肺金藏象系統同時都發病的資訊。事實是肺癌惡化而辭世。人體五大藏象系統中，肺金藏象系統與宇宙天地五行場能量互動最直接、最敏感。因此，注重保護好地球生態環境是全世界每一個人都義不容辭的責任。同時，個體人也應特別注重關愛自己的肺金藏象系統。比如防止感冒、防止強光暴曬皮膚、禁菸等。這對防止發生肺金藏象系統疾病是大有裨益的。

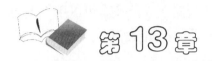

第13章
人類有藏象兩個「大腦」

　　千百年來，人類只有一個資訊處理中樞——大腦似乎是鐵的規律。西醫的解剖學也證實人只有一個大腦，由神經系統傳遞資訊。好像對於大腦已沒有可探索創新之處了。但是，哥倫比亞大學邁克·格爾松教授經過探索，確定在人體胃腸道組織的褶皺中有一個「組織機構」，即神經細胞綜合體。

　　在專門的物質——神經感測器的幫助下，該綜合體能獨立於大腦工作並進行信號交換，邁克·格爾松教授由此創立了神經胃腸病學學科。

　　科學家雖然已經發現了第二大腦在生命活動中的作用，但目前還有許多現象等待進一步研究。科學家還沒有弄清第二大腦在人的思維過程中到地發揮什麼樣的作用，以及低級動物體內是否也應存在第二大腦等問題。在對西方科學家這種勤於思索、勇於創新精神由衷地贊佩之餘，不由聯想到《黃帝內經》關於人體藏象兩大系統的劃分所依據的陰陽對立統一、一分為二的法則。

　　受此啟發，筆者在探索破譯《黃帝內經》的同時，也注重從中醫「天人合一」、陰陽、五行、五運六氣、藏象、子平術等理念中探索先哲關於人類資訊處理中樞的有

關思路。經過近三年的求索，終於認識到，博大精深的《黃帝內經》對人類大腦（思維）功能完全可以用「人類有藏象兩個大腦」來囊括。下面就簡要作以介紹。

第一節　思維（意識）的本質：宇宙物質能量與人體物質能量互動產生人類（生物）可以理解的資訊流

大腦的功能是對宇宙五行場物質能量與人體藏象五行場物質能量的互動產生的資訊進行處理。就是說，能夠對宇宙五行場與人體藏象五行場互動的物質能量流（資訊流）進行處理的器官都可視爲「腦」。

宇宙間物質能量互動的宇宙四維曲線對人類（生物）而言就是宇宙資訊。宇宙中只有人（生物）才有可能理解宇宙資訊。而人（生物）正是宇宙物質能量運動高級階段的產物。就是說，沒有了宇宙人類（生物），宇宙間物質能量運動只是物質的存在形態而已，絕不會具有資訊的意義。資訊只對人類（生物）才有意義。

在《創新中醫》體系中，大腦不是人體唯一的資訊處理中心。人體臟腑（肝、心、脾、肺、腎等）才是更重要的人體資訊處理中心。即人類大腦只是人體資訊處理中心的一個方面、一半即象腦。五臟（以腎臟）系統即藏系統是人體資訊處理中心的另一半即藏腦。

象腦（大腦）爲陽，藏腦（腹腦）爲陰。象腦是人體五行場之波粒態物質能量，藏腦是人體五行場之場態物質

能量。藏腦爲本爲精爲場態，象腦爲標爲氣爲波粒態。

　　象腦處理人類的顯意識顯資訊；藏腦處理人類的潛意識潛資訊。人每天吃飯、穿衣服、工作、娛樂、生活等都是顯資訊、顯意識、顯思維。由象腦爲主導負責處理；人的夢境、靈感、下意識、心靈感應、預感、生病、夢遊、等都是潛意識、潛思維、潛資訊。由藏腦爲主導負責處理。

　　象腦，顯意識、顯思維、顯資訊與藏象的潛意識、潛思維、潛資訊之間，是互動的，對立統一而又各有側重的。象腦、藏腦之間互動的結果看能量——宇宙天地五行場物質能量與人體藏象五行場物質能量的強度。思維（意識）的結果就是宇宙天地五行場與人體藏象五行場互動的結果。能量強度大者即爲主導，能量弱者只能順從。聰明人有時會瞬間做了「傻事」、「蠢事」的根本原因可能就緣於此。同理，「急中生智」、「靈感」危急時刻「爆發力」等也應緣於此。

第二節　象腦（大腦）和藏腦（腹腦）的主要資訊傳輸路逕

一、大腦（象腦）的資訊傳輸路徑

（一）神經系統

　　神經系統分爲中樞和外周兩個部分。中樞神經系統包括脊髓和各級腦，外周神經系統包括傳入神經（感覺神

經）和傳出神經（運動神經）。支配骨骼肌的軀體運動神經和支配內臟的自主神經。

神經系統主要由神經細胞和神經膠質細胞組成。神經細胞又稱神經元，是神經系統的結構和功能單位，具有接受刺激、傳遞資訊和整合資訊的功能。包括傳入神經元、傳出神經元和中間神經元。又可分爲興奮性中間神經元和抑制性中間神經元。

（二）經絡系統

人體直接絡入大腦的經絡系統有：

1. 督脈系統　進入腦內。

2. 足太陰膀胱經（腎水藏象系統）入絡腦　腎生髓、腦髓。

3. 足陽明胃經（脾土藏象系統）循髮際、至額顱、腦血管。

4. 手少陰心經　通過血脈入腦（腦血管）

二、藏腦（腹腦）的資訊傳輸路徑

（一）經絡系統

1. 十二經脈

（1）肝木經脈系統：足少陰膽經、足厥陰肝經

（2）心火經脈系統：手少陰心經、手太陽小腸經

（3）脾土經脈系統：足太陰脾經、手厥陰心包絡經、足陽明胃經、手少陽三焦經

（4）肺金經脈系統：手陽明大腸經、手太陰肺經

（5）腎水經脈系統：足太陽膀胱經、足少陰腎經

2. 奇經八脈系統

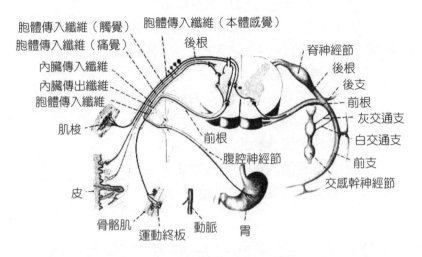

胞體傳入纖維（觸覺）　胞體傳入纖維（本體感覺）
胞體傳入纖維（痛覺）　　後根
內臟傳入纖維　　　　　　　　　　　　脊神經節
內臟傳出纖維　　　　　　　　　　　　後根
胞體傳入纖維　　　　　　　　　　　　後支
肌梭　　　　　　　　　　　　　　　　前根
　　　　　　　　　　　　　　　　　　灰交通支
　　　　　　　　前根　　　　　　　　白交通支
　　　　　　　腹腔神經節　　　　　　前支
皮　　　　　　　　　　　　　　　交感幹神經節
骨骼肌　　　　　　　動脈　　　胃
　　運動終板

図13-1　脊神經的組成和分布模式
（本章圖引自《中國青少年百科全書》）

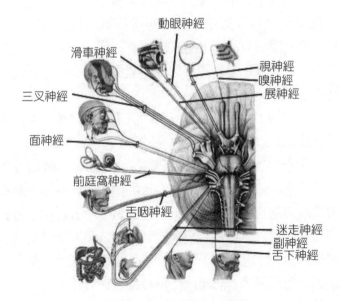

　　　　　　　　　動眼神經
滑車神經　　　　　　　　　　視神經
　　　　　　　　　　　　　　嗅神經
三叉神經　　　　　　　　　　展神經
面神經
前庭窩神經
舌咽神經
　　　　　　　　　　　　　迷走神經
　　　　　　　　　　　　　副神經
　　　　　　　　　　　　　舌下神經

図13-2　腦神經示意圖

（1）督脈 （2）任脈 （3）沖脈 （4）帶脈 （5）陰維脈 （6）陽維脈 （7）陰蹻脈 （8）陽蹻脈

（二）神經系統

自主神經系統。又分爲交感神經系統和副交感神經系統。自主神經系統各級中樞的功能有：

1. 脊髓對內臟活動的調節。

2. 低位腦幹對內臟活動的調節。

3. 下丘腦對內臟活動的調節。

第三節　象腦和藏腦間資訊傳遞方式

傳統《生理學》中，神經系統之神經元是神經系統的結構和功能單位，具有接受刺激、傳遞資訊和整合資訊的功能。神經元之間的資訊傳遞方式主要有三種，一是化學突觸傳遞（它是以釋放化學物質爲仲介的突觸傳遞）；二是電突觸傳遞；三是空間傳遞。

象腦（大腦）和藏腦（腹腦）間資訊傳遞之神經系統資訊傳遞就是依據以上三種方式實現的。

在《創新中醫》體系中，將象腦（大腦）和藏腦（腹腦）之間的資訊傳遞方式理解爲五行場傳遞。即藏腦向藏系統和象系統傳遞資訊時，是以五行場能量——五行粒子方式進行的。藏腦爲場態物質能量，向藏系統或象系統發射五行粒子來傳遞資訊。五行粒子的速度應是光速。因此，藏腦與象腦之間五行場傳遞資訊應該比神經系統速度快。

這就是說，人體之中資訊傳遞系統有兩套。一是傳統

的神經系統；一是中醫的經絡系統。神經系統傳遞的是經大腦爲主導的資訊這類資訊是顯思維、顯意識、顯資訊。經絡系統傳遞的是經藏腦爲主導的資訊，這類資訊是潛能量、潛思維、潛意識、潛資訊。

大腦（象腦）主導人們的主動思維，如工作、學習、運動、生活、追求等。藏腦（腹腦）主導人們的被動思維、潛思維、潛意識。如生病、不理智行爲、預感、夢境（部分）等。

藏腦（腹腦）被動的接受來自宇宙天地五行場物質能量資訊，如生病就不受象腦（大腦）的調控。但藏腦對來自宇宙天地五行場的資訊指令的執行並不是一層不變的。藏腦與象腦的互動產生的顯意識可能部分改變或抵制來自宇宙天地五行場的能量資訊。例如，患病的個體人，如精

地球人體藏腦：象腦宇宙全息表

	象　腦	藏　腦
在人體部位	頭部大腦	內臟腹腦
處理資訊	顯意識思維	潛意識潛思維
資訊傳輸途徑	神經系統	經脈系統
資訊速度	生物速度	光電速度
宇宙資訊源	月球、五星、行星能量	太陽、恒星能量
宇宙資訊	五運五行場資訊	六氣五行場資訊
人體資訊	象系統資訊五官孔竅皮毛等	藏系統資訊、五臟、六腑等
家族資訊	父、母、兄弟、姊妹、子女等資訊	家族資訊場強度
社會資訊	官、傷、印、財等十神資訊	社會資訊場強度

神狀況好、豁達、樂觀、自信，疾病會某種程度的減輕或向好的方面轉化。

世界盛傳的一些人「靈魂出竅」現象很可能就是藏腦五行場與象腦五行場互動的結果。

第四節 《創新中醫》關於思維的新理念

傳統意義上的思維是指理性認識，即思想；或指理性認識的過程，即思考。

近年來，一些學者提出，思維現象普遍存在於生物界（生物的壓力性就是其思維的表現）；思維的過程就是資訊積累的過程；思維因思維主體的思維體系的發達程度不同而有高等思維與低等思維之分。這是對傳統思維理念的創新之舉。

《創新中醫》受此啓發，在天人全息理念指導下，對思維進行了再思考。下面簡要介紹之。

1. 思維的主體是地球生物（人類、動植物）。

2. 思維就是一種資訊。

3. 人類（高等靈長類動物）的思維是宇宙的高級思維；其他動物（如鳥類）的思維是宇宙中級思維；而植物（如豬籠草）的思維是宇宙低級思維。

4. 思維分爲顯思維和潛思維兩種形式。顯思維即有意識思維、自主思維；潛思維即無意識思維、被動思維。顯思維在人類是由大腦（象腦）爲主導的，潛思維在人類是由腹腦（藏腦）爲主導的。顯思維如人類的學習、工作、

婚戀、運動、娛樂等，是大腦（象腦）可以自主定向定位
的；潛思維如人類的生長、發育、預感、靈感、對疾病的
抵抗、修復、生育（繁殖）、變異等，是腹腦（藏腦）為
主導的。顯思維是宇宙天地五行場與人體藏象五行場互動
在大腦（象腦）產生的物質能量資訊（流）；潛思維是宇
宙天地五行場與人體藏象五行場互動在腹腦（藏腦）產生
的物質能量資訊（流）。顯思維決定個體人的成長；潛思
維決定個體人的生死。

　　5.地球生物（人類、動植物、微生物）的進化是由宇宙
天地五行場與人體藏象五行場互動形成的；生物進化過程中
的思維，是由大腦（象腦）的顯意識與腹腦（藏腦）的潛意
識共同完成的。其中潛思維能量資訊是主導能量資訊。

第五節　用六十甲子破譯個體人生命奧秘例證

　　千百年來，人們對人體只有一個大腦之說深信不疑。
但是，近年來，西方的科學家卻提出了人體存在第二個
「大腦」即「腹腦」（胃腸大腦）之說。今天，《創新中
醫》又依據陰陽對立統一、一分為二法則，提出了人體存
在藏象兩個大腦。藏腦就是在體內的五臟六腑等組織器官
之精場與宇宙物質能量互動產生的意識資訊調解中樞；象
腦就是在大腦中的腦髓等物質之精場與宇宙物質能量互動
產生的意識資訊調節中樞。藏腦為陰為場，象腦為陽為波
粒態。藏腦的資訊通道為經絡；象腦的資訊途徑為神經。

二者對立統一、相反相成。

例證079　李遠哲：諾貝爾化學獎獲得者

李遠哲，1936年11月29日出生於臺灣新竹，他的父親是一位畫家。李遠哲1959年臺灣大學畢業後到新竹清華大學讀研究生，獲碩士學位。1962年赴美國柏克利加州大學，1965年獲博士學位。後到哈佛大學化學系隨赫施巴赫從事分子反應動力學研究。1973年任教授。1979年當選美國國家科學院院士。。1980年當選爲臺灣「中央研究院」院士。1994年回臺灣任臺北「中央研究院」院長。

1986年獲諾貝爾化學獎。

李遠哲對推動海峽兩岸的科研工作作出了一定的貢獻。十多年來，他一直與中國科技大學開展學術交流，並幫助中科大化學系開展動力學研究工作。中國科技大學、中國科學院化學研究所、上海復旦大學授予他榮譽教授頭銜。他還指導大連生物研究所和北京化學研究所建立了三套分子束裝置。《百度百科》。

命局編碼　丙子年 己亥月 乙卯日 XX時（子丑空）

大運編碼　庚子 辛丑 壬癸 癸卯 甲辰 乙巳 丙午 丁未

起大運年　1938年起大運。

破譯密鑰　從旺格。用神：卯、亥、子。忌神：己、丙。

獲獎資訊　1965年獲諾貝爾化學獎。1965年爲乙巳年，行壬寅大運。

本例中，命局月干己土爲偏財，爲忌神。己土受制

吉，得生助凶。己土坐下地支亥水爲用神，本應該亥水得生力增力爲吉，但在這裏，卻應「反斷」，即亥水受克制減力越大，己土所標誌的偏財（或偏印等）越吉。

流年天干乙木，克制命局忌神月干己土，預示本年命主在偏財、偏印上會有收穫。流年地支巳火、大運地支寅木，都制命局月支亥水。亥水受制，預示己土所標誌的偏財、偏印大吉。事實上命主本年獲諾貝爾化學獎。

例證080　比爾·蓋茲：熱心慈善事業的世界首富

微軟公司創始人之一比爾·蓋茲。出生於1955年10月28日，和兩個姐姐一塊在西雅圖長大。他們的父親是西雅圖的律師。蓋茲已故的母親是學校教師。華盛頓大學的校務委員。

蓋茲曾就讀於西雅圖的公立小學和私立的湖濱中學，在那裏，他發現了自己在軟體方面的興趣並且在13歲時開始了電腦編程。

1973年，蓋茲考進了哈佛大學。和現在微軟的首席執行官史蒂夫·鮑爾默結成了好朋友。

在大學三年級的時候，蓋茲離開了哈佛大學並把全部精力投入到1975年創建的微軟公司中。他們開始爲個人電腦開發軟體，蓋茲的遠見卓識以及他對個人電腦的先見之明成爲微軟和軟體產業成功的關鍵。

蓋茲對生物技術也很有興趣，他是ICOS公司董事會的一員。這是一家專注於蛋白質基體及小分子療法的公司。蓋茲也是很多其他生物技術公司的投資人。

蓋茲是一個天才，13歲開始編程，並預言自己將在25

歲時成爲百萬富翁；他是一個商業奇才，獨特的眼光使他總能準確看到IT業的未來，獨特的管理手段，使得不斷壯大的微軟能夠保持活力；他的財富更是一個神話，39歲便成爲世界首富。

在過去幾年裏，蓋茲把他大量個人財富捐獻給了慈善事業。據統計，蓋茲至今已爲世界各地的慈善事業捐出近290億美元的財富。成爲世界上最慷慨的富人。蓋茲準備拿出98%的財富給自己創辦的以他和妻子名字命名的「比爾和梅林達基金會」，這筆錢用於研究愛滋病和瘧疾的疫苗，並爲世界貧窮國家提供援助。蓋茲說，自己熱心慈善事業是源於父母的影響。蓋茲夫婦多次表示，他們死後，只留幾百萬美元的遺產給自己的孩子，其他部分將會捐給慈善事業。

蓋茲對任何事情，學校的任何功課和老師佈置的作業，無論是演奏樂器，還是寫作文，或者體育競賽，他都會傾其全力，花上所有時間去最出色的完成。大家說，蓋茲無論做什麼事，總喜歡來個登峰造極，不鳴則已，一鳴驚人，不然他是不會甘心的。

2008年1月7日，蓋茲在美國拉斯維加斯發表了退職演講。他準備在2008年7月辭去一切職務。他將逐步退出微軟的工作並將更多的時間投入慈善事業。《百度百科》。

命局編碼 乙未年 丙戌月 壬戌日 XX時（子丑空）

大運編碼 乙酉 甲申 癸未 壬午 辛巳 庚辰 己卯戊寅 丁丑 丙子

起大運年 1961年起大運。

破譯密鑰 從弱格。用神：戊、戊、丙、乙、未。

1. 事業資訊

1975乙卯年組建微軟公司，自本年始，事業越做越大。1975年爲乙卯年，行甲申大運。

在本例中，命主命局中月干丙火爲用神爲偏財。丙火坐下地支爲戌土，戌土爲燥土，能助扶丙火。戌土也爲用神。即生助丙火，戌土年運，命主偏財旺，偏財也是新干的事業標誌。75年爲乙卯年，行甲申大運。流年天干乙木、大運天干甲木都生助月干丙火，預示本年運命主新干事業很旺很成功。流年地支卯木合月支戌土，戌土增力，標誌本年偏財較多。大運地支申金制月支戌土，戌土在增力中，同時也減力。標誌本年又得偏財，又同時投資耗偏財。

2. 能力資訊

蓋茲被稱爲軟體「天才」。除了本人好奇心強、上進心強之外，更重要的因素是蓋茲命局中乙木年干爲食神傷官標誌。食神、傷官標誌是人創造性、創造能力標誌。蓋茲行的第一步大運又是乙卯運。乙木是創造性和創造能力標誌。因此，蓋茲在宇宙五行場資訊中就存儲著創造性和創造力強的資訊。蓋茲行的第二步大運是甲申運，甲木是食神標誌，是創造性更高的十年。甲申大運從1971年起運，事實是1975乙卯年創建了微軟公司。

3. 慈善資訊

在甲子模型中，慈善的密碼模型是人的正印和偏印。本例中，蓋茲的正印是辛金，偏印是庚金。蓋茲很早就開始了他的慈善活動。但在2006丙戌年時，他宣佈捐出自己

的大部分財產。2006年行辛巳大運，丙戌流年。辛爲正印，爲忌神，丙爲偏財，爲用神。丙用神與辛忌神互動，本年是蓋茲慈善事業的高峰年。2011年將運庚辰大運，庚爲偏印，也是慈善標誌。預示2011年以後，蓋茲的慈善事業影響會更大。

例證081　《鐵皮鼓》作者君特・格拉斯

君特・格拉斯1927年出生於但澤市。父親是德國人，母親是波蘭人。1944年，尙未成年的格拉斯被征入伍，1945年負傷住院。戰後曾從事過各種職業，後成爲職業作家、雕刻家和版畫家。1959年問世的長篇小說《鐵皮鼓》使他獲得世界聲譽。他的《但澤三部曲》成爲一幅描寫德國社會生活的畫卷。

格拉斯爲當代聯邦德國重要作家，語言之新穎、想像之豐富，手法之獨特使他在當代世界文學中佔有一定地位，曾多次獲獎。1999年他成爲20世紀最後一位諾貝爾文學獎獲得者。《百度百科》。

命局編碼　丁卯年 庚戌月 癸未日 XX時（申丙空）

大運編碼　己酉 戊申 丁未 丙午 乙巳 甲辰 癸未 壬寅 辛丑

起大運年　1930年起大運。

破譯密鑰　從弱格。用神：戌、未、卯、丁。忌神：庚。

獲獎資訊　1999年獲諾貝爾文學獎。1999年爲己卯年，行癸卯大運。

1.本例中，命局月干庚金爲正印。庚金爲忌神，喜克

制，忌生助。大運地支卯木，流年地支卯木都合命局月支成土。成土增力大，克制庚金力也大。因此，己卯年爲命主正印運氣最好年度。所以在本年獲諾貝爾獎。

2. 正印庚金，是學術、學位密碼標誌。諾貝爾文學獎，正是學術上的榮譽。這就是命主在本年獲獎的五行場資訊。當然，只有五行場資訊是不夠的，還必須有個人的勤奮努力。兩個條件的結合，才是獲獎的全部因素。

例證082　諾獎獲得者蕭洛霍夫

米哈依爾・蕭洛霍夫1905年5月24日出生在頓河維申斯克鎮，他的一生絕大部分時間在那裏度過。他僅受過四年教育，靠自學成才，是頓河哥薩克地區多姿多彩的生活給予了後來成爲作家的蕭洛霍夫取之不盡的創作素材。

1940年，長篇小說《靜靜的頓河》完成。小說引起了極大的反響。1957年發表的短篇小說《一個人的命運》產生了很大影響。英雄主義凡人化是這部作品的一個重要特徵。

蕭洛霍夫的筆始終與與頓河哥薩克的命運相通。他的作品反映了處於歷史轉折時期的哥薩克人民的生活變遷，塑造了許多個性鮮明的哥薩克形象，並開創了獨特的悲劇史詩的藝術風格。1965年，蕭洛霍夫因其在描寫俄國人民生活各歷史階段的頓河史詩中所表現出來的藝術力量和正直品格而獲諾貝爾文學獎。

1984年2月21日，一代天才作家逝世，享年79歲。《百度百科》。

命局編碼　乙巳年　辛巳月　癸亥日　XX時（子丑空）

大運編碼 庚辰 己卯 戊寅 丁丑 丙子 乙亥 甲戌 癸酉

起大運年 1911年起大運。

破譯密鑰 從弱格。用神：巳、乙。忌神：亥、辛。

獲獎資訊 1965年，獲諾貝爾文學獎。1965年為乙巳年，行乙亥大運。

本例中，月干辛金為偏印，偏印是名氣、藝術成就標誌。辛金為忌神，受克制剋，得生助凶。流年天干乙木，大運天干乙木，都克制辛金偏印，預示本年在偏印上可能有收穫。

流年地支為巳火，大運地支為亥水。巳火為用神，亥水為忌神。巳火沖亥水，亥水減力不能制命局月支巳火。月支巳火制月干辛金。辛金在天干上受兩乙木制，在地支上受巳火制，預示本年偏印大吉。事實是在本年獲諾貝爾文學獎。蕭洛霍夫於1940年創作完成的長篇小說《靜靜的頓河》，25年後才獲獎，說明這跟宇宙五行場能量有直接關係。或許這就是命運的魅力所在。

例證083 「空中飛人」邁克‧喬丹

邁克‧喬丹，1963年2月17日，出生於紐約市布魯克林區。喬丹是美國有史以來最偉大的籃球運動員，他的波瀾壯闊的籃球生涯和他對這項運動的巨大影響力不可避免地讓人們把他推上了神壇，優雅、速度、力量、富有藝術性，即興創造力和無比強烈的求勝慾望的完美結合，喬丹重新詮釋了「超級巨星」的含義。當他離開時，他已經變成了一個文化的象徵。在美國人的十大「文化偶像」中，

籃球之神、飛人喬丹名列第六。

　　NBA球星拉里伯德這樣評價喬丹：「這時一名不管對手怎樣都有能力取分的球員。喬丹把比賽變成他一個人獨來獨往的表演，可聯盟對此毫無辦法。」球星詹森說：「我是一個合格的球員，拉里伯德是位優秀的球員，喬丹是一位偉大的球員。」NBA最知名的教練之一查史・戴利對喬丹的評價是：「NBA是世界上頂尖的聯盟，喬丹比聯盟中所有的球員都高出一大截，上帝有時候就是不夠公平。」1997年美國總統柯林頓這樣評價喬丹：「……我想說的是，飛人帶給我們的甚至遠遠超過了上帝……。」

　　邁克・喬丹，身高198公分，體重98公斤，是得分後衛。垂直彈跳1.2公尺以上，跳運成績7.5公尺以上。百米成績10.7s。

　　1984年被芝加哥公牛隊選中。獲NBA總冠軍6次：1991年、1992年、1993年、1996年、1997年、1998年。奧運會冠軍兩次：1984年、1992年。

　　1999年1月13日宣佈退役。2001年10月31日，正式複出，兩個賽季後，又宣佈退役，2003年4月16日，費城之戰是喬丹的球員生涯的最後一戰。喬丹兩度宣佈退役，又兩度宣佈復出，最終於2009年從華盛頓奇才隊退役。

　　喬丹是NBA史上唯一一個捐出自己全年工資的球員。2002年將全年約100萬美元的工資全部捐獻給9：11受難者。

　　喬丹2000年1月19日，成爲華盛頓奇才老闆之一和籃球部主席，還獲得了華盛頓首都隊的部分股份。2006年，成功購入夏洛特山貓隊股份，成爲其中第二大股東。《百

度百科》。

命局編碼 癸卯年 甲寅月 辛卯日 XX時（午未空）

大運編碼 癸丑 壬子 辛亥 庚戌 己酉 戊申 丁未 丙午

起大運年 1967年起大運，

破譯密鑰 從弱格。用神：卯、寅、卯、甲、癸。

1. 體力、能力資訊

1984甲子年入選公牛隊。行壬子大運。團隊總冠軍年；1991辛未年；1992壬申年；1993癸酉年；1996丙子年；1997丁丑年；1998戊寅年。1999年1月13日，宣佈退役，2001年10月31日，正式復出。後退役。1984年、1992年，奧運會冠軍。

2. 破譯資訊

（1）在本例中，月干甲木爲肝木象系統密碼標誌，也是體力、技能的外在（象）標誌，即神氣的標誌。甲木得生助，預示命主體力、技能外在表現神吉，反之則不吉。月支寅木爲肝木藏系統密碼標誌，也是體力、技能的內在（藏）標誌，即精氣的標誌。寅木得生助，則體力、技能（精氣）充沛、旺盛。反之則差或凶。

（2）1984甲子年，壬子大運，入選公牛隊五行場資訊。

大運天干壬水生用神甲木，甲木增力大，預示本年命主體力、技能、情緒之神（氣）大吉。大運地支子水，流年地支子水都生命局用神月支寅木，寅木得兩重子水生，增力大。預示命主體力、技能、情緒都處在旺盛時期。因此，本年入選公牛隊，團隊獲奧運冠軍。

（3）1992年壬申年，辛亥大運。獲團隊奧運冠軍。

流年天干壬水生命局用神月干甲木，預示命主體力、技能、情緒的外在（象、神氣）表現吉。大運天干辛金，制甲木。預示命主外在表現不十全十美。

大運地支亥水生合命局用神月支寅木，預示命主體力、技能、情緒內在因素（藏、精氣）都處在飽滿狀態。流年申金即生大運亥水，也制寅木，預示可能在體力、技能、情緒上有波動。

（4）1999年1月13日，行庚戌大運。宣佈退役。

1999年1月13日、爲戊寅流年乙丑月乙丑日。流年天干戊土生大運天干庚金，庚金增力制命局用神月干甲木，預示命主體力、技能、情緒外在表現受干擾。

大運地支戌土制流年地支寅木。寅木爲最有利用神，受制預示命主內在體力、技能、情緒之精氣受克制出現問題。事實是本年退役。

（5）2001年10月31日復出，兩賽季後又退役。

2001年爲辛巳年，行庚戌大運。流年天干辛金、大運天干庚金，都制命局用神月干甲木，預示命主體力、技能、情緒的外在表現受干擾，外界壓力大。

流年地支巳火、大運地支戌土，都制命局最有力用神月支寅木。預示在外界干擾、壓力下，命主體力、技能、情緒表現差。事實是復出後只兩個賽季就又退役。

3. 山翁點評：透過本例朋友們可以初步瞭解一些宇宙能量與個體人生命節律的重要性。宇宙能量主宰個體人的生命節律。在這裏，生命節律不僅指身體健康與疾病，也包括體力、技能、情緒，甚至財富、地位、人際關係等。

這就是中國人常說的「天時、地利、人和」。也就是天人相應、天人合一。

例證084　美國田徑名將卡爾‧路易士

美國黑人超級田徑巨星卡爾‧路易士。1961年7月1日出生於美國亞拉馬巴州伯明罕的一個田徑世家。現代田徑史上難得的奇才，非凡的短跑家和跳遠名將。被譽為「歐文斯第二」。

1984年洛杉磯奧運會上，一個獨得四枚金牌；1988年漢城奧運會上，再次奪得100公尺的奧運金牌。1992年在西班牙巴塞羅納奧運會上，路易士在跳遠比賽中第三次奪金。1996年在亞特蘭大奧運會上又奪取了跳遠金牌。連續四屆奧運會上，都奪取跳遠比賽金牌。被人們譽為「神奇小子」。《美國名人詞典》

命局編碼　辛丑年 甲午月 乙未日 XX時（辰巳空）

大運編碼　癸巳 壬辰 辛卯 庚寅 己丑 戊子 丁亥 丙戌

破譯密鑰　從弱格。用神：午、未、丑、辛。忌神：甲。

1. 體力技能情緒資訊

1984甲子年，行壬辰大運。獲洛杉磯奧運會四枚金牌。100公尺，200公尺，400公尺，跳遠。

1988戊辰年，獲漢城奧運會100公尺金牌。

1992壬申年，行辛卯大運。獲巴塞羅納奧運會跳遠金牌。

1996丙子年，獲亞特蘭大奧運會跳遠金牌。

2. 破譯金牌資訊

（1）提示　本例中，命局月干甲木為忌神，制甲吉，預示命主體力、技能、情緒外在表現神氣（象）吉。月支午火為用神，但午火受制才為體力、技能、情緒吉。因為預測體力、能力、技能、情緒等應用的是另一種預測規則，本書是以預測個體人疾病與健康為主，因此沒有介紹，請朋友們諒解。

（2）1984甲子年，獲洛杉磯奧運會四枚金牌資訊。84年行壬辰大運。

大運天干壬水生流年天干甲木，壬水減力。不生命局忌神月干甲木。甲木為日干乙木的比劫，為平輩、同行競爭者。預示因平輩競爭者（同行）起了好作用而使自體力、技能、情緒在外在表現（象）方法都優於同行競爭者。

大運地支辰土旬空，流年地支子水直接制命局月支午火。午火被制減力，預示命主在體力、技能、情緒等方面表現出色。這是命主在1984年奪取四枚奧運金牌的最重要因素。

（3）1988戊辰年在漢城奧運會奪取金牌資訊。88年行壬辰大運。

大運地支辰土旬空，流年辰土出現。辰土制命局月支午火。預示命主本次比賽體力、技能、情緒都出色。這是本屆奧運會命主奪取金牌的最重要因素。

（4）1992年獲巴塞羅納奧運會跳遠金牌。1992為壬申年，行辛卯大運。流年地支申金制命局月支午火。預示體力技能吉。

（5）1996年，獲亞特蘭大奧運會跳遠金牌。

1996年為丙子年，行辛卯大運。流年地支子水制命局月支午火，預示本年體力技能吉。

本文所分析的只是命主連續四屆奧運會跳遠奪金牌的宇宙五行場原因。其實，路易士刻苦訓練，教練的良好培養指導等都是路易士連續四屆奧運會跳遠奪金的主要因素。就是說，好的宇宙五行場並不是決定運動員成績好壞的唯一因素，後天的學習、培養、訓練，良好的教育，有針對性地指導等，也是重要因素之一。

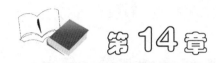

第14章
土中醫大話「五行場」

　　五行場是目前已知只存在於地球環境中的宇宙生物場，是地球生物（人類、動物、植物、微生物）賴以生存的宇宙生物統一場。五行場是地球太空環境中多天體多層次多週期與地球互動的產物。恒星太陽（日）與地球互動，產生了三大層次的「六氣五行場」即六氣之主氣五行場，客氣五行場，歲氣五行場；行星月球（月）、五星（木火土金水五大行星）與地球互動產生了三大層次的「五運五行場」即五運之主運五行場，客運五行場，中運五行場。六氣五行場屬日地系統五行場，（或稱作地系統五行場）；五運五行場屬月地系統五行場（或稱作天系統五行場）。天地兩大系統五行場六層次互動，其物質能量資訊的差異就形成了地球千姿百態，萬象紛繁的生物世界。就是說，地球生物界的生命節律是宇宙天地五行場多層次多週期互動的結果。例如，人類的生長狀老已；植物的春生夏長秋凋冬藏；作物的春種夏長秋收冬藏；甚至個體人的成長、夭亡，歡愉與抑鬱，健康與疾病，長相、性格、嗜好等，都是宇宙五行場物質能量運動的結果，也就是宇宙四維時空座標的資訊點或資訊群。

　　目前，我們對宇宙五行場的認識還很膚淺，但為了讓

更多人能瞭解它，筆者根據自己的領悟程度，寫了幾篇小東西，供專家學者和中醫愛好者參考、質疑。

第一節　五運六氣的本質是地球生物的宇宙生存環境

　　五運六氣的本質是地球生物的宇宙生存環境。五運是太陽系行星（月球、五星等）與地球互動產生的五行場能量運行規律模型；六氣是恒星太陽與地球互動產生的氣候、五行場運行規律模型。五運爲天氣，六氣爲地氣，地球生物（人類、動物、植物、微生物）生活在其間，因此說五運六氣是地球生物的宇宙生存環境。

　　宇宙生存環境包括場環境、氣候環境、地域環境。場環境是指地球電磁場、引力場以及月球、五星等行星的引力場，遮罩了絕大部分的太陽的宇宙的帶電高能粒子，（如紫外線、伽瑪射線等）、使地球生物能比較安全地演化。在更大的範圍內，則是太陽磁場在維護著太陽系家族成員的安全。當然受益最大的是地球生物。

　　最近，美國堪薩斯大學的一些科學家提出一個新學說，即太陽系在銀河系旅行是地球物種興衰的原因所在。研究人員說，一般情況下，我們銀河系的磁場會擋住「星系風」以保護我們的太陽系，但每隔6400萬年，太陽系的週期性旅行會使自己置於銀河系平面之上。當我們的太陽系走出銀河系磁片之外時，我們缺少保護，所以地球會接觸到更多的宇宙射線。地球暴露在宇宙射線下，致使生物

受到直接或間接的影響。此幅射可能會導致生物體發生較高比率的基因突變，有可能導致癌症這樣的疫病。

此外，宇宙射線還與雲量增多有關，由雲阻止更多的太陽輻射導致地球降溫。宇宙射線還與大氣中的分子相互作用產生氮氧化物。這種氣體侵蝕地球的臭氧層，而臭氧層保護我們免受太陽有害的紫外輻射。太陽系向上和向下穿過銀河系平面這個完整的上升和下降的週期為6400萬年，這類似於地球生物多樣性的週期。地球不同物種生存的數目，是以6200萬年為週期增加和減少。地球上生物至少發生過兩次大規模滅絕，一次在2.5億年前的二疊紀，另一次在約4.5億年前的奧陶紀。這兩次都對應著生物多樣性週期的高峰期，而這些事實不能被進化論所解釋。對此，科學家利伯曼說：「也許不只是考慮地球上的氣候和地質構造」，還「必須開始更多的思考外星環境」應該說，考慮外星環境的實質就是考慮外星的「場環境」。

氣候環境是指不同類型的氣候會對生物生命節律產生不同的影響。中醫經典《黃帝內經》將氣候分為六種類型即：屬木氣場的風性氣候厥陰風木；屬火氣場的熱、暑性氣候少陰君火，少陽相火；屬土氣場的濕性氣候太陰濕土；屬金氣場的燥性氣候陽明燥金；屬水氣場的寒性氣候太陽寒水。中醫學認為，地球氣候形成的根本原因是宇宙天地五行場能量的運動。氣候是五行場的顯態，五行場是氣候的隱態（潛態）。例如，不同的氣候形成了地球上不同膚色的人類種群。北方的寒帶或溫帶高緯度地區光照弱、氣溫低、為寒性氣候，多為白種人；在赤道附近，光照強、氣溫高，為熱暑性氣候，多為黑種人；而氣候溫和

四季分明的亞洲則多爲黃種人。

　　以地處東方的中國爲例，東方爲木氣場旺地，木氣場與人體肝木藏象系統相通相應互動，因此，中國爲肝病高發區。而地處西方的歐美國家，西方爲金氣場旺地，金氣場與人體肺金藏象系統相通相應互動。因此，歐美國家多發肺金藏象系統疾病，如肺癌、大腸癌、皮膚癌等。這是地球氣候、五行場對人類影響的普適規律。這就是地域環境對地域生物生存的影響。

　　氣候、五行場影響人類生命節律最明顯的例證是對個體人生命節律的主宰。例如某人藏象系統喜歡木氣場，則在木氣場旺盛的年份或季節，他的肝木藏象系統功能就會顯現出旺盛的健康態。反之，在逢克制木氣場的金氣場旺盛的年份或季節，則他的肝木藏象系統功能會出現功能低下或紊亂的疾病態。這一點，在本書列舉的100位例證中有比較詳細的論述。有興趣的朋友不妨仔細看一看。

第二節　天人全息與人體全息

　　天，指宇宙非生命系統的自然界；人，指地球生命系統的生物界。

　　《創新中醫》著者在汲取諸多專家、學者、網友的觀點後，將「天人全息「概括爲以下幾個內容。

　　1. 天人全息就是指天（宇宙非生命系統的自然界）與人（地球生命系統的生物界）在物質構成的最小單位——基本粒子層面上是同構的。即天人物質同構。

2. 天人全息就是指天與人在物質能量層面上是時時互動的。天（宇宙）引力場、電磁場、輻射場時時刻刻由地球大氣圈中的五行場與地球人類（生物）互動。生活在地球大氣圈內的所有生物（人類、動物、植物、微生物）都概莫能外。天人物質能量互動的結果是地球人（生物）的新陳代謝——生長壯老已。這就是天人能量互動結果。

3. 天人全息就是指天（宇宙）與人（生物）之間資訊同步。天人資訊同步有兩方面的主要內容。一是人（生物）子系統包含天（宇宙）母系統的全部資訊；二是天人之間，資訊同步。所說同步，就是指天（宇宙）的任一資訊都會在人（生物）體相應系統中同步得到回饋。無論是有用資訊還是有害資訊，天人之間資訊是同步的。當然，這裏所指的人（生物）是活體的人（生物）。

4. 天人全息的本質是「時空統一觀」

《創新中醫》認為人體也是全息的，即人體各藏象系統之間，人體各藏象系統組織細胞之間，也存在全息規律。人體全息同樣也表現在人體各藏象系統之間，在物質上是同構的；人體各藏象系統之間，在能量上是互動的；人體各藏象系統之間，在資訊上是同步的。

（1）人體各藏象系統雖功能各不相同，但在物質結構上是同構的。即人體各系統組織器官都是由有機物（蛋白質、脂類、維生素、糖類等）、無機物（無機鹽、碳水化合物）和水按一定規則結構組成的。這就是人體的物質同構。

（2）人體各藏象系統之間，因五行場屬性和要求的不同，而時時刻刻在進行能量的互動。互動的結果是維持人體五行場能量的相對平衡。雖然目前我們還不能從微觀

層面上描述人體各藏象系統之間五行場互動的細節，但由對個體人健康與疾病的甲子預測。可以破譯出個體人各藏象系統之間五行場能量互動的結果。就是說，人體的藏象系統之間五行場能量互動，是人體全息的一個重要內容。

（3）人體全息的第三方面內容就是人體各藏象系統之間，資訊是同步的。這是指人體某一藏象系統功能的旺弱，都會引起其他藏象系統功能的旺弱變化。在這個層面上看，人體各藏象系統之間資訊是同步的。

（4）人體全息的第四方面內容是指，人體各藏象系統是人體這個母系統的子系統。子系統中包含人體母系統的全部資訊。例如，目是肝木象系統器官之一，目中就包含人體的全部資訊。中醫學認為，目中之黑睛稱為「風輪」，屬肝木藏象系統；目之內外眥的血絡為「血輪」，屬心火藏象系統；眼瞼稱為「肉輪」屬脾土藏象系統；目之白睛稱為「氣輪」，屬肺金藏象系統；目中之瞳人稱為「水輪」屬腎水藏象系統。中醫由觀察目之五輪的常態與異常變化，就可以判斷出人體某一藏象系統的健康與疾病。再如，人之耳，屬人體腎水象系統之器官。但耳又是人身之全息縮影，這就是耳針療法的依據。又如，人之足，當今風行全國的「足療」就是依據足為人體之全息縮影理念而為人所接受的。由此，我們可以引申推測出，人體全息的最小單位應該是「細胞」。雖然人體各系統各器官細胞形態不一，但有一點是肯定的，即每個系統的細胞都是由細膜，細胞質和細胞核三大部分構成的。也就是說，在人體的任一細胞中，都包含著人體的全部資訊。

（5）人體全息的第五方面內容是，人體各藏象系統

之子系統、孫系統、直至系統細胞中，都存在本系統的重點區域（部位）。這個重點區域（部位）可能是單個區域（部位）或多個區域（部位）。例如：在人體藏象系統中，肝木藏象系統是人體的子系統。肝木藏象系統的重點區域（部位）有：肝、膽、筋、關節、目、乳頭、爪甲、四肢、前陰等。這此重點區域（部位）都包含母系統肝木藏象系統的全部資訊。

而這些重點區域（部位）更下一級子系統中同樣也存在包含本系統全部資訊的重點區域（部位）。例如，肝木藏象系統中的肝木經脈系統之足厥陰肝（卯）經，足少陽膽（寅）經所屬的循行各系統的穴位，就是肝木藏象系統中更下一級的子系統的重點區域（部位）。這些重點區域即穴位，就是包含本系統（足厥陰肝經，足少陽膽經，肝木藏系統，肝木象系統）的全部資訊。這就是中醫師針刺幾個穴位就能治療本經脈本藏象系統疾病的奧妙所在。同理，我們可以推測，在人體肝木藏象系統的最小單位——肝木藏象系統的每個細胞中，也同樣是存在子系統，孫系統都包含母系統全部資訊的結構。這就是我們說中醫學是宇宙天人全息系統生命科學的原因之一。

第三節　命局編碼、大運編碼、流年編碼都是個體人生命資訊模型

西醫學由解剖、分析、還原至DNA（遺傳基因）來預測個體人一生的生命資訊。這是一種平面二維的生命資

訊。中醫學在天人合一、天人相應理念指導下，由八字預測術來預測個體人一生的生命資訊。這是宇宙四維座標生命曲線，是全息的動態的可預測（實證）的生命資訊模型。DNA（遺傳基因）預測是微觀的生命資訊，八字預測是宏觀的生命資訊。二者可以互相印證，是可以互補的。

在《創新中醫》體系中，個體人生命資訊存儲在命局編碼（生辰八字）、大運編碼和流年編碼模型中。真實的個體人生命資訊是隨著時空的推移而呈現的，但八字預測術卻可以提前至人一出生就可以進行預測。這是當今世界上其他預測方法都不可比擬的。DNA（遺傳基因）預測法可以基本判斷出人一生可能發生哪些疾病，但卻不能判斷出疾病會在何年何月發生。而八字預測術卻能比較準確地判斷出在何年（甚至何月）會發生何藏象系統的疾病。

八字預測術為什麼具有這樣的優勢呢，就是因為八字預測術的三大人生資訊模型（命局編碼、大運編碼、流年編碼）的每一組編碼都是個體人的生命全息模型。而最重要的模型就是個體人的藏象模型。就是說，個體人命局編碼、大運編碼、流年編碼中的每一組模型，都是個體的特定時空段藏象模型。都是那個宇宙四維座標時空段（或點）中的個體人健康或疾病的全息模擬。命局編碼（生辰八字）是個體人出生時那一瞬間的生命資訊模型，大運是個體人十年週期的生命資訊模型，流年編碼是個體人一年週期的生命資訊模型。這種多層次多週期多能量的互動的結果就是個體人在宇宙四維時空某一座標點或段的特定生命資訊的全息類比。這種全息模擬，既能標示出個體人自身的健康與疾病狀態，又能標示出個體人家族成員、社會關

係的存在狀態。比如父母、兄弟姊妹、子女的存在狀態。個體人當時的財富、地位、學術、慈善等社會狀態等。

這些資訊中，最重要的就是不僅命局編碼（生辰八字）是個體人的藏象模型，更重要的是，大運編碼、流年編碼也同樣是個體人的藏象模型、是隨著時空流轉推移而適時出現的個體人藏象資訊。個體人一生中，何時會健康愉快、何時會疾病低沉，都儲存在大運編碼和流年編碼模型中。這一點，初學的朋友請務必弄清楚。因此，我們說，命局編碼、大運編碼、流年編碼都是個體人生命資訊模型。這是《創新中醫》的核心基礎理論之一。

第四節　胎記：辰戌丑未四土與庚辛申酉金互動的產物

宇宙天地五行場與人體藏象五行場時時刻刻在相通相應互動。這種天地五行場能量與人體藏象五行場能量的互動在個體人身上處處都能夠體現，如個體人的高矮、胖瘦、一生中可能發生何時疾病、是否會吸毒等等。但這些都不是非常直觀，可以簡單認定的。

那麼，是否有不需要複雜的預測手段就可以直觀認定的宇宙五行場與個體人藏象互動的資訊呢。答案是肯定的。這就是某些人身體上的胎記。

微觀上胎記的形成過程，我們還不清楚。但宏觀的形成規律，都可以由《創新中醫》甲子模型預測法來驗證。胎記是個體人肺金藏象系統與脾土藏象系統五行場能量互

動的產物。而個體人藏象系統五行場能量的旺弱是受宇宙天地五行場調控的。就是說，胎記是宇宙天地五行場能量互動在個體人身上的資訊遺存。

胎記並非人人都有，怎麼判斷可能有胎記的個體人呢。這個聽起來神秘莫測的事情其實很簡單。奧秘就存在於個體人生辰八字（命局）編碼中的特殊互動的肺金藏象系統密碼模型庚辛申酉金與脾土藏系統密碼模型辰戌丑未土的位置上。

命局編碼中同時有肺金系統與脾土系統密碼標誌出現。

如某男命局編碼爲庚戌年戊寅月戊申日。其中年干爲肺金象系統密碼，年支爲脾土藏系統密碼。二者互動，戊土制庚金。則此人身上、四肢處就有可能存在胎記。

如某男命局編碼爲丁亥年已酉月丙辰日乙未時。其中辰未爲脾土藏系統密碼，酉金爲肺金藏系統密碼。則此男身上可能存在胎記。事實是此男左腕處有一紅色胎記，右膝上下有一大片暗褐色胎記。

命局編碼中出現庚辛申酉金之一，必須同時出現辰戌丑未土之一，才可能形成胎記。

第五節　宇宙天地五行場與人體藏象系統互動的最小單位是：細胞

宇宙生物統一場依陰陽法則分爲天（陽）地（陰）兩種五行場。天之五行場運動規律模型是五運，地之五行場運動規律模型是六氣。人體五行場依陰陽法則分爲在外在

表的象系統五行場和在內在裏的藏系統五行場。

　　五運五行場與人體象系統五行場首先相通相應互動，六氣五行場與人體藏系統五行場首先相通相應互動。藏象五行場之間時時刻刻全息互動。這是從宏觀視野來描述的宇宙天地五行場與人體藏象五行場互動的模型。

　　如果從微觀視野來描述宇宙天地五行場與人體互動的模型，則應該是宇宙天地五行場之五行之氣（五行基本粒子）與人體構成的最小單位──細胞進行互動。即宇宙天之五行場──五運五行場基本粒子首先與人體細胞膜相通相應互動；宇宙地之五行場──六氣五行場基本粒子首先與人體細胞核相通相應互動。

　　就是說，人體存在藏象兩大系統，細胞相應的也存在藏象兩大系統。細胞之象系統應該是細胞膜系統，細胞之藏系統應該是細胞核系統。細胞質則應該是神經、經絡系統通道。這就是說，人體最小單位細胞也存在藏象五行場系統。即宇宙天地五行場──人體藏象五行場──人體細胞藏象五行場，這就是宇宙生物統一場──五行場與人（生物）的全息示意圖。

　　由此推測我們想，正是宇宙天地五行場物質能量互動資訊，主宰調控著細胞內的各種生理、病理活動。例如人體遺傳物質DNA，人體生物鐘基因「PerI」。

　　當然，以上所說，只是依據宇宙生物統一場理念的延伸推測，或者假說。筆者堅信，中醫現代化一定是現代醫學（科學）同中醫學接軌，而絕不是中醫學同西醫學接軌。就是說，現代科學（包括西醫學）應該也可以詮釋博大精深的中醫學或稱爲「宇宙天人全息系統生命科學」。

中醫學的復興騰飛只是時間問題。

第六節　個體人出生那一瞬間五行場
　　　　強度被定格

　　現實世界中，個體人生命資訊是世界上的唯一。就像人的「指紋密碼」一樣。世界上絕不會有兩個「指紋密碼」完全相同的，同卵雙胞胎也不例外。是什麼因素造成的這一「唯一」現象呢，筆者以為，是宇宙四維時空座標五行場能量資訊。因為世界上沒有兩個在同一宇宙四維時空座標點上同時出生的人。因此，我們說，個體人出生那一瞬間五行場強度被宇宙用物質能量給定格了。就是說，地球上任何一個個體人，他（她）的宇宙五行場強度、波長、頻率都是這個世界上的「唯一」。而且，這個「唯一」的五行場波長、頻率、強度是終生不變的。直至其死亡。有了這個被「定格」的五行場標識，才有可能用六十甲子密碼模型來破譯個體人的生命節律奧秘。

　　現代基因學還不能完全解讀個體人的「DNA」奧秘。但六十甲子模型卻在宏觀上解決了這個難題。這使得破譯個體人生命節律成為現實。

　　個體人出生那一瞬間五行場強度被定格有什麼意義嗎，答案是肯定的。這就是個體人出生時五行場是分為用神場或忌神場的，如果某人出生時用神場強度為旺，相應的他（她）出生時的忌神場一定是中或者弱。這就預示著他（她）可能會長壽。反之，如果他（她）出生時忌神場

旺，相應的用神場一定是中或者弱，這就意味著他（她）可能會短壽，甚至可能會夭折。同理，如果某人出生時用神場為中，則忌神場也可能會是中或弱，這就意味著他（她）的壽限可能中等。

第七節　地球人的壽限取決於出生時宇宙五行場強度

人民網健康頻道2009年曾刊出一篇《中西醫分析人為何活不到120歲》的文章，指出目前世界上公認的計算人類壽限的三個方法：一種是細胞衰退學說。認為人體細胞到30歲達到完全成熟，以後就開始走下坡路。人體所有器官功能每年衰退1%，100年完全衰退，加上之前的30歲，人類壽命最長是130歲。

一種是細胞更換學說。文章說，對地球上所有動物來說，用細胞分裂次數乘以分裂週期，得出就是自然壽限。人類一生中細胞質分裂50次，每次分裂週期平均為2.4年。因此，壽命應為120歲。

另一種是性成熟週期說。人類在14歲左右性成熟。性成熟期的8～10倍即為人類的壽限，即112歲～140歲。中醫典籍《黃帝內經》說：「盡終其年，度百歲乃去。」《尚書》說：「一曰壽，百二十歲也。」據此，可見，古今中外對人類壽命的極限都認為應該在100歲～120歲左右。

有資料介紹說，人類平均壽命將從45歲、76歲產生第三次飛躍。即「健康活到100歲不是夢」。目前，中國人

的平均壽命為73歲，而日本人的平均壽命為83歲。2008年，中國老年學會會長李本公介紹說：據統計1990年中國百歲老人為6681人。2000年增加到17877人。2008年6月止，已近3萬人。

聯合國衛生組織（NVHO）認為：人類的健康和壽命與五大因素有關。即遺傳因素占15%；社會因素和環境因素占10%；醫療服務占8%；氣候因素占7%；健康的生活方式（自我保健）占60%。

《創新中醫》認為，地球個體人的壽限因素中，宇宙天地五行場強度（能量）占51%，其他因素占49%。個體人出生一瞬間的宇宙天地五行場強度中，如為用神的五行場強度為旺，則忌神五行場強度為中或弱。那麼，這個人就可能長壽。反之，如用神五行場強度為弱，則忌神五行場強度可能為中或旺。那麼這個人就可能會短壽或夭折。而處於二者之間的人則可能壽命為中間態。

本書所例100位中外名人健康與疾病例證足可以證明此言不虛。就是說，關注個體人健康長壽，一定要將宇宙天地五行場因素加進去。

第八節　風水的本質是宇宙五行場

風水，是中國傳統文化中一個特有名詞。最早提出「風水」的是成書於晉代的《葬書》。書中指出：「氣乘風則散，界水則止，古人聚之使不散，行之使有止，故謂之風水。」現代漢語詞典對風水的定義是：指住宅基地，

墳地等地理形勢，如地脈、山水的方向等。在中國人的觀念中，廣義的風水泛指附近的空間、山、水、田、林、路等自然環境。狹義的風水是指陽宅（住房）和陰宅（祖墳，周圍的山水林地環境。古人認為，風水能夠影響人的家庭興衰，和子孫後代的命運。追本朔源，風水觀念與中國古代「天人合一」「天人感應」觀念是分不開的。風水其實就是研究人類生存環境的學問，風水研究的目的是「天人和諧」。

筆者為了寫《創新中醫》這本小書，十年中曾數次參加一些預測大師的各類預測學習班，對風水有了一些瞭解。但對風水能夠影響人的家庭、子女命運，基本上持否定態度。2009年秋天，就在《創新中醫》這本小書將要完稿時，有一天突然心念一動；中國人講了兩千多年的「風水」，其本質不就是《創新中醫》所推介的「宇宙天地生物統一場——五行場」嗎？《創新中醫》對中醫學的定義是：宇宙天人全息系統生命科學，應該包含「風水」在體系之中。於是就有了這篇短文。一已之見，供專家、學者和網友們參考。

1. 風水的本質就是宇宙天地五行場

風水既不神秘，也不虛妄。風水的本質就是尚未被大多數人認知的宇宙天地五行場。

《創新中醫》認為，古人所說的「五行」，其本質就是「五行場」。五行場是目前已知唯一的宇宙生物統一場。主宰著地球一切生物（人類、動物、植物、微生物）的生命節律。風水中所講的「氣」，就是五行場基本粒子流；風水中所講的方位，向口，也是五行場方位，空間。

風水就是五行理念在陽宅、陰宅領域中的應用。中醫學與風水是五行觀念的一源二歧。

五行場是宇宙多天體多層次多週期與地球環境（地球引力場、電磁場、大氣、水、地域等）互動形成的宇宙生物統一場。五行場只存在於地球大氣圈內，只對地球生物生命節律產生影響。五行場分為木氣場、火氣場、土氣場、金氣場、水氣場五大屬性能量場。五行場具方向性，即東方木氣場旺；南方火氣場旺；西方金氣場旺；北方水氣場旺，中央土氣場旺。因為五行場對人的生命節律影響最大，因此，便產生了「風水」之說。

就是說，風水的本質就是宇宙生物統一場──五行場。五行場是客觀真實存在的宇宙能量。

2. 風水（五行場）對地球人類生命節律的影響是客觀存在的。

風水（五行場）以場態能量對地球生物尤其是人類的生命節律起著影響作用。這種場（五行場）態能量存在於地球大氣圈內，是無處不在、無時不有的宇宙生物統一場。地球生物時時處處都處於它的影響調控之中。而人類更是首當其衝。風水（五行場）對地球人類的調控作用體現在兩個方面：一是五行場物質能量資訊決定個體人出生那一瞬間的生命品質層次。即個體人對宇宙五行場的喜或忌程度，也就是個體人用神場或忌神場的強度。這種場強度決定了個體人一生健康與疾病；富貴與貧賤；智慧與愚笨等人生品位。這就是「先天風水」。二是風水（五行場）物質能量資訊對出生以後的個體人生命節律起著「微調」作用。即「後天風水」在某種程度上影響個體人出生

以後的生命、生活品質的檔次。好的「風水」能夠提升個體人的生命生活品質品位；壞的「風水」可以降低個體人的生命生活品質檔次。可以說，「風水」（五行場）物質能量資訊是影響個體人生命節律最重要的宇宙能量。

最能證明這一點的就是個體人的健康與疾病。健康與疾病恐怕是當今中國社會中最少「貓膩」，最不容易出現「腐敗」的領域了。就是說，個體人的健康與疾病資訊的可信度、真實度應該是最高的。本書中100位中外名人健康與疾病的資訊就能說明這個問題。

3.「風水」對地球個體人的「微調」作用因人因時因地而異

對於地球個體人而言，因其出生時的宇宙四維時空座標點的不同，對宇宙天地五行場的喜忌也是一個人一樣。世界上絕沒有出生時宇宙四維時空座標點完全相同的兩個人，即使是同卵雙胞胎兄弟（姊妹），其出生時的時間維也是有先有後的。因此，個體人對出生時的宇宙天地五行場能量的喜忌，是因人而異的。就是說，同一處「風水」，對不同的人而言，其影響的結果是不一樣的。因此說「風水」對地球個體人的「微調」作用是因人而異的。

幾年前，我住的門市樓房對面有一家小超市，夫妻二人經營的很紅火。聽鄰居們說，在他們租住之前，曾有五、六個人也租此房經營小超市，但都因不贏利而半途放棄。這一對夫妻來此後，也經營小超市。生意卻越來越紅火。究其本源，應該就是這對夫妻住進了有利於他們的「風水」之地。而其他人則正相反，這裏的「風水」不利於他們，所以他們都不贏利而放棄。這應該就是「風水」

對個體人的「微調」作用因人而異的例證。

4. 大環境「風水」影響群體，小環境「風水」影響個人

在這裏，大環境指的是全球範圍的「風水」環境。例如，以中國爲原點，處於中國西北的歐洲、北美洲就應該算作西方。人們習慣上稱爲西方國家。

相對於中國而言，歐美洲爲西，在五行場屬性上，西方爲金氣場旺地。金氣場在人體屬肺金藏象系統，其在藏系統爲肺、大腸、骨；在象系統爲鼻、皮膚、汗毛。金的五色爲白色。因此，一般而言，西方人皮膚較白，爲白種人。鼻子較東方人高而大，呼吸系統較發達，肺活量較大骨骼粗大，身體較東方人強壯。身上汗毛較多較粗。這應該就是大環境「風水」對群體人類的影響。

同樣，處於歐美東方的中國，五行場爲木氣場旺地。木氣場在人體屬肝木藏象系統。在藏系統有肝、膽、筋等；在象系統有目、爪甲、四肢等。因此，相對歐美人而言，中國是肝膽疾病的高發區。皮膚爲棕黃色，稱爲黃種人。手腳比較靈活。在跳水、體操、乒乓球等項運動中成績比較優秀。這是因爲東方木氣場與人體肝木藏象系統首先相通相應互動，木氣場對中國人影響較大。即影響中國人的大環境「風水」爲東方之木氣場。因爲地球的板塊構造運動是永不停息的，這種大環境「風水」也是處在永不停息的變化之中，這裏只是相對而言。

小環境「風水」是指個體人的居室、辦公室。對於大多數生活、工作比較穩定、有規律的人來講。他（她）一生停留時間相對比較長的地方就是居室和辦公室。因爲居室、辦公室內也存在「風水」。即小環境內五行場。因

此，居室、辦公室「風水」對個體人的生命節律會產生一定的「微調」作用。所以說，小環境「風水」影響個體人，這也是相對而言。

「風水」的本質是宇宙天地五行場物質能量。五行場是宇宙生物統一場，主宰、調控著地球上一切生物（人類、動植物、微生物）的生命節律。五行場能量對於人類而言，是無處不在的。決定個體人生命歷程的「風水」是個體人出生那一瞬間的宇宙天地五行場能量資訊；對個體人生命節律產生「微調」作用的「風水」是個體人停留時間較長的居室和辦公室。

5.「風水」的主體是「以人為本」

「風水」是宇宙天地五行場。「風水」可以影響個體人的生命節律。「風水」研究的主體是「以人為本」，即「風水」是為個體人服務的。因此，要研究「風水」必須首先要清楚個體人的宇宙天地五行場喜忌，只有先清楚個體人的五行場喜忌，才能有針對性的個性化的設計、調整他（她）的「風水」。就是說，「風水」學，是以人為本的學問，是雙邊關係。拋開了個體人的「風水」喜忌而妄談「風水」的好壞是無源之水、無本之木。

「風水」的終極目的是追求「天人合一」，天人和諧。「天」就是宇宙大自然，「天」就是地球人類的生存環境。人類不應該僅僅追求個人的「風水」小環境的和諧，更應該關愛地球生物與生存大環境的和諧。保護環境、防止污染，保護野生動植物。防止空氣污染，水污染，土壤污染，電磁輻射，放射性污染等就是為全人類營造大環境「風水」。

如果說，博大精深的中醫學是宇宙天人全息系統生命科學。那麼，「風水」或「風水學」就應該是宇宙天人全息系統生命科學的子系統——環境醫學。

第九節　脾土系統之中樞脾臟曾被西醫認爲是「垃圾器官」

傳統中醫認爲「脾胃爲後天之本」，《創新中醫》認爲「脾是脾土系統之中樞」。爲什麼中醫這麼看重脾呢。這是因爲，脾臟功能是脾土藏象系統功能之中樞。脾土藏系統實體臟器包括：脾臟、胃腑、胰、淋巴、肌肉、血管等。這些臟器組織功能各異，但有一點相同，即都受以脾臟爲中樞的土氣場主宰、調控。這種調控作用是由人的潛意識、潛思維即「藏腦」來體現的，調控的資訊是由以脾爲中樞的土氣場之經絡系統傳輸的。也就是說，脾是藏腦的有機組成部分，是人體不可或缺的功能系統之一。

個體人出生後，賴以生存的物質能量主要靠兩大系統提供，一是肺金藏象系統之氧氣的吸收和排泄；二是靠脾土藏象系統之飲食物（包括水）的吸納、腐熟、運化。這是生命存活的第一要素。這一點，是人所共知的。大多數人還不瞭解的是，脾土氣場還是人體胰腺功能的源動力；也是淋巴系統正常運行的源動力；還是全身肌肉系統正常運行的源動力，更爲重要的是，脾土系統之血管，即全身動脈、靜脈血管（無論是主動脈、主靜脈、還是毛細動靜脈血管），其功能也是靠脾土氣場來維繫的。個體人心臟

之實體也是肌肉構成的，心臟的主血脈功能同樣也是由脾土氣場來調控的。當今世界，對人類危害最大發病率最高的第一位疾病就是心腦血管病。而心腦血管病的病因就是脾土藏象系統爲害或受制，使脾土系統的功能失衡。

　　從以上簡要介紹可以看出，脾在人體系統中是何等地重要。因此，古代中醫大家稱「脾胃爲後天之本」。這裏的「後天」是指個體人出生以後，是對應於人出生之前的「先天」而言的。

　　由於醫學理念的不同，號稱「現代醫學」的西醫，卻在相當長的歷史時期內，認爲「脾」是「垃圾器官」，甚至被「隨意切除」。2009年8月15日，一篇名爲「研究發現：闌尾、脾臟等「垃圾器官也有用」的報導稱：闌尾、脾臟及多餘靜脈等人體「垃圾器官」（退化器官）一直被認爲無甚用途。然而據《印度時報》報導，最新研究發現，這些器官其實在非常賣力地工作，這些所謂的「垃圾器官」被隨意切除，是因爲醫學界對其認識不足。文章還說「位於人體左上腹後部的脾臟有助於發現感染，並將受損及老化的紅血球過濾掉。脾臟一直被認爲無足輕重，然而以實驗鼠爲物件的一項研究發現，脾臟具有修復人體組織的作用。心臟病發作後，修復受損心臟的重任必須依靠單核細胞完成。單核細胞管爲被認爲像其他白血球一樣，只產生骨髓，並儲存於血液中。供職於美國馬薩諸賽總醫院的菲力浦·斯瓦斯基表示，由小鼠實驗可以發現，心臟病發作後，40%至50%的單核細胞源於脾臟。而切除脾臟的實驗鼠體內的單核細胞大幅減少。」

　　這篇報導，從一個側面證實了中醫體系中之脾的重要

性，證實了中醫稱「脾胃爲後天之本」的科學性。

在這裏，需要說明的是，脾土系統是由多個臟器組織構成的，其中脾土藏系統之脾、胃、胰、淋巴、血管、肌肉等臟器組織，都是脾土氣場的藏系統之臟器組織。這些脾土藏系統的臟器組織，都可以不同程度地代償脾臟的中樞作用。這就是雖然有些人被切除了「脾臟」但仍能存活的最重要原因。也就是說，「脾胃爲後天之本」的內涵應該是「脾土藏系統是後天之本」。

第十節　植物人：大腦（象腦）受損，藏腦工作

所謂植物人，是指與植物生存狀態相似的特殊人體狀態，即大腦皮層功能嚴重損害，受害者處於深昏迷狀態，喪失意識活動，但皮質下中樞可維持自主呼吸運動和心跳，營養代謝和排泄分泌等低級的生命功能，對外界刺激也能產生一些本能的反射，如咳嗽、噴嚏，打哈欠等。據專家介紹，我國每年至少新增加10萬「植物人」。植物狀態與腦死亡不同，腦死亡指包括腦幹在內的全腦死亡。腦死亡者，無自主的呼吸與心跳，腦電圖呈一條直線，而「植物人」腦電圖呈雜散的波形。

如果我們用《創新中醫》人類都具有「藏象」兩個大腦的理念來分析「植物人」，似乎可以得出這樣的結論：植物人的本質是大腦「象腦」受損，藏腦工作。在《創新中醫》體系中，大腦（象腦）是個體人自主意識、自主思

維（顯意識、顯思維）的中樞，是人生活、學習、工作、娛樂的調控中心；而藏腦（也稱腹腦）是人類被動思維（潛思維）潛意識的調控中樞，藏腦的潛思維、潛意識調控人的呼吸、心跳、消化吸收、咳嗽、噴嚏、打哈欠、靈感，預感部分夢境、生長、心靈感應，生病等。

象腦（大腦）在外爲陽爲能量態物質，藏象在內爲陰爲場態物質。藏腦爲生命之本質，象腦爲生命之標像。象腦受損，功能處於失衡、紊亂狀態，但並不意味著死亡。因爲藏腦仍在工作，仍有復蘇的可能。藏腦調控人體的場物質功能，如心主「血脈」的功能，腎主「骨髓」的功能等。藏腦正常工作，就會繼續向「象腦」提供物質養分，維持「象腦」的存活。因此說，對「植物人」不可輕言放棄。只有藏腦停止工作（死亡）才是生命的終結。

「植物人」大腦「象腦」嚴重受損，自主意識喪失或部分喪失，但人體的生命指徵如：心跳、呼吸、營養代謝、排泄分泌等功能的繼續現象說明，《創新中醫》提出的「人類具有藏象兩個大腦。大腦（象腦）負責自主意識，自主思維，藏腦負責潛意識，潛思維」的命題，是可信的，是值得深究的。

第十一節　宇宙能量與地球環境互動的新證據

中醫經典《黃帝內經》中有許多宇宙能量與地球人類（生物）互動的論述。例如《素問·寶命全形論》說：

「人生於地,懸命於天,天地合氣,命之曰人。」又說:
「人以天地之氣生,四時之法成。」《靈樞‧歲露》說:
「人與天地相參也,與日月相應也。」這就是《黃帝內
經》最經典的命題:天人合一。天人合一的本質、說到底
就是(宇宙)與人(生物)之間,時時刻刻在進行物質能
量互動。

近年來,科學家對天人互動,天(宇宙)能量變化會
影響地球人類(生物)生命節律變化的研究越來越多。這
些研究的結果都向著中醫學古老的命題:天人合一靠近。
例如,新華網2009年9月1日報導《美研究表明:宇宙射
線或對人類進化造成影響》。

文章說:宇宙射線每天都像雨水一樣射向地球,但人
類用肉眼看不到這種高能粒子。美國一項新研究表明,這
些宇宙射線可能在地球人類進化方面起著某種作用。美國
伊利諾伊大學的研究人員發現,一些鄰近天體的演變,可
能極大的增強對地球的輻射,導致地球上物種的變化。宇
宙射線對地球生態環境也可能有所影響,一些科學家認
為,宇宙射線使地球上的雲層變厚,從而反射更多的太陽
光,導致地球降溫,進而帶來有利於生命的地球生態環
境。另外一些科學家則持相反的看法,他們認為宇宙射線
可能會破壞保護地球的臭氧層,對生命不利。

人民網的報導《太陽和地球間有神秘磁性通道,8分
鐘開啟一次》說:美國宇航員近日發佈消息證實,地球與
太陽之間存有一個磁性通道,其通道口每8分鐘開啟一
次。研究人員描述這一現象時稱,在地球的光面,即接近
太陽的一面,地球磁場與太陽磁場緊密的相壓。大約8分

鐘，這兩個磁場就會短暫的合併，產生一次「通話」。同時形成了可供粒子流動的「通道口」，磁通量傳輸事件就在此發生。這種傳輸事件同時受行星磁場的影響，當磁場南移，主動事件會發生在赤道附近；當磁場北移，被動事件會發生在高緯度區域。戈達德太空飛行中心的專家表示，早在十年前，科學界還不相信該現象的存在，但現在證據擺在眼前，真實性已不容不置疑。太陽磁場與地球磁場的交流互動，一定會對地球生物生命節律產生相應的影響。

新華網的另一篇報導《衛星觀測顯示：太陽促使地球大氣奇怪「呼吸」》則更加證明了古老的《黃帝內經》天地合氣、命之曰人的命題的科學性。

該文章說：據美國媒體報導，衛星觀測最新資料顯示，地球大氣會有節奏地膨脹和收縮，九天為一個週期。還說，這一現象「以前從未發現過」。12月15日美國國家航空航天局及科羅拉多大學波得分校的科學家們在美國地球物理學聯合會上宣佈：「地球大氣的呼吸與太陽磁場的變化相一致，而太陽磁場變化的週期為27天。」文章說，日冕洞將等離子體拋出太陽並使其進入太陽系，當這些粒子到達地球，它們會加熱高層大氣層，導致外界大氣層膨脹和收縮。電離層暴的出現次數和強度與太陽黑子數的變化密切相關，有11年的週期變化，顯著的年變化和27天的重現性。根據「天人合一」理念推測，太陽磁場的週期性變化，一定會對地球生物生命節律產生相應的影響。只是目前我們還不能準確地破譯它。

筆者認為，宇宙高能粒子與太陽磁場、光輻射場、行星引力場等是地球大氣環境中宇宙生物統一場——五行場

形成的源能量，宇宙（天體）的能量變化是五行場運動變化的根本原因。上述發現只不過爲宇宙（能量）與地球環境互動提供了新的證據而已。當代生命科學必須從宇宙尺度來探索研究，這樣才能眞正從本質上破譯揭示地球生命的無窮奧秘。

第十二節　用六十甲子模型破譯個體人生命奧秘例證

五行場是宇宙目前已知的唯一地球生物統一場。主宰著地球生物（人類、動物、植物、微生物）的生命節律。

本書100位中外名人健康與疾病的破譯例證就可以證明此言不虛。

例證085　裘法祖：高壽的當代「醫聖」

中新網武漢6月14日電；6月14日上午8時46分，中國科學院資深院士、中國著名醫學家、武漢同濟醫院裘法祖教授在武漢逝世。享年94歲。

1914年12月6日，裘法祖出生於西子湖畔一個「書香世家」。1936年在上海同濟大學醫學院前期結業後，赴德國求學於慕尼克大學醫學院，1939年以一等最優秀成績獲德國醫學博士學位。曾在慕尼克大學附屬醫院，慕尼克市立醫院、都爾市立醫院任醫師、副主任醫師，獲德國外科專門醫師證書。1945年受聘爲都爾市醫院外科主任。1946年10月回國，即在上海同濟大學醫學院附屬中醫院（同濟

醫學院）任外科學教授，矯形外科主任長達40年。

　　裘法祖學識淵博，醫術精湛。是推動我國腹部及基本外科的專家。是我國器官移植事業的開拓者和奠基人之一。是中科院院士，「中國外科之父」。

　　1985年，獲聯邦德國政府「大十字功勳」勳章。2000年，獲中國醫學科學院中國醫學科學獎。2001年，獲中國醫學基金會醫德風範終身獎。2004年，獲「人民醫學家」稱號。同年獲德國「寶隆獎章」。

　　1980年創辦中國第一本器官移植雜誌《中華器官移植雜誌》任主編。創辦《中華實驗外科雜誌》。

　　2004年創立「裘法祖外科醫學青年基金」。

　　裘法祖醫德高尚，他的名言有：「做人要知足，做事要知不足，做學問要不知足。」「德不近佛者不可以爲醫，才不近仙者不可以爲醫。」「做人嘛，我有四點：一身正氣，兩袖清風，三餐溫飽，四大皆空。」

　　2008年5月26日，裘法祖院士還在同華中科技大學附屬同濟醫院的42名專家一起，爲汶川地震災區送來的42名傷患會診。2008年6月14日早晨在家中不幸摔倒，上午8時46分經搶救無效而仙逝。《百度百科》。

　　命局編碼　甲寅年 乙亥月 丙寅日 某某時（戌亥空）

　　大運編碼　丙子、丁丑、戊寅、己卯、庚辰、辛巳、壬午、癸未、甲申、乙酉。

　　起大運年　1915年起大運。

　　破澤密鑰　從旺格。用神：寅、乙、甲。忌神：亥。

　　高壽資訊

　　1. 裘老爲人淡泊寧靜，「一身正氣，兩袖清風，三餐

溫飽，四大皆空」。心態平和身心和諧是長壽的良好心境。

2. 醫德高尚。裘老曾說：「德不近佛者不可以為醫，才不近仙者不可以為醫。」如此醫德，在現代中國幾為僅見。如此仁心，豈能不健康長壽。

3. 裘老命局中月支亥水忌神旬空，而用神寅木在日支，年支。用神甲木在年干、乙木在月干。一派用神旺相之象。這正是健康長壽的宇宙天地五行場物質基礎。

有意思的是，中國古代五行之中，木為仁。而裘老命局中至少有四個木。或許這木氣場正是裘老「仁心仁術」的宇宙五行場能量源。

例證086　季羨林：高壽的學術大家

季羨林，1911年8月6日生於山東清平。12歲，考入正誼中學，半年後轉入山東大學附設高中。在高中開始學德文，並對外國文學發生興趣。18歲，轉入省立濟南高中，國文老師是董秋芬，他又是翻譯家。1930年，考入清華大學西洋文學系，專業方向德文。師從關宓、葉公超，學習東西詩比較、英文、梵文，並選修陳寅恪教授的佛經翻譯文學，朱光潛的文藝心理學，俞平伯的唐宋詩詞，朱自清的陶淵明詩。

1935年9月，赴德入哥廷根大學讀研究生。1940年12月至1941年2月，季羨林在論文答辯和印度學、斯拉夫語言，英文考試中得到四個「優」，獲博士學位。1945年10月，二戰終結不久，即匆匆束裝上道，經瑞士東歸。回國後，受聘北京大學、創建東方語文系、開拓中國東方學學

術園地。在佛典語言、中印文化關係史，佛教史、印度史、印度文學和比較文學等領域，創獲良好，著作等身，成爲享譽海內外的東方學大師。

　　季老不僅學貫中西，融會古今，而且在道德品格上同樣融會了中外知識份子的優秀傳統。中國傳統士大夫之仁愛和恕道，強烈的憂患意識和責任感，堅毅的氣節和情操；西方人文主義知識份子的自由獨立精神，尊重個性和人格平等觀念，開放創新意識等；這些優秀傳統都凝聚融化在季老身上。是中國現代知識份子的一面旗幟和榜樣。季老一生有十大成就：

　　一、印度古代語言研究

　　二、佛教史研究

　　三、吐火羅語研究

　　四、中印文化交流史研究

　　五、中外文化交流史研究

　　六、翻譯介紹印度文學作品及印度文學研究

　　七、比較文學研究

　　八、東方文化研究

　　九、保存和搶救祖國古代典籍

　　十、散文創作

　　2009年7月11日，一代大師與世長辭，享年98歲。（來源：中華讀書報）《新華網；季羨林生平介紹》。

　　命局編碼　辛亥年　申午月　甲戌日　某某時（申酉空）

　　大運編碼　癸巳　壬辰　辛卯　庚寅　已丑　戊子　丁亥　丙戌　乙酉　甲申

起大運年　1920年起大運。

破譯密鑰　從弱格。用神：戌、午、辛。忌神：甲、亥。

高壽資訊　季老曾寫過一篇《養生無術是有術》的文章，此文章的觀點與季老的「三不養生法」即：不鍛鍊；不挑食；不嘀咕。是一脈相承的。季老的「不鍛鍊」其實是不刻意爲鍛鍊而鍛鍊；季老的「不挑食」是食百穀，嘗百味。這樣身體所需的各種元素自然而然就攝入了。季老的「不嘀咕」是不計較小事，心胸豁達，大度。有一篇文章說：「每天凌晨三、四點鐘，季老的書房中就亮起了北大校園裏的第一盞燈，直到晚上十點鐘才入睡。」幾十年都如此。

從季老出生時的宇宙天地五行場模型看，季老的用神五行場午火、戌土都旺，而忌神五行場亥水、甲木相對都比較弱。而且是用神五行場在月令（午火）、在日支（戌土）。這種用神五行場的組合，正是高壽有爲之人的命局五行場組合。筆者以爲，命局五行場的組合，是季老一生著作等到身，學貫中西的宇宙物質能量基礎。而季老的「不鍛鍊、不挑食、不嘀咕」正是豁達、樂觀、積極向上的良好心態的表現。二者的完美結合，才造就了季老一代「大師」的絕代風範。

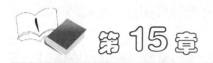

第15章
治未病：21世紀中醫騰飛的
最好歷史機遇

中醫學自《黃帝內經》面世以來，兩千餘年歷盡滄桑，今天，終於迎來了繼承發展創新騰飛的最好歷史機遇。2009年，一篇名爲《讓中醫成爲國家優勢》的人民日報評論，向世人傳遞了中醫即將騰飛的歷史資訊；國家對中醫的關注程度達到了歷史的新高度。國家的強盛必將帶來科技文化的繁榮。近年來，有一句很流行的話語：民族的就是世界的。這句話應用到博大精深的中醫上是再合適不過了。而中醫文化是中華文明的標誌。我深信，中醫繼承發展創新騰飛已經爲期不遠了。

第一節　進入21世紀，中醫西醫都面臨
著改革創新的歷史機遇

西醫學發展至基因組學之後，以「還原論」理念爲指導的分子生物學、基因組學的局限性日益顯露出來，西醫學也面臨著複雜疾病模式的嚴峻挑戰。因此而出現了循證

醫學，系統生物學、整合醫學等新理念和新學科。這些理念和學科的共同特徵是：在繼續強調分析的同時，更加重視分析和綜合的統一。

即重視生命科學的複雜性和整體性研究已成為21世紀生命科學的發展趨勢。就是說，21世紀西醫學的理念正從「還原論」向「整體觀」轉化或靠近。21世紀的西醫學正面臨著改革創新。

中醫學歷經了兩千餘年的滄桑之後，在21世紀也迎來了歷史上最好的發展機遇：2009年，一篇名為《讓中醫藥成為國家優勢》的《人民日報》評論表達了中國億萬人民的心聲，預示著21世紀將是中醫藥繼承創新的最好歷史階段。文章說：50多年前，毛澤東曾在對中醫藥的批示中說「中國醫藥學是一個偉大的寶庫，應當努力發掘，加以提高」。而今，新中國成立60年的成就和世人對中醫藥的廣泛認同，使得對這一「偉大寶庫」的充分發掘正當其時。可以預料，隨著《國務院關於扶持和促進中醫藥事業發展的若干意見》的深入貫徹落實，中醫藥必將成為中國的國家優勢，並在世界矚目中崛起。那時，中醫藥不僅僅是中國的，也將走向世界，成為中國對全人類的傑出貢獻。無疑，這為中醫藥的繼承改革創新吹起了號角。 或許，這就是歷史的機緣巧合。

進入21世紀，地球人類史上兩大醫學體系都站在了同一起跑線上，中西醫的改革創新都在緊鑼密鼓地進行著，中醫學一定能夠不負世界華人的「眾望」，早一天勝出。為國家爭光，為民族爭氣。

第二節　治未病是21世紀生命科學
　　　　　　的最高境界

　　「治未病」是兩千多年前中醫典籍《黃帝內經》中首先提出的先進的科學的超前的人類健康理念。《黃帝內經》提出：「聖人不治已病治未病，不治已亂治未亂。」這一先進理念，經兩千年來歷代醫家的不斷充實和完善，「治未病」理念逐步形成了具有深刻內涵的理論體系，即「未病先防」著眼於未雨綢繆；「即病防變」著力於阻截傳變，防止疾病進一步發展變化；「瘥後防復」立足於扶助正氣，強身健體，防止疾病復發三個層次。

　　2007年，國務院領導同志在歷史和時代發展的戰略高度，從國家經濟社會發展的大局出發，開創性的提出了開展中醫「治未病」工作的要求，並就建立完善中醫預防保健服務體系作出了重要指示。以此為契機，2008年，國家中醫藥管理局出臺了《「治未病」健康工程實施方案》（2008～2010）。

　　衛生部、中醫藥管理局領導指出：「治未病」指導人們做到防患於未然，既是醫學認識的至高境界，也是衡量醫學水準的重要標誌。是一個既古老而又前沿的命題，體現了中醫學先進和超前的醫學思想。「治未病」以健康為目標，著眼於把握健康，提前預防，是一種積極主動的健康觀和方法論。實施「治未病」健康工程，發展中醫預防保健服務，有利於推動醫學模式的轉變，擴大中醫藥服務

的領域，推動中醫藥的全面繼承與創新，促進中醫藥事業全面協調持續發展。

因此，我們說，「治未病」是21世紀生命科學的最高境界，是中醫天人和諧、人人和諧，身心和諧理念的繼承與創新。「治未病」理念爲中醫學的繼承創新提出了更高的目標和要求。

第三節 「治未病」的核心理念是 「以人的健康爲本」

以「整體觀」爲理念的中醫學不同於以「還原論」爲指導思想的西醫學的最大特徵是：中醫學以「人」爲本，西醫學以「病」爲本。中國政府提出的「治未病」理念，正是以人爲本，以人的健康爲本的整體觀理念的具體體現。關愛生命必須以人爲本，以人的健康爲本。這可能是當前世界上所有人的共識。以人爲本、以人的健康爲本健康理念的基礎就是以個體人的健康爲本。這就是當前世界上流行的「個性化治療」模式。對於個體人已經發生的疾病要遵循「已病防變」和「瘥後防復」理念，積極治療和癒後採取防止復發的保健措施。而對於個體人的「未病」（未來可能發生的疾病），需要調動各種有效手段來「預測」。同時採取一切可能的措施進行預防和保健。

在這方面，國家中醫藥管理局已經走在了前面。這就是《實施「治未病」健康工程2009年工作計畫》。在這個計畫中，推出了中醫特色健康保障——服務模式（KY3H

模式）。應該說，這對中醫學提出了更高的全新的健康服務要求。是中醫學「治未病」理念的拓展和創新。是「以人的健康爲本」的具體化。

第四節　「治未病」需要東方特色的「個體人生命節律奧秘預測體系」——「子平術」

地球人類是目前已知的「進化」歷程上最高級的生物。對人類的遺傳資訊和遺傳物質進行研究破譯的工程就是「人類基因組計畫」工程。人類基因組計畫的目的是解碼生命，瞭解生命的起源，瞭解生命體生長發育規律，掌握生老病死規律。而基因組就是一個物種中所有基因的整體組成。目前，科學家已破譯發現了很多影響人生命節律的基因，例如：《環球科學》「研究發現促使肺癌發生的26個基因」；新華網「德國科學家揭秘『憤怒基因』」；「美發現與高血壓有關的基因變異」；《廣州日報》「科學家研究發現：基因決定人類何時長皺紋」；人民網「科學家發現部分男性體內存在離婚基因」；新華網「科學家發現恐懼基因：不是她膽小，是基因作怪」，「酒鬼是天生的？原來是基因作怪」。諸如此類文章在互聯網上比比皆是。這些關於基因的文章有一個共同的主題：基因決定個體人的生命節律。從另一個角度來說，那就是：基因的破譯可以預測個體人的生命奧秘。

基因組計畫也可以說是現代生命預測學。當然，這是以「還原論」、邏輯思維爲指導思想的現代生命預測學。

「子平術」是一千五百年前中國先哲發明的東方式個體人生命節律全息預測術。這是以天人合一、天人相應「整體觀」和「象數思維」爲指導思想的東方預測體系。由於「子平術」自身理論體系的不完善及種種偏見，長期以來一直被世人視爲「封建迷信」。以至某些人視「子平術」爲洪水猛獸。其實，子平術是中國先哲發明的以五行場模型能量資訊爲基礎，以六十甲子模型爲工具的東方宇宙天地人全息解碼模型。可以破譯個體人宇宙時空四維座標點或段的全息資訊。是被無知和偏見埋藏了千年的明珠。近年來，子平術經民間預測學家的整理完善，已經成爲比較成熟的東方全息預測學體系。子平術按一定的規則和程式，以六十甲子模型爲密碼工具，可以系統的預測地球上任何地域任何民族個體人的生命節律資訊。

本書100位中外名人健康長壽與疾病死亡的例證可以證明此言不虛。筆者相信，「治未病」工程引入子平術預測體系，是歷史的需求，是中醫學發展的歷史必然。

子平術（也可稱爲甲子模型），可以全息的預測個體人在今後某一年或一生的健康與疾病趨勢資訊。雖然只是「趨勢」資訊。但這也非常重要，因爲這爲中醫師臨床對個體人的健康與疾病資訊的採集提供了有法可依，有章可循的預測理論平臺。爲制定個體人的健康服務資料庫、增添了前瞻性的資訊資料檔案。

現將個體人預測「未」病程式簡介如下，供有興趣的朋友們參考。

一　確立命局編碼

二　確立大運編碼

第五節　治未病：中醫爲體，中西兼用

　　中醫與西醫都是人類文明的結晶。中醫是東方文明的科學標誌，西醫是西方文明的科學標誌。科學無國界，中西醫相互借鑒，相互汲納才是人間正道。中國政府提出的「治未病」工程，是人類醫學史上的偉大創舉。治未病「中醫爲體，中西兼用」是符合客觀實際的大方針、大原則。因爲中醫中藥最大優勢是扶正固本，培補人體場能量，西藥最大優勢是「殺毒滅菌」。二者的兼用，一定會是雙贏的結果。

　　對此國家中醫藥管理局制定的《中醫特色健康保障——服務模式服務基本規範（試行）》說得好：中醫爲體，中西兼用。以中醫理論和技術方法爲基礎，積極借鑒應用西醫學及其他現代科學技術方法。三觀並用，動態辨識、評估、干預個體人整體功能狀態，宏觀體現於個體人的體質等，中觀體現於個體人的臟腑、經絡、氣血狀態及證候等，微觀體現於理化參數，組織形態／功能「影像」和高危因素等。從「宏、中、微」三觀，辨識服務物件健康狀態變數（參數）的時序改變和變化趨勢（它們必然是個體的，動態的，系統的），……針對服務對象的健康狀

態極其風險，應用中醫的方法進行調理（調理體制、臟腑、陰陽、氣血等），並應用健康管理方法和現代醫學針對疾病的治療手段，系統改善和提升服務物件的整體功能狀態，防範健康風險的發生、發展和變化。

從五行場本質上講，中醫學是「宇宙天人全息系統生命科學」，是「宇宙天人全息」醫學模式或生命科學模式。這是以「還原論」爲理念的西醫學所不能比擬的。在這個意義上講，以「天人全息」整體觀爲理念的中醫學是完全可以包容、汲納西醫學的全部科學理念和技術手段。這應該也是中醫學博大精深的重要原因之一。

第六節　用六十甲子模型破譯個體人生命奧秘例證

「治未病」理念是人類醫學史上最先進最超前的科學思維。《創新中醫》體系中的「子平術」（八字預測術）是破譯地球人類生命奧秘的簡捷全息的東方預測規則和程式。這套規則和程式可以預測個體人一生各個時空座標的生命資訊。這是獨具特色的中醫體系的預測學。它爲中醫「治未病」奠定了可以重複驗證的理論基礎。

例證091　中國最長壽教授歡度110歲生日

新華報業網——揚子晚報2009年5月7日報導。「中國最長壽教授歡度110歲生日」。

昨天上午，南京大學知行樓一樓報告廳內濟濟一堂，

我國著名生物化學家、教育家、中國生物化學的開拓者和營養學的奠基人，鄭集先生110歲生日慶祝會在這裏舉行。

1900年陰曆四月初八，鄭集先生出生在四川省南溪縣的一個農民家庭。22歲考取東南大學（南京大學前身）。後來公費留學美國，1934年畢業後，在中大醫學院工作。1959年調入南京大學，至今已在南京大學工作生活了五十年。

鄭先生說：「人最高貴的是健康，金錢和名利等都不重要，健康地活一輩子是人生最幸福的表現。」

命局編碼　庚子年　辛巳月　乙卯日　XX時（申酉空）

大運編碼　壬午　癸未　甲申　乙酉　丙戌　丁亥　戊子 己丑　庚寅　辛卯　壬辰

起大運年　1907年起大運。

破譯密鑰　身旺格。用神：卯、辛、庚、子。忌神：巳

長壽資訊

1. 最有力用神爲日支卯木，其次爲年支子水。卯木爲肝木藏系統密碼模型，爲最有力用神，預示命主肝木藏系統肝、膽、筋、關節等子系統功能健康。即便受大運流年克制也是階段性的病變。子水用神爲腎水藏系統密碼模型，預示命主腎藏系統腎、膀胱、骨、髓等子系統功能比較健康。

2. 鄭先生是中國營養學的奠基人，自然會調劑營養。而鄭先生「人最富貴的是健康」理念，更是鄭先生長壽的良好心態。

例證092 呂正操：百歲開國上將

呂正操，字必之，1905年1月4日，出生於遼寧省海城縣唐王山后村一戶貧苦農民家庭，祖上是河北清河縣人。1922年參加東北軍張學良的東北軍衛隊旅，由於精明強幹，能讀會寫，被張學良送考入東北講武堂深造。1925年12月張學良在錦州成立三、四方面軍司令部，呂正操被張學良召到身邊擔任少校副官。1928年初，開始接受共產黨的影響。同年，皇姑屯事件發生，張作霖被日軍炸死，張學良主政東北，於次年春派呂正操到十六旅任中校參謀處長。1933年3月，決心收復熱河與日決戰的張學良親自委派呂正操接任六四七團團長。就在呂正操被趕到熱河前線的的二天，蔣介石逼迫張學良「下野」的號外就出來了。呂正操只得帶六四七團移遷河北易縣一代。次年春天，移駐北平，擔任城防。與中共北方局五十三軍工要成員劉瀾波、孫志遠等直接接觸，在國內積極組織進步活動，在社會上支持青年學生，並在北平城防中嚴對日軍的挑釁。1936年10月，張學良調呂正操到西安張公館服務。12月12日，張學良、楊虎城發動舉世震驚的西安事變，扣押蔣介石、通電全國，呂正操擔任張公館的內勤工作，和點邀來西安共商大計的中共代表接觸。西安事變和平解決後，張學良送蔣介石去南京，呂正操回河北徐水掌握部隊。就在呂正操到達徐水團部的當天，孫志遠趕來通知他，他已被中共北方局同意接納為中國共產黨員。1937年10月在冀中率部脫離國民黨五十三軍，任八路軍第三縱隊司令員兼冀中軍區司令員，創建冀中平原抗日根據地。1943年9月任晉綏軍區司令員。1945年4月23日至6月11

日中國共產黨第七次全國代表大會在延安召開。呂正操出席了這次大會，並被選為候補要員。1945年10月，任東北民主聯盟軍副總司令員。1946年7月任東北鐵路總局局長兼政委。1949年4月，任軍委鐵道部副部長。建國後，歷任鐵道部副部長、代部長、部長、鐵道兵政委等職。1955年被授予「上將」軍銜。曾任中共中央委員，中共中央顧問委員會委員，全國政協副主席，中國網球協會主席等。

冀中的呂司令，是一個令日本侵略者膽戰心驚的名字。在晉綏軍區時，呂正操把「地雷戰」普及到了一個出神入化的高度。擔任美國合眾國際社和英國《泰晤士報》、國家廣播公司駐中國記者的美國著名記者、作家哈里遜·福爾曼在《來自紅色中國的報告》一書中寫道：圍困日本人的一個常用辦法，便是在據點附近安放成百上千個地雷。有一個村莊由於這一方法運用得很成功，以致他們堅信自己擺脫了鄰近據點的威脅。……日本人雖然迫切需要水，但是卻不能出來取水。

「我這一輩子，就是打日本，管鐵路，打網球這三件事。」回顧百年的傳奇人生，將軍只用了這樣輕描淡寫的幾個字。

2009年10月13日，呂老無疾而終，高壽106歲。是開國上將中最長壽的老將軍。《百度百科》。

命局編碼　乙巳年　戊寅月　丁丑日　XX時（戌亥空）

大運編碼　丁丑　丙子　乙亥　甲戌　癸酉　壬申　辛未　庚午　己巳　戊辰　丁卯

起大運年　1906年起大運。

破譯密鑰　身旺格。用神：丑、戌。忌神：寅、巳、

乙。

　　長壽資訊　呂老在戰爭中是功勳卓著、威震敵膽的「呂司令」。艱苦的戰爭環境是談不上保養和安逸的。但是呂老革命意志堅定，光明磊落、豁達大度。喜愛體育運動，尤其喜歡打網球，有時戰鬥間隙還要打一場。這種豁達樂觀的精神境界是常人難以達到的。這應該就是呂老長壽的精神因素。

　　從宇宙天地五行場看，呂老命局中最有力用神爲日支丑土，丑土爲濕土氣場。丑土又是人體脾土藏系統密碼模型、心腦血管標誌。丑土爲用神且旺。這標誌呂老一生發生心腦血管病的機率小。這可能就是呂老長壽的宇宙天地五行場物質能量基礎。也是呂老能夠「無疾而終」的主要因素。

　　例證093　百歲開國將軍蕭克

　　無產階級革命家、軍事家蕭克將軍，1907年7月14日，出生於湖南省嘉禾縣洋頭鄉小街田村。1955年被授予上將軍銜。

　　蕭克將軍是一位戰將，他參加過北伐戰爭、南昌起義。參與了創建井岡山根據地和保衛中共蘇區的鬥爭。是我軍歷史上最年輕的指揮員之一。

　　蕭克將軍是一位軍事教育家。戰爭年代，他辦教導隊，擔任過軍政大學校長。解放後，他是首任軍訓部長。編寫條令、創辦學校，是我軍院校正規化、現代化的開拓者。1972年後，他擔任軍政大學校長和軍事學院院長。

　　蕭克將軍還是一位詩人，在戎馬倥傯的日子裏，他偷閒賦得許多動人的詩篇。

蕭克將軍還是一位書法家，他的書法筆走龍蛇，直抒胸臆。

蕭克將軍還是一位統領文化軍團的總指揮，他率領一百多位專家學者，歷經8年，編寫出一部史無前例的文化巨著──《中華文化通志》。

蕭克將軍最值得稱道的是還創作了一本被著名作家夏衍稱爲「中國當代軍事文學史中的一部奇書」的小說《浴血羅霄》。

1998年，91歲高齡的蕭克將軍回到家鄉嘉禾縣小街田村，看到村裏孩子上學困難，他就多方牽線搭橋，促成了三位香港實業家捐資25萬元建成了小街田希望小學。同時，爲了給孩子們增添精神食糧，蕭克將軍還向縣圖書館捐贈了萬餘冊圖書。縣圖書館爲此專門設立了「蕭克捐書專藏室」。《百度百科》。

命局編碼　丁未年　丁未月　甲子日　XX時（戌亥空）

大運編碼　丙午　乙巳　甲辰　癸卯　壬寅　辛丑　庚子　己亥　戊戌　丁酉　丙申

起大運年　1909年起大運。

破譯密鑰　從弱格。用神：未、未、丁。忌神：子。

長壽資訊　蕭老有遠大革命理想，追求真理，愛好廣泛。在艱苦卓絕的長期革命鬥爭年代擠時間賦詩、創作小說、習書法，和平年代，主持編寫文化巨著，向家鄉捐獻圖書，幫助家鄉建希望小學。精神生活既充實又豐富多彩。這是將軍長壽的精神層面最主要因素。

蕭老宇宙天地五行場物質能量基礎是：命局中用神臨月建（丁未月），年建（丁未年）。未土燥土氣場旺。忌

神命局日支子水，水氣場弱。這是蕭老長壽的宇宙天地五行場物質能量基礎。精神層面與物質能量層面相組合，是蕭老成為百歲開國上將的最重要因素。

例證094　巴金：百歲中國文壇巨匠

巴金，原名李堯棠。1924年11月25日——2005年10月17日。四川成都人，祖籍浙江嘉興。現代文學家、翻譯家、出版家，「五四」新文化運動以來最有影響的中國作家之一，中國現代文學巨匠。代表作有《激流三部曲》、《家》、《春》、《秋》。《愛情三部曲》：《霧》、《雨》、《電》。散文集《隨想錄》。

1982年78歲時，獲義大利但丁學會頒發的國際榮譽獎。1983年79歲時，獲法國榮譽軍團獎章。

2003年，99歲，獲選《感動中國》人物。感動中國2003年頒獎詞為：「穿越一個世紀，見證百年滄桑，刻畫歷史巨變，一個生命竟如此厚重。他在字裏行間燃燒的激情，點亮多少人靈魂的燈塔；他在人生中真誠地行走，叩響多少人心靈的大門。它貫穿於文字和生命中的熱情、憂患、良知，將在文學史冊中永遠閃耀著璀璨的光輝。」

2005年，中國一代文學巨匠在10月17日19時零6分在上海逝世，享年101歲。

在給家鄉的孩子們的信中，巴老說：不要把我當成什麼傑出人物，我只是一個普通人。我寫作不是我有才華，而是我有感情，對我的國家和同胞有無限的愛，我用作品表達我這種感情，……今天回顧過去，說不上失敗，也說不到成功，我只是老老實實、平平凡凡地走過了這一生。

我思索，我追求，我終於明白生命的意義在於奉獻而不在於享受。《百度百科》。

　　命局編碼　甲辰年 乙亥月 癸亥日 XX時（子丑空）

　　大運編碼　丙子 丁丑 戊寅 己卯 庚辰 辛巳 壬午 癸未 甲申 乙酉

　　起大運年　1908 年起大運。

　　破譯密鑰　從旺格。用神：亥、亥、癸。忌神：乙、甲、辰。

　　長壽資訊　巴老曾說過：「不要把我當成什麼傑出人物，我只是一個普通人。我寫作不是我有才華，而是我有感情，對我的國家和同胞有無限的愛，我用作品表達我這種感情，……我只是老老實實、平平凡凡地走過了這一生，我思索、我追求，我終於明白了生命的意義在於奉獻而不在於享受。」這是何等坦蕩、豁達的人生境界。這可能就是把老長壽的精神層面的最主要因素。從宇宙天地五行場物質能量層面看，巴老命局中為用神的月支亥水、日干癸水，日支亥水都是處於旺的狀態。而忌神甲木、乙木、辰土都相對處於弱的狀態。恐怕這是巴老長壽的宇宙天地五行場物質能量基礎。

　　例證 095　莫莉‧里夫斯：九十三歲前沒因病進過醫院的英國百歲老人

　　莫莉‧里夫斯，1908 年 3 月 9 日出生於英國。

　　莫莉在 1932 年和丈夫約翰結婚，並生下了兩名女兒。如今，莫莉的丈夫和兩個女兒都先她離開了人世，但莫莉卻仍然健康地活在世上。莫莉一生都愛好運動和旅遊，她

目前已經遊遍了歐洲的每一個國家。當她88歲高齡時，她還爬上了義大利的維蘇威火山。莫莉在93歲前幾乎沒因病進過醫院。她在93歲時接受了一次臂關節移植手術。

莫莉稱，她長壽的秘密，就是鍛鍊和保持一個愉快的心情。她說：「長壽的秘密就是讓自己保持快樂，如果你想長壽，你就必須永遠讓自己保持微笑。」

莫莉還是一名拳擊愛好者，為了擁有一個好身體，她每個星期都要在健身課上練習一次拳擊。莫莉說：「每次訓練後，我都感到身體有點痛，但我真的很喜歡這項運動。這真是太有趣了。」《百度百科》。

命局編碼 戊申年 乙卯月 癸亥日 XX時（子丑空）

大運編碼 甲寅 癸丑 壬子 辛亥 庚戌 己酉 戊申 丁未 丙午 乙巳 甲辰

起大運年 1909年起大運。

破譯密鑰 從弱格。用神：乙、卯、戊。忌神：亥、申。

長壽資訊 莫莉老人長壽的原因之一是「進行鍛鍊和保持一個愉快的心情」。

從宇宙五行場能量資訊看，老人最大最有力用神為月干乙木和月支卯木。用神場旺而忌神場弱。這是長壽的最有利宇宙場因素。

例證096 百歲老太擲鐵餅沒有對手奪冠軍

奧運會女子鐵餅金牌記錄約為70公尺左右，但美國俄亥拉瑪州田徑選手愛琳特拉斯克只將鐵餅扔出了7公尺遠，卻照樣勇奪冠軍金牌。真到底是怎麼回事？原來「鐵

餅」冠軍愛琳已經100歲高齡。他多次參加美國老年運動會，並在過去五年中奪得了7枚金牌。

令人驚奇的是，愛琳是五年前95歲高齡時才首次開始參加老年人運動會的。此前他一輩子都沒和體育比賽打過交道。愛琳說：「5年前，我的朋友說服我參加了老年運動會。這真是太有趣了，我在運動會中交到了許多朋友。」

兒孫滿堂的愛琳對田徑比賽充滿了信心，如今，她已經成了「田徑高手」。據悉，愛琳剛在今年1月20日度過了自己100歲生日。當愛琳不擲鐵餅的時候，她就會到一家醫院的病歷部充當義工。《百度百科》。

命局編碼　丁未年 壬子月 丙辰日（子丑空）

大運編碼　癸丑 甲寅 乙卯 丙辰 丁巳 戊午 己未 庚申 辛酉 壬戌 癸亥

起大運年　1909年起大運。

破譯密鑰　身旺格。用神：辰、壬。忌神：未、丁。

長壽資訊　命主最大最有力用神為日支辰土。丁未年子月沖合五行場為水氣場旺。四土（辰戌丑未）為用神又在日支，說明命主「後天之本旺」。因此，命主具有了宇宙五行場用神旺的先天有利的物質能量基礎。說明老人接受新事物，思想解放，性格開朗，這恐怕也是老人長壽的原因之一。

例證097　澳洲107歲老太堅持在醫院做義工

《新文化報》2009年3月3日報導。據澳洲媒體2日報導，現年107歲的羅賓斯是澳洲最年長的壽星之一，不久前剛剛度過第107歲生日。令人驚奇的是，她至今仍在一

家醫院做義工。

　　羅賓斯出生於1902年2月28日。現在她早已是當地最知名的社會人士，走到哪裏都有人向她致敬。她笑稱：「我從不過多考慮自己的年齡。我很幸運，度過了一個精彩的人生。我將保持樂觀的心態，一直享受生活。」

　　據悉，羅賓斯太太的丈夫於四十年前去世，此後她一個人寡居在離威爾士王子醫院不遠的一棟房子裏。雖然滿頭銀髮，可是她仍然保持著健康的體格。96歲時，老太太患上輕微的關節炎，兩年後做了一次白內障手術。103歲時，她安裝了心臟起搏器。如今，他耳聰目明，身體硬朗。時至今日，他生活完全自理，一日三餐基本自己在家搞定，每個月至少要閱讀15本圖書。

　　他一生沒有學過開車，經常步行。她從不吸菸，只有社交聚會時偶爾小斟小酌。羅賓斯笑稱，也許這些就是他的長壽秘訣。

　　羅賓斯從小性格開朗，見人就愛打招呼。長大後，她長年在威爾士王子醫院幹行政工作。據羅賓斯太太的女兒介紹，母親是各類社會公益活動的積極分子，但凡需要募捐的時候，總是慷慨出手。有一次，老太太前往一家養老院探望孤寡老人，回家後不停的自責，說自己原本應該更經常去探望那些老人。然而，讓女兒啼笑皆非的是，後者的年齡至少比母親還要年輕20歲。

　　100歲時，羅賓斯太太發現自己「有一點閒工夫」，而原工作單位威爾士王子醫院又缺少人手，於是主動要求到醫院當志願者。每週二，來來往往的醫生和病人都會看到她穿得漂漂亮亮的，埋頭在醫院收發室收發郵件。她笑

著告訴記者，「我喜歡在這兒工作，這裏每天都有新鮮事情發生，這裏的人們個個歡樂而且友善。」

羅賓斯在這個不起眼的崗位上，一幹就是七年，從不計較報酬。上個月28日，羅賓斯太太在其工作了一輩子的威爾士王子醫院慶祝了107歲生日。《百度百科》。

命局編碼　壬寅年　壬寅月　壬午日　XX時（申酉空）

大運編碼　辛丑　庚子　己亥　戊戌　丁酉　丙申　乙未甲午　癸巳　壬辰

起大運年　1910年起大運。

破譯密鑰　從弱格。用神：寅、寅、午。忌神：壬、壬。

長壽資訊　羅賓斯老人心態平和樂觀，熱愛生活，熱心工作，經常步行。尤其是她熱愛自己的工作，直到107歲時還在醫院裏做義工。這種奉獻精神是老人長壽的最重要精神精神因素。

羅賓斯老人命局中用神 臨年支（寅木），月支（寅木）、日支（午火）。屬於用神五行場旺，忌神五行場弱的類型。恐怕這也是羅賓斯老人長壽的重要宇宙物質能量因素。

例證098　借「菸」消愁的百歲老人艾斯米

《重慶晚報》2009年1月24日報導：據《英國每日快報》1月23日報導，1月22日迎來了100歲生日的英國倫敦老太艾斯米·詹金斯的長壽秘訣竟是——平均每天至少抽20根菸，再加一杯威士忌酒。艾斯米稱，吸菸能讓她保持年輕，而她相信自己一定能活到110歲。

艾斯米，出生於1908年1月22日。在家中13個孩子中排行12。艾斯米稱，她從十五、六歲起，就學姐姐們開始偷偷抽菸。很快就上了癮。只要一天不抽菸，她就渾身難受。

長大後，艾斯米和一名領航員結婚，但二戰即將結束時，丈夫死於空難。從此，艾斯米更是「借菸消愁」。過去80多年來，她平均每天至少要抽20根菸。據她估算，她這一生總計抽了100萬根香菸。

1985年，76歲的她進了養老院。儘管嗜菸如命，但艾斯米的身體卻一直很健康，24年來，幾乎從未生過病。

據她的護理員介紹：「她經常玩許多需要耐心和記憶力的遊戲。她的健康狀態非常好，過去4年中，她只去過醫院2次，甚至比我看病的次數還要少。」

艾斯米說：「我總是將煙霧及時通過鼻腔噴出，從不吸入肺部。」2009年1月22日，艾斯米迎來了她100歲生日。當天，數十名家人和好友都前來向她祝賀。英國女王伊莉莎白二世夫婦也給她發來了賀電。

命局編碼　戊申年 乙丑月 壬午日（申酉空）

大運編碼　甲子 癸亥 壬戌 辛酉 庚申 己未 戊午 丁巳 丙辰 乙卯 甲寅

起大運年　1914年起大運。

密　　鑰　從弱格。用神：午、丑、乙、戊。忌神：申。

長壽資訊　艾斯米老人吸菸但不完全吸入肺部，而是將煙霧通過鼻腔噴出。應該說這可能是老人長期吸菸卻沒患肺系統疾病的原因之一。老人喜歡玩需要耐心和記憶的

遊戲，這有利於腦功能的健康協調。

　　最重要的長壽因素應該是老人的用神五行場在月干（乙木）、月支（丑土）和日支（午火）。屬於用神場旺這一類型。有趣的是老人命局年支申金爲忌神，是肺金系統標誌。申金能標誌自然界許多事物有時也是吸菸標誌。

　　例證 099（100）英國雙胞胎姊妹共慶百歲生日

　　貝蒂・理查與珍妮・貝利摩爾雙胞胎姊妹，出生於1908年1月1日英國曼徹斯特。2008年1月1日，姊妹倆共慶100周歲生日。自她們出生以來，她們基本沒怎麼離別過。在97歲時，她們一起報名學習西班牙語，並開始出國旅行，2007年她們還到布達佩斯玩了一趟。作爲百歲雙胞胎姊妹，這一現象的發生機率爲七億分之一。姊妹倆都結過婚，但眼下均寡居，住處相隔一小段路程。談及長壽秘訣時貝利摩爾說：「保持忙碌的生活，關鍵是不要長時間坐著不動。」《百度百科》。

　　命局編碼　丁未年 壬子月 乙卯日 XX時（子丑空）

　　大運編碼　癸丑 甲寅 乙卯 丙辰 丁巳 戊午 己未 庚申 辛酉 壬戌 癸亥

　　起大運年　1917年起大運。

　　破譯密鑰　身弱格。用神：卯、壬。忌神：丁、未。

　　長壽資訊　卯木爲日干乙木的比劫。比劫爲最有力用神。預示姊妹關係好、相互關心。這是兩位老人長壽的宇宙五行場最重要資訊。

　　卯木在六十甲子全息密碼模型中，是肝木藏系統標誌，是肝、膽、筋、關節的密碼模型。卯木爲最有力用

神，說明姊妹二人肝、膽、筋、關節等系統功能比較旺。肝、膽功能旺，預示著命主性格比較開朗，精神狀態好。筋、關節系統功能旺，預示命主長於走路或肢體運動。

山翁點評：長壽＝身心和諧＋天人和諧

翻看古今中外長壽老人的「秘訣」，可以看出幾乎每個長壽者都是個性化的長壽「秘訣」，很少有雷同。但也有「共性」，那就是用各種不同方式「保持樂觀心態」。豁達、大度、寬容、樂觀積極向上，不計較小事，平和、順其自然等。從藏象學說來看，就是「象腦」與「藏腦」的和諧，即身心和諧。用宇宙生物統一場——五行場看，就是天地五行場與個體人藏象五行場的和諧。這裏所說的「和諧」是對立統一、相輔相成的「和諧」，是動態平衡的和諧。因此，我們說，長壽是個性化的「長壽」，切不可盲目的模仿攀比，人為地批發、複製。筆者以為，在法律和道德的框架內，無論你採用什麼方式，只要能達到「身心和諧」的目地，那就是你的個性化的長壽「秘訣」。

2009 年 10 月 27 日，人民網一篇名為《中國人口預期壽命延長　百歲老人年增 2500 人》的新華社報導，為我們提供了這樣的長壽資訊；「據中國老年學會最新調查資料顯示，截到 2009 年 9 月 1 日，全國健在百歲老人已達 40592 人，約占全國人口總數的 3.06／10 萬，約占世界百歲老人總數的 11.94%。各省區百歲老人占總人口比例排在前三位的分別是海南，廣西和新疆」。這說明，長壽基因是全人類所共有的，長壽絕不是某些發達國家或地區的「專利」。長壽＝身心和諧＋天人和諧。

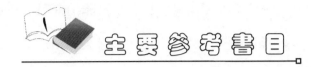

主要參考書目

《黃帝內經》 上海大德書局。1928 年版。

《黃帝內經·素問校釋》 人民衛生出版社，1982 年版。

《周易真源》 田合祿主編，山西科學技術出版社。

《疫病早知道·五運六氣大預測》 田合祿，山西科學技術出版社。

《易道·中華文化主幹》 張其成，中國書店。

《宇宙與人》 忻迎一，中國電影出版社。

《時間簡史》 史蒂芬·霍金著，吳忠超譯，湖南科學技術出版社。

《中國古代文明》 義，安東尼奧典·阿薩里，社會科學文獻出版社。

《世界古代文明》 英，彼得·詹姆斯，世界知識出版社。

《宗教的歷史》 英，凱倫·法林頓，希望出版社。

《周義與中醫學》 楊力，北京科學技術出版社。

《周易全解》 金景芳、呂紹綱，吉林大學出版社。

《中醫基礎理論》 吳敦序主編，上海科學技術出版社，1994 年版。

《中醫診斷學》 朱文鋒主編，上海科學技術出版社，1994 年版。

《正常人體解剖學》 嚴振國主編，上海科學技術出版社，1995 年版。

《生理學》 施雪筠主編，上海科學技術出版社，1994 年版。

《針灸學》 孫國傑主編，上海科學技術出版社，1997 年版。

《中藥學》　雷載權主編，上海科學技術出版社，1999年版。

《中醫內科學》　王永炎主編，上海科學技術出版社，1994年版。

《中醫外科學》　陸德銘主編，上海科學技術出版社，1994年版。

《方劑學》　段富津主編，上海科學技術出版社，1994年版。

《中醫內科教學與臨床》　黃永生主編，人民衛生出版社，1999年版。

《中西醫腫瘤診療大全》　毛德西主編，中國中醫藥出版社，1996版。

《任繼學經驗集》　任繼學，人民衛生出版社。

《中醫證候辨治軌範》　冷方南，人民衛生出版社，1989版。

《簡明耳穴診療方法》　汪至純，人民軍醫出版社。

《手診》　劉劍峰，華齡出版社，1992版。

《系統科學方法概論》　常紹舜，中國政法大學出版社。

《中國哲學史》　任繼愈主編，人民出版社。

《癲癇學》　主編何伋，中國中醫藥出版社

《國際易學研究》　朱伯崑，華夏出版社。

《天文知識》　上海人民出版社。

《唐容川醫學全書》　王咪咪，中國中醫藥出版社。

《八字預測真蹤》　李涵辰。

《國英命理學》　祝國英。

《元辰六爻》　董元辰

《中國歷史大事年表》　沈起煒，上海辭書出版社。

《美國名人詞典》　曹世文，北京華夏出版社。

《四書五經》　天津古籍

《夢溪筆談》　宋，沈括。

《系統理論的創見》　趙彥琴。

歡迎至本公司購買書籍

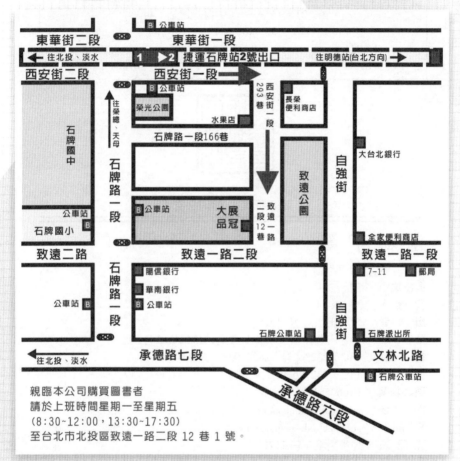

親臨本公司購買圖書者
請於上班時間星期一至星期五
(8:30~12:00,13:30~17:30)
至台北市北投區致遠一路二段 12 巷 1 號。

建議路線
1.搭乘捷運．公車
　　淡水線石牌站下車，由石牌捷運站２號出口出站(出站後靠右邊)，沿著捷運高架往台北方向走(往明德站方向)，其街名為西安街，約走100公尺(勿超過紅綠燈)，由西安街一段293巷進來(巷口有一公車站牌，站名為自強街口)，本公司位於致遠公園對面。搭公車者請於石牌站(石牌派出所)下車，走進自強街，遇致遠路口左轉，右手邊第一條巷子即為本社位置。

2.自行開車或騎車
　　由承德路接石牌路，看到陽信銀行右轉，此條即為致遠一路二段，在遇到自強街(紅綠燈)前的巷子(致遠公園)左轉，即可看到本公司招牌。

國家圖書館出版品預行編目資料

創新中醫／盧青山　著
——初版，——臺北市，大展，2012〔民101 . 12〕
面；21公分 ——（中醫保健站；44）
ISBN　978－957－468－919－4（平裝）

1.中醫

413.1　　　　　　　　　　　　　　　　101020429

創 新 中 醫

著　　者／盧青山

責任編輯／趙志春

發 行 人／蔡森明

出 版 者／大展出版社有限公司

社　　址／台北市北投區（石牌）致遠一路2段12巷1號

電　　話／（02）28236031 · 28236033 · 28233123

傳　　眞／（02）28272069

郵政劃撥／01669551

網　　址／www.dah-jaan.com.tw

E - mail ／ service@dah-jaan.com.tw

登 記 證／局版臺業字第2171號

承 印 者／傳興印刷有限公司

裝　　訂／建鑫裝訂有限公司

排 版 者／弘益電腦排版有限公司

授 權 者／山西科學技術出版社

初版1刷／2012年（民101年）12月

售 價／450元

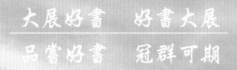

大展好書　好書大展
品嘗好書　冠群可期

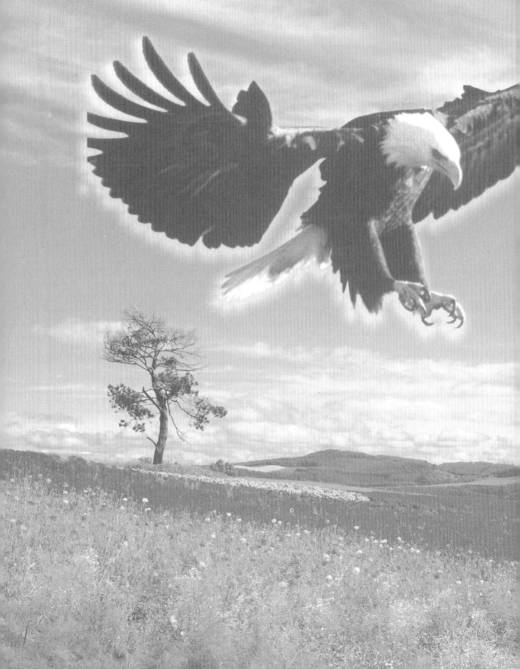

大展好書　好書大展
品嘗好書　冠群可期